精油芳療手足按摩

實用圖典

3大按摩法 × 38種基礎精油，
結合芳香療法與中醫穴道的治癒力量，
改善120個身心症狀

丹尼爾·費絲緹Danièle Festy
安娜·杜福Anne Dufour —— 著
許雅雯 —— 譯

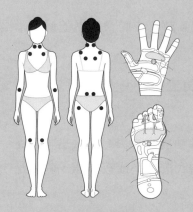

Ma bible de la réflexologie
et de l'acupression
aux huiles essentielles

區域反射療法、穴位指壓和芳香療法的重要數據

3 公斤：一個體重 70 公斤的人全身皮膚的重量。

3 公分：腹部皮下組織（皮膚最裡層）的厚度。

0.6 公釐：人體皮膚的（平均）厚度。

0.12 公釐：臉皮（平均）厚度。

1.2～4.7 公釐：手掌與腳掌皮膚的厚度。

28 天：皮膚再生週期（人類每個月都會有新的皮膚細胞）。

10～20%：皮膚溼度（環境溼度低於 10% 時，皮膚會變得乾燥，不易進行區域反射療法與指壓）。

45 秒：久坐工作者，最少每 45 分鐘要讓身體休息 45 秒，走幾步路，同時刺激足反射區。

7 年：連續至少 10 年，每日坐 6 小時，預估壽命損失。辦公室職員達標不難，若是屬於這一族群，可以使用腳底按摩墊或按摩球，刺激足反射區。

15 點～ 17 點：中國能量醫學中的「膀胱經時」（人體經絡與器官以每兩個小時為一單位循環運行）。

360：人體經絡正穴數量（其中 309 個為雙穴）。

400：人體其他隱敝偏僻的穴位數量。

3E 足三里穴（位於胃經）：按摩黃金穴位。日本人認為此穴可以治百病，中國人則說它是長壽穴。該穴道位於膝蓋下方，如右圖。

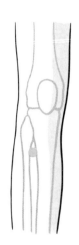

15 分鐘：精油分子進入體內血液循環的時間。

400：世界上精油大約數量（其中 50 種為常用精油）。

10000：精油內含分子大約數量。

2：精油內的醛類分子數量。芳香醛（桂皮醛）抵抗感染的功效極好（如：錫蘭肉桂）；　烯醛則能抗發炎（如：檸檬尤加利）。

2500 年：中國最早的醫學典籍《黃帝內經》成書至今經過的歲月。這是首部提及經絡學的書籍，沿用至今，為經典中的經典，是中國古代醫學的聖經。

目錄

|第三章| **精油穴道按摩療法**

|第四章| 一日生活計畫

精油芳療・手足按摩應用圖典
Ma bible De la réflexologie et de l'acupression
aux huiles essentielles

前言

從腳到頭

　　我們的腳比想像中厲害。它們開放、敏感和聰明的程度超乎想像！它們幾乎是全能的，不只可以走路、跑步、游泳、撫摸、評估地面狀況和熱度、保持人體平衡和抽離陷阱，還能緩解病症只要按壓腳掌或腳背、手部的某些特定區域，就能舒緩疼痛、減少壓力、降低偏頭痛的抽痛頻率、提升睡眠品質、緩解經痛、加速減重。只要了解對應的穴位，就可以運用足部區域反射療法緩解日常生活中大部分的小毛病。

　　無論你是大腳或小腳，讀完這本書後，請對它們另眼相待。甚至應該更進一步，還諸其位，也就是生命的中心。失去它們，你將寸步難行，也得跟跑步、移動、購物、博物館、炊事、工作（大部分人的工作，如服務員、銷售員等等）、動態假期、騎腳踏車散心、赤腳在嫩草或暖沙上踏步的幸福說再見，除此之外，它們也是身體健康的重要指標。

　　今天起，別再成天把它們關在既不舒服又痛苦的小空間裡了，比如某些鞋子只會折磨雙腳，不要再穿它們了。

手足反射區療法的基礎知識

　　別忘了走路，特別是赤腳走在崎嶇不平的地面，如沙地、石板、

「健康步道」，可以刺激穴道。本書稍後將詳細介紹這些穴道，請盡量利用這種免費且無限制的預防性區域反射療法。

另一種區域反射療法工具，指壓

區域反射療法應用的範圍很廣。原則上，實行指壓的方法是刺激經絡上的特定位置（經絡穴位圖請見 26 頁）。雖然腳底與手掌的穴道最容易找到，但人體的穴位其實遍佈全身，因此，也可以沿著經絡刺激身上其他穴道。人體穴位數以百計，書中無法一一條列，所以我們將介紹其中最合適的穴位，意思是位置明確、功效最廣、對入門者來說最易按壓與刺激的，除了按壓之外，也可以搭配精油，提升效率。

合作無間的精油與穴位按壓

舒緩壓力的穴道 + 真正薰衣草精油；促進消化的穴道 + 熱帶羅勒精油，兩種療法結合後的功效加倍。進一步來說，穴位按摩、精油中的有益分子、活動、走路、呼吸、睡眠、健康飲食等自覺動作都可以改善我們的健康狀況。詳細介紹請見書中一日生活計畫（393 頁）。

第一章

穴道按摩
運用指南

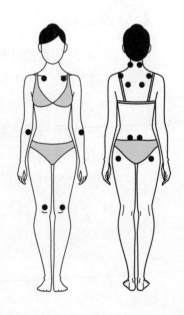

精油芳療・手足按摩應用圖典
Ma bible De la réflexologie et de l'acupression
aux huiles essentielles

穴道按摩的 14 個優點

　　靠穴道按摩舒緩疼痛與不適、因此解決身體健康問題的例子，都是精油穴位按摩的最佳註解，有上百個甚至上千個，我們還是得概括重點如下：

1. 立即見效、效力持久

　　疼痛、頭暈、噁心想吐等，穴道按摩能立即緩解這些小毛病。而且，只要反覆執行就能長期改善身體狀況。比方說，增強抵抗力便能減少病菌入侵的機率，或是減輕過敏反應。

2. 有效止痛

　　器官或其他身體功能難免都會有些不適，比如頭痛、關節痛、支氣管。一般來說，大多數的人第一時間都會使用阿斯匹靈或普拿疼抑制症狀。偶一為之有何不可，然而如果是慢性疼痛、反覆發作、藥效不如預期，或者被醫生禁止使用時，該怎麼緩解疼痛呢？解決方案很多，穴道按摩就是其一。而且這種方式不需任何成本與代價，甚至可以在止痛藥的效力不如預期時，增強藥效。

3. 無副作用

施行穴道按摩時，我們會刺激一些特定的部位，以便處理對應的症狀。但區域反射療法不只用於治療，也可以起到預防的作用。一套完整的區域反射療程會刺激身體的穴位，促使器官發揮最大機能。要是身體一切正常，區域反射按摩師就會按一般治療準則進行療程。但只要他感覺到一個氣結、一個硬塊，就會在上面多花點時間，直到那個點不會痛為止。就算刺激到沒有必要的部位，也不會有任何風險，你的身體也許會有一些輕微的反應，但這都是正常的。

4. 可配合醫療行為

如果你正進行一個療程，比如支氣管炎、腹瀉或是克隆氏症（發炎性結腸炎），何不試試搭配穴道按摩提升療效呢？你將為自己的健康把關，解決症狀和不適，不再只是被動等待藥物作用！只要不是少數不適用穴道按摩的特殊案例（見 24 頁），雖然這種方式不能取代的藥物或其他療法，至少也能起到輔助作用。

5. 幾乎所有人都適用

孩童、青少年、成年人、長者等，穴道按摩幾乎沒有限制。人難免都有小毛病，大家都可以嘗試刺激對應的部位，解決身體小問題。

6. 自行按摩不求人

不需要排隊等待專科醫生，因為你就是自己的醫生。穴道按摩是一種簡單的日常療法。但原則上我們還是建議您找一個專家，比起自己按壓，讓按摩師按摩時，你更能以舒適的狀態躺下並放鬆身心。

精油芳療・手足按摩應用圖典
Ma bible De la réflexologie et de l'acupression
aux huiles essentielles

7. 可避免碰觸痛處

比如有痔瘡的問題時，可以先按摩增進消化或和直腸對應的部位；扭傷腳踝的時候，也可以避開疼痛的部位，按摩一個比較舒適的區域。

8. 不受時間與地點限制

不受時間與地點限制，可在辦公室、公車、捷運、自家客車、海邊、週末散步、床上。更不用說它能針對每一種狀況做出相對反應了。突如其來的壓力、突然發生的腰部疼痛、戒菸期間莫名的菸癮、協助減重等，不用每次遇到問題就得吃藥，你隨時可以毫無顧忌地按一下，這就是穴道按摩的好處。

9. 簡單易行

只需要一根手指，就可以按壓並刺激特定區域。接下來，只要參考我們的圖片，找出和症狀相對應的反射區按壓就可以了。如果想要更精確一點的話，可以拿一枝前端為圓球狀的筆，但這種方式只適用於某些很小的反射點，例如改善偏頭痛或失眠。

10. 不要求天份，不需特殊訓練

基本的穴道按摩是每個人都可以運用的。別忘了區域反射療法和針炙一樣源於中國，都是屬於整體性的治療，遵循中醫的邏輯，和西醫相差甚遠。所以如果是較複雜的症狀，當然還是得諮詢專科醫生，以便了解平常沒有注意到的次要區域。但面對日常小毛病，你完全可以自行解決。

11. 預防勝於治療

感冒的時候，與其消極等待病毒入侵支氣管，不如刺激與感冒（見343 頁）和支氣管（見 179 頁）相關的反射區。如果你知道花粉或鄉下房子裡的灰塵會引發哮喘，就可以在出門或前往鄉下前先按壓對應區域（見 168 頁），這麼做就能預防狀況發生了。

也別忘了：到治療師那裡接受固定療程時，你也可以趁機觀察身體傳遞的訊息，預防某些疾病突發。你要做的是，注意手指的感受。比方說，當你在手或腳大拇指上的「頸部」反射區繞圓按壓時，如果感受到關節處僵硬，就可以推測也許頸部過於緊繃，只是你自己並不知情而已。現代人大多被電腦螢幕鎖定，或是長時間維持相同姿勢，可以這麼做：

1. 緩緩旋轉手指和腳趾。
2. 伸展並放鬆頸部。透過這兩個動作也許就能消除頸部酸痛或落枕等不適症狀。

12. 完全免費

接受治療所費不貲，近年來更是不斷上漲。穴道按摩則是一種完全免費的療法。只要還有雙手和雙腳，你就能使用這種療法，這種方法不只免費，也可以幫助你預防小毛病、遠離其他不適，避免進入服藥、副作用和引發另一種病症的惡性循環中，替你省下許多不必要的支出。

請注意：穴道按摩不是醫療行為。它的原則是疏通體內循環、養護器官，幫助身體正常運轉，達到對抗病菌和壓力等效果。這種方式不需要抗生素、消毒水，也不會直接刺激生病的器官（如胰臟）繼續

精油芳療・手足按摩應用圖典
Ma bible De la réflexologie et de l'acupression
aux huiles essentielles

分泌過量激素（如第一型糖尿病患者的胰島素）。若出現意料之外或可疑的症狀、慢性病或疾病復發時，還是要諮詢醫生的意見，並依循處方接受治療。

絕對不要擅自以主能量按摩取代醫生處方，兩者進行的方式不同，可能會導致嚴重後果。

13. 不需動針的針灸

不是所有人都能接受針刺，對某些人來說，打針就是如臨大敵。穴位指壓就是一種可以不必扎針的替代方案。然而也要知道，穴位指壓的精準度較低，而且絕對沒有任何方式可以取代針灸師傅的好眼力和巧手，這種方式完全是針對穴位的按摩。

14. 可作為日常保養

針灸與穴位指壓或區域反射的出發點相同，都是藉由刺激經絡循行線上的穴位，提升身體能量。傳統的治療師通常建議，最好每天進行療程才能確保維持健康狀態，這麼做的目的在於達到身心能量平衡，而不是消極等待疾病降臨。

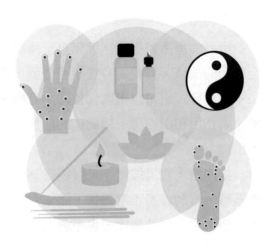

快速了解穴道按摩

區域反射、穴位指壓到底是什麼？

　　這是一種按摩的技巧，透過刺激腳上或手上（足部反射區、手部反射區）、臉部、軀幹或頭上與身體器官相對應的穴位來改善病症。目的是避開病處，從遠端舒緩疼痛、修正異常之處或是療癒其他毛病。只要以適當的力道按壓反射區，就能作用在心臟、皮膚、鼻竇，甚至是胃部。反射療法有很多不同理論，其中一個最新也最廣為人知的是治療師尤尼斯・英哈姆（Eunice Ingham）提出的英哈姆式療法。但在這本書中，我們還是以「傳統」的方法為主，並盡可能為讀者提供適當的穴道按摩建議。

 足部反射區

 手部反射區

 中式指壓按摩

西方按摩和亞洲按摩有什麼不同？

　　按摩的方式很多，幾乎是多到數不清，每一種技巧都有各自的優點，也承載著一個國家的文化。亞洲的按摩手法最重視的是氣，希望藉由刺激身體的某些區域來調節過剩或不足的氣，進而舒緩或治療相對應器官的毛病；西方人則以解剖學為基礎，習慣碰觸痛處。所以來自中國、泰國或日本的按摩跟西方國家的一定有很大的差別。

　　比方說，西方療法解決便祕問題時會按摩結腸，但亞洲傳統的按摩會先按壓位於經絡上和消化系統相關的穴位。

　　這兩種傳統各有千秋，而且不互相抵觸！本書中，我們專注於穴位按摩搭配精油的運用。若想知道更多關於精油按摩或西方按摩療法的資訊，可以參考《精油按摩與穴道按摩》（Massages et automassages aux huiles essentielles）一書（丹尼爾・費絲緹）。

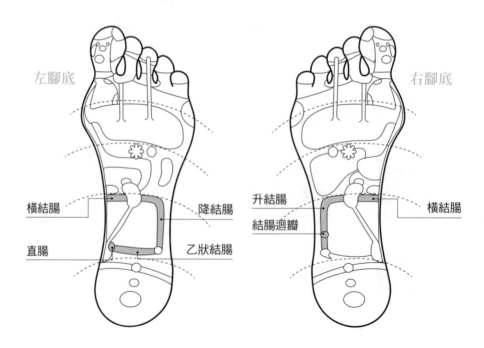

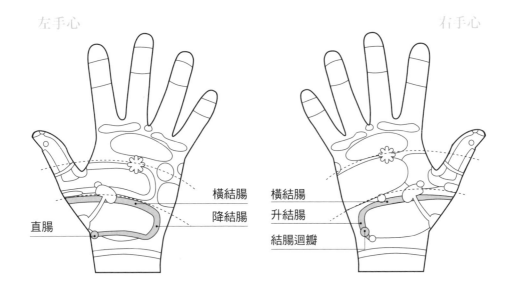

左手心　　　　　　　　　　　　右手心

橫結腸
降結腸
直腸

橫結腸
升結腸
結腸迴瓣

穴道按摩與一般按摩之間有關聯嗎？

　　儘管處理消化系統問題時，刺激能量的方式和一般西方按摩的處理方式看似毫無關聯，你還是可以結合兩者。沒有人會阻止你輕輕按摩肚子，畢竟每當我們吃完飯，感到不太舒服時，第一個反應就是這麼做。更不用說有一些穴位是一般人本來就會按摩的部位，比如太陽神經叢腹腔神經叢。這個位置本來就是人體的能量中心，也是運用穴道按摩解決心情低潮時的穴位。

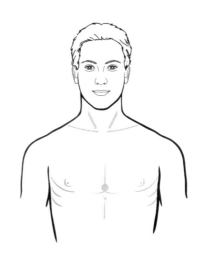

精油芳療・手足按摩應用圖典
Ma bible De la réflexologie et de l'acupression
aux huiles essentielles

太陽神經叢的正中央可以找到膻中穴（任脈 17）。這個穴位是緩解壓力最好的方法，按壓此穴可以降低焦慮情緒，也可以在我們覺得「胸悶」時，改善呼吸困難，減少胸部的「沉重」感。

Q.E.D.（故得證）：當我們自主按摩或給別人按壓太陽神經叢時，也是在刺激穴位，兩者相得益彰。如果再加上有安撫效果的精油，如薰衣草、羅馬洋甘菊或甜馬鬱蘭，會更有效率。

穴道按摩是有根據的嗎？還是心理作用而已？

穴道按摩是中醫療法的一支，已有五千年的歷史。時間會證明一切，這麼久以來，如果真的無效，早就被歷史淘汰了。除此之外，當然也有不少理論支持。中醫理論中，把氣看得最重，區域反射和穴位指壓能夠疏通調節淤積過多的氣消除疼痛、發炎等，或氣血不足造成的畏寒、鬱結等。要是這種關於氣的說法不能說服你，只要想想腳底按摩帶來的舒爽大概就可以理解。穴道按摩就跟其他按摩一樣可以促進血液循環與新陳代謝，進而深層放鬆肌肉等。在 Pubmed 這個網站中，可以找到成千上萬為針灸與區域反射療法背書的學術研究，該網站擁有全世界的相關研究。

法國醫生皮耶・德・凡勒朱（Pierre de Venejoul）和尚 - 克勞德・達哈斯（Jean-Claude Darras）在一九二二年發表了一篇卓越的學術文章，證實經絡的存在。他們從特定穴道把放射性藥劑注入人體，透過造影技術發現藥劑沿著經絡流動，與自願的對照組相比，藥劑並未沿血液循環系統或淋巴系統流動。因此證實經絡為能量流動的管道裡面流動的能量就是氣。更有其他研究顯示，穴道上的皮膚密度與物理特性和周圍的皮膚不同。

怎麼找到分布在腳底或手上的器官對應區？
它們是如何排置的？

把左右腳底擺在一起，想像它們是整個身體的縮小版。手也一樣。反射區並不是隨意排放的，而是按照一套嚴格的邏輯分佈。

- 右腳對應身體右側。
- 左腳對應身體左側。
- 身體中央、軀幹兩側，或是佔了很大空間的部位（如小腸）同時分布於雙腳。
- 體外的器官或部位，比如膝蓋或腰部，位於腳板外側。
- 體內的器官或部位，如肝、脾，則位於腳底中央。
- 人體上半部的器官或部位，如頭部，對應到腳趾／手指的位置。
- 人體下半部，如生殖器，對應的是腳跟／手腕。手上的反射區分布也是如此。

怎麼確認穴道的位置？

達文西在他的名作《維特魯威人》上就說明了：這是人體黃金比例的問題。這是一個完美且簡單易懂的幾何數學圖。

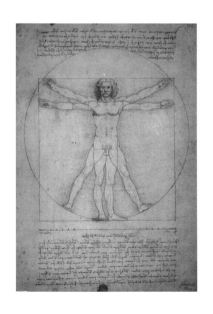

精油芳療・手足按摩應用圖典
Ma bible De la réflexologie et de l'acupression
aux huiles essentielles

4 指 =1 掌，6 掌 =1 肘（即手肘到小指頂端的距離）等，任何身材都適用。我們按這些「單位」劃分身體。就拿手來說，我們會用手和手指探找應該要按壓的位子，手指的單位就叫「寸」。

1 個大拇指寬度 =1 寸

2 個手指寬度 =2 寸

4 指 =3 寸

專家就是這麼尋找穴道的。

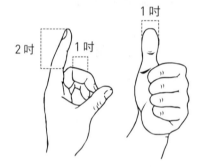
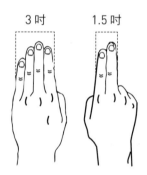

為什麼要按壓正確的穴道？

從中醫的角度來看，穴道有如經絡的門戶，氣沿著經絡循行。氣要順，身體才會好。就像水在管道中流通一樣。有的時候氣血太盛（日式指壓 shiatsu 稱之為 jitsu「實」），有的時候又會不足（kyo「虛」）。一開始進行穴位指壓和區域反射療法時，會先感受到「實証」（jitsu 緊繃、易痛），而「虛証」（kyo）則比較難找，同時因為它們比較柔軟，也較不容易接收和反應，所以也很難按壓。但你還是可以盡力而為，先專注處理「實証」就很好了。專業的治療師下手比較精確，針灸師會以針入穴。指壓按摩師則會建議你做一些伸展運動，一些簡單的動作刺激經絡。每一種療法都有不同的方式提升人體能量。

腳底和手掌的反射區，哪一個比較有效？

答案是腳底。首先，腳板比手掌大，尋找穴位和反射區相對容易，特別是那些很小的區域，比如脾，或是更小的，像是緩解偏頭痛的區域；再者，因為平常比較少碰觸腳底，因此會比較敏感；另外，專家們也一致同意，一般人坐著的時間比站立的時間多。在美國，久坐被視為一種「新菸害」（Sitting is the new smoking）。久坐是危害健康的主因之一，如果本身就長期無視身體狀況，如肥胖、癌症、心肌梗塞、糖尿病、背痛、呼吸功能不全等等各種疾病，再加上久坐，就可能讓疾病復發或讓病情惡化。告訴你一個嚇人的數據：一份發表於《內科醫學誌》（The Archives of Internal Medicine）的研究表示，每天坐在電腦螢幕前 8 個小時，早死的機率會增加 15%。如果每天坐 11 個小時，機率則會上升至 40%。這些機率與你一週運動幾次完全無關，畢竟木已成舟。如同復健科醫師[1] 經常揶揄的，我們可以當個週間久坐族和週末積極運動的人，但最終的結果仍是未知。

總之，動就對了。除了對精神和熱量的影響外，站立的時間太短也會導致腳底穴道刺激不足。走路就是在按摩腳底板，血液循環會變得比較好，進而促進健康。相反的，坐著的時候什麼都刺激不到。

現在，你又多了一個走路的理由了：喚醒沉睡的反射區。至於雙手，雖然比較常用到，但其實也沒有想像中那麼常。我們會用手指敲鍵盤，但除了手工業外，大部分的人都不會用到手掌。我們不像麵包師傅需要一直用手揉麵。所以，還是時不時摸一摸、戳一戳它們比較好。

---

[1] 譯註：原文是 "médecins du sport"，直譯為運動醫師，意即處理運動傷害，像肌腱炎、扭傷等傷害的醫生。

如何找到穴道？

穴道的位置非常精確，每個穴位配有一個標出位置的號碼。人體上的穴位多達上百個，這本書中我們只專注介紹最容易按壓且沒有風險的十幾個穴位。

有什麼好處？

只要定時按壓，就能通體順暢。如同運動，偶爾出門散步並不會對健康產生什麼影響，但如果有減重、淺眠和背痛的困擾，或是要長期抗戰，如預防癌症或心臟病，就要堅持每日規律運動。穴道按摩也是一樣的道理。你將獲得下列回饋：

- 真正感受身心舒暢、對抗壓力、增進睡眠品質、提昇正向能量等。
- 健康狀況整體改善。特別是增進身體抗發炎的能力，縮短感冒或發燒時程。
- 根據個人狀況預防病症復發。例如減少偏頭痛、膀胱炎、乾癬或濕疹發作的次數，以及舒緩經痛。
- 絕佳急救良方，解決小毛病，如輕微頭痛、肩頸痠痛或腹瀉。

做不到的事

穴道按摩不是魔法，它不能處理需要藥物（如抗生素）介入的炎症，也不能治療蛀牙。如果你整天姿勢不良導致背痛，它也救不了你。這也許大家都已經知道的，但我們還是要再三強調：**它不能治癒癌症或任何重大疾病。**

誰最需要穴位按摩？

除了下文將提到的幾種狀況之外，無論是保養預防、及時治療或是搭配醫師的療程等等，無論年齡大小，就連嬰兒都能來場腳底按摩放鬆身心。

哪些狀況不能施行穴道按摩？

最需注意的是身體虛弱的人、穴道附近的皮膚不適合按壓（如燙傷、大片紅腫或各種皮膚上的傷口）、動過手術、接受輸血、癲癇發作、患有心理或神經疾病的人，有以上這些特殊狀況的話，最好避免穴道按摩，或務必諮詢過專家後再處理，千萬不能貿然行事。

然而，與其全面禁止，我們還是提供建議如下：

- 孕婦應輕按，並避開某些會引發子宮收縮的穴位。
- 按摩幼兒時，當然也要控制力道，輕壓即可。
- 青少年，無論男女，按壓敏感的生殖腺反射區時，也要控制力道。
- 如果是一型糖尿病患，在按壓胰臟反射區前後，最好測量血糖濃度。
- 如果發現自己有足部的問題、足部變型、感覺有異或是相反的，什麼感覺都沒有，就要諮詢足科醫生。如果你有糖尿病，也應立即知會你的家醫，最好是糖尿病專業的醫生。這種情況最好是按摩手部或身體其他部位。
- 患有骨關節炎或一般關節炎的人也一樣：沒有必要為了身體健康忍受局部的痛苦，可以等待發炎部位的疼痛緩解後，再按壓反射區。請根據情況選擇可行的穴位按壓。
- 一般來說，這種療法沒有任何副作用，全民皆適用。但也不要強迫自己接受按摩。

區域反射療法只適用於手和腳嗎？

不是的，還有臉部、頭部、耳朵反射區。

臉部反射區

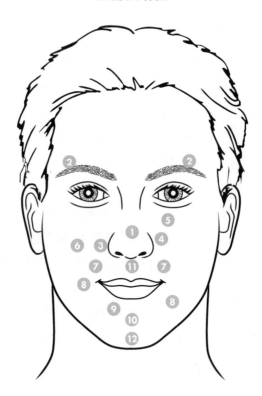

❶ 心	❺ 脾	❾ 小腸
❷ 肺	❻ 膽	❿ 膀胱
❸ 肝	❼ 腎	⓫ 胰臟
❹ 胃	❽ 大腸	⓬ 攝護腺

頭部反射區

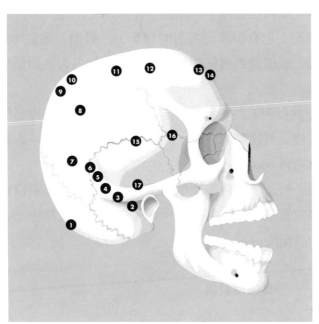

① 失眠 　　 ⑦ 腰關節 　　 ⑬ 眼睛

② 腳板 　　 ⑧ 腎 　　 ⑭ 心

③ 腳踝 　　 ⑨ 大小腸 　　 ⑮ 肝、膽

④ 小腿 　　 ⑩ 甲狀腺 　　 ⑯ 三叉神經

⑤ 膝蓋 　　 ⑪ 延腦 　　 ⑰ 內耳、耳迷路

⑥ 股骨、大腿 　　 ⑫ 胰臟

　　頭顱上的穴位對於想要放鬆、恢復元氣或是提振精神的人來說，絕對是一般按摩與穴道按摩的最佳選擇。人們喜歡頭部按摩的主要原因之一，就是可以藉由刺激這些穴位，讓人在幾秒內感到身心舒暢。你一體驗過，鄰居總是喜歡到街角那間門庭若市的理髮店裡找阿麗洗

頭，因為她總是會在把你交給設計師前，竭盡全力地為你按摩頭部。我們也可以在家自己按摩，但由另一個人幫忙總是比較舒服，也較能按到點。市面上也有按摩頭部用的梳子，一般而言只要 100% 天然材質的木柄梳，就能達到很好的效果了。它能強力刺激微循環，讓你擁有一頭亮麗的秀髮。

除了這些反射區外，還有許多穴位分布在身體其他部位。

這些穴位通常比腳底或手上的穴位，位置隱密或不容易按壓。人體的經絡上約有 300 個穴道，有一些並不在經絡上。

針炙師一般需使用針精準地刺激穴位，但穴位指壓沒有門檻，所有人都可以穴道按摩，不需扎針。這種簡單的自我療癒法非常古老，經常與氣功搭配使用。

耳朵反射區

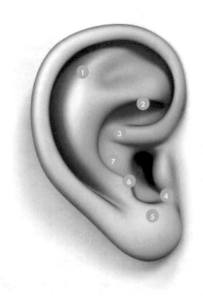

1 舒緩壓力
2 自律神經系統
3 消化系統
4 內分泌系統
5 眼睛
6 頸部
7 心／肺

這本書中，我們挑選了一些比較值得的穴位介紹給讀者。比如改善結膜炎可以按壓這裡：

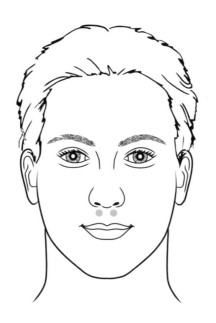

這個穴道位於手腕內側，「豆狀骨」旁柔軟處，是絕佳的紓壓、止痛、安眠穴，大概也是最多人知道的穴位之一。

這種所謂的「禪穴」應該經常刺激，每當感覺事情不順的時候就按一按。

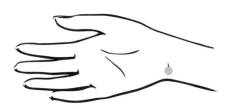

還有源於中國能量按摩的日式指壓（shiatsu）。這種技巧一般是用手指按壓位於經絡上的「生命點」（tsubo），但也有一些專業治療師會使用膝蓋、手肘或腳來刺激它們。

請注意：穴位指壓的學問博大精深，也許是世界上最古老的療法之一，無論使用哪一種手法、怎麼稱呼它，或是施用在身體上的哪個部位都不會改變這個事實。光用一本書無法把這門學問豐富的內涵介紹給普羅大眾。每一種症狀，根據患者的年紀、身體狀況和許多其他因素的差異，可以按壓許多不同的穴位。本書中我們簡化這個過程，一個症狀對應一個或兩個穴位。但請別忘了，有時另一個穴位可能更為合適，這就是我們建議諮詢專家意見的原因。

如何確定按壓對應穴道會得到預期效果？

PubMed 搜尋引擎上共有超過 25,700 篇與穴道按摩相關的科學研究發表，關於區域反射的也有 13,250 篇。大多數的研究都是採「雙盲試驗」的方式，也就是把實驗對象分為兩組，其中一組按壓穴位，另一組則是按壓他處（安慰劑效應）。只要用對方法，普遍來說能得到相對應的效果。其中一項高血壓和穴道按摩的研究，在經過 6 週（22場 30 分鐘）的測試，「穴道組」的受測者血壓都明顯降低，相對的，安慰劑組（非穴道組）的受測者血壓一點也沒有變動。

穴道按摩是一勞永逸的嗎？

人生本就沒有永恆不變的事，生命本就反覆無常，無論使用哪一種療法，疾病都是有機會復發的。就拿我們剛才提到的高血壓問題來說，研究者就發現，穴道按摩的確能夠有降低血壓的效果，但無法持久，若非定時刺激，血壓很快又會回升。事實上這也是正常的狀況，

畢竟我們是治療症狀，而非拔除病根。抗血壓的藥物也是一樣的道理：停止服用血壓就會上升。發炎也是，並非服用一次抗生素就能擺脫所有傳染病。這種概念是許多療法所認同的，特別是與中醫的基本邏輯「預防勝於治療」相契合，不論保養還是治癒疾病都需持久反覆操練。換句話說，我們每日都在預防問題發生，最理想的狀態是來一場全身反射療法，刺激身體上主要的穴道，或至少也要針對個人的弱點按壓。再者，如果你是因為動脈老化，加上鈉攝取量過高，或是壓力過大（職場或家庭壓力等）導致高血壓，仍不控制鹽份或壓力等因素，血壓自然會高居不下。

每一個反射區的按摩手法都是相同的嗎？

不相同。重點在於要刺激穴位，但厚實的腳底跟嬌嫩、敏感的眼周和臉部是完全不同的。要根據不同的部位調整。大致有以下幾個要點：

身體、腳板、手掌

· 多久？皮膚較厚處如軀幹、手臂、大腿、腳底，5 ～ 10 秒。
· 怎麼做？小區域用大拇指按壓穴點、大區域如足弓處握拳按壓。

臉部

· 多久？確實按壓但力道要輕，3 ～ 7 秒。每一個穴位可以按壓 3 次。
· 怎麼做？以中指或食指的指腹，或是平板電腦的點觸筆頭等材質柔軟的物品按壓。

按摩椅、按摩球有效嗎？

試試無妨，儘管會受到型號和品質等因素影響，按摩椅基本上還是很舒服的。這種產品的限制在於：按摩球只能針對背部穴道按摩。所以無法刺激頭部、臉部、軀幹正面、手臂、大腿、手掌和腳底等等，除此之外，市面上的按摩椅，除了很高階的型號外，不管使用的人身材如何，坐上去都是一樣的功能，讓人懷疑是否真的能按壓到準確的位子，說白了其實就是哄人的產品而已。

但還是有幾個不容否認的優點：它能刺激整個背部的穴道。你可以每天都使用一下，不用天天麻煩家人。特別是獨居的人，根本不可能按到脊椎兩側的穴道，這時按摩椅就是很好的選擇。再者，高階一點的按摩椅通常可以切換按壓、滾動、振動、拍打等功能，就跟職人手感一樣。其他像「反射區按摩墊」，或各種刺激穴道的工具也都是一樣的道理。

如何在穴道按摩時使用按摩石加強效果？

近幾年來，各家美體館紛紛推出熱石按摩的服務，因為能帶來深層放鬆而廣受歡迎。熱石的原理在於把儲存的熱量，緩慢溫和地釋放到皮膚上，鬆開緊繃的肌肉，促進血液循環因為身體在接受穴道按摩時，精油等釋放的活性分子較容易滲入，因此舒緩壓力，緩解痙攣、安眠並刺激淋巴系統循環。

相對來說，冷石可以達到麻醉、緊緻以及消炎的效果。

這種「神奇」石頭很好找，而且是免費的。只要到海邊或湖邊找表面光滑的扁平石板就可以了。拿回家後，放到熱水裡加熱，小心不要燙到，或是放進冷凍庫、雪裡、冰袋裡降溫。

接著，就可以放到指定的穴位或／和身體不適的部位。比如腰痛時，腹部貼地躺平後，把熱石放在下背處，就能立即緩解疼痛。也可以把熱石放在下腹部緩解經痛、消化不良帶來的不適。

市面上也可以買到按摩專用的石頭，美觀、扁平、觸感佳，還有各種大小，雖然比較沒有那麼自然但價格很親民。小一點的石頭適合用在較小的區域，比如頸部，大一點的就可以放在脊椎上。甚至還有店家販售搭配使用說明的套裝。更高級的是加熱用的小手提箱，裡面有個小電毯可以溫和加熱，不怕燙傷，也能同時加熱好幾個石頭，隨時更換。總之，按個人需求選擇。

小提醒玄武岩是最好的熱石材質。大理石則最適合冷敷。

穴道按摩的小訣竅

本書內容以症狀分類，讀者可以根據需求立即找到解決方法。雖然書本這麼分類，但也沒有人能阻止你偶爾來一場全身反射區按摩與主要穴道按摩，提昇身體防禦力。無論如何，請記得以下這些建議。

1. 只在身體狀態良好、皮膚乾燥時進行。如果腳底有傷口，或是有一處角質太厚，就先按摩手掌，待傷口復原，或是請足科醫生處理掉後再按。按壓穴道時，也不要刺激發炎、受傷或有其他問題的區域。

2. 進行足部反射區按摩時，如有必要，可以在腳板上下塗潤敷乳液。少量即可，不要使用油，以防不小心滑倒。這是反射區療法，而不是油壓按摩。

3. 找個舒適的位置與姿勢。進行足部反射區按摩時，建議先從左腳開始，按壓後可以立即激發能量，也能感受到自信。右腳則可以

精油芳療・手足按摩應用圖典
Ma bible De la réflexologie et de l'acupression
aux huiles essentielles

引出更深層的能量。最簡單的作法是找個地方坐下，把腳板放在另一側大腿上面對自己。如果因此感到不適，也可以換個姿勢。或者也可以躺下來，請另一個人幫你按摩。再不行的話，就先按壓手部反射區。

4. 施行足部反射區療法前，先輕輕撫摸腳板，用雙手摩擦搓熱。轉動腳踝，拉一拉腳趾，把腳板上半部往身體方向拉，再反過來朝地板彎曲。這些熱身動作都是為了促進血液循環、放鬆腳板，增加反射區療法的效力。

5. 手指應以 90 度的角度精確地擺在按壓處上。循序漸進，持續按壓3 分鐘。硬實的區域用拇指按壓如腳底；較柔軟的區域則可以用較為靈活，也頗有力道的食指和中指施力。如果是範圍較大的區域，如結腸位於腳底的反射區，就順著結腸的形狀持續按壓。按到尾端時再重頭來過，反覆 5 ～ 6 次。最後用拳頭刺激整個區域。

6. 如果按壓的區域或是某個穴道有點痛，可以專注多按幾下，直到痛感消失。但要注意別真的按到受傷瘀血，如果真的很痛，也千萬不要堅持按壓。試試溫和的區域反射療法，記得輕撫該區域，絕對不勉強。如果還是超過可以負荷的範圍的話，就按壓手部反射區，手部通常沒有那麼敏感，也會比較舒服。

7. 除書中提到的一、兩個特殊穴道可使用圓頭筆頭或觸控筆按壓外，其他穴道只用手指按壓即可。若要使用工具應另請專家協助。

8. 替他人按摩足部時，請用手抓住腳踝，或者把對方的腳板固定在自己的大腿或兩個枕頭間，盡量不要亂晃。一定要卡好卡緊，包覆對方的腳部，除了提昇舒適度，對按摩者而言，也能較精準地刺激反射區。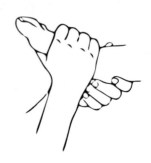

9. 腳底按摩時，可使用各種不同手法，從觸摸到使勁推壓、擰扭（伸展腳板中央的位置）、鉤拳叩擊、揉捏等等，總之，不要只處理單一穴位，盡量讓整個腳板發熱，變得柔軟且易感，藉此達到預防的效果，同時也能放鬆身心。

10. 臉部反射區指壓也是一樣的，不要只專注在單一穴位，趁機多按幾處，最好的作法是按摩整個臉部，並針對特別的穴位加強按壓（請見 387 頁的〈美容保養〉）。如果可以使用植物油或精油順便保養皮膚，原本單純的保健就會立即升級成美容舒壓兼具保養的療程，一舉兩得。

11. 讓反射區療法變成日常生活的習慣。比如每當感到緊張、焦慮、憂心時，就每日刺激太陽神經叢和橫膈膜，呼吸會因此順暢許多，身心也能因而放鬆。

12. 記得務必按好按對，因為不是所有的穴道按了都有所幫助。有些穴道位在柔軟易按的地方，有些則藏在腳底的角質層下。有些按了無感，另一些則會讓人皺起眉頭，這些穴道才是應該按壓的地方，有些很脆弱，位在小肌肉旁，如眼瞼；有些則在大肌肉上大腿、臀部、背部。請傾聽你手指與身體傳達的感受。先輕柔地按壓，再慢慢增加力道，直到你覺得受不了為止。如同平常健身時，醫生會建議做到自己的能力所及的門檻，施行穴位按摩也必須刻意尋找鬱結之處，把它推開。「一分耕耘，一分收獲」，記住這句名言，確實按壓直到感受到疼痛。別擔心，絕大多數的鬱結最多兩分鐘就會鬆開，也就不會那麼痛了。每個穴位的按壓時間不要超過 10 分鐘，每個區域則須不超過 15 分鐘，因為以上說的這兩個時間，都已經是較久的時間了。

13. 我們也可以透過拍打的方式增加防疫力。作法是每日拍打穴位和

反射區數分鐘，藉此喚醒身體，從局部到全身，促進血液循環。拍打本來就是能量醫學主要的手法，最常見的大概是健腎強腰拍打功（請見 342 頁的〈腎〉）。拍打是增加防疫力的好幫手，我們也能運用在其他穴位。

14. 最重要的是，選對精油。

－首先，絕對不能隨意更換指定的精油，即使兩種精油看起來很像也不行。比方說：樟腦迷迭香和馬鞭草酮迷迭香，儘管兩種都是迷迭香，性質卻完全不同，所以絕不能互換。

－購買有機精油，或認明「100% 純天然」標誌。

15. 講求一致性。如果你的目標是促進能量的流動，就應該排除其他滯塞這股氣的因素。例如過於喧囂或氣氛過於緊繃的環境，都會讓呼吸變得急促，與達到最佳效果所需的淨空和鬆弛相抵觸。服裝也要注意：太緊的靴子、裹得死死的褲襪、過於貼身的內衣，所有會壓縮身體，阻礙氣血循環的都要避免。一切從簡即可：舒適、柔軟的衣服、平靜的空間、緩和的動作等。

16. 用餐前後不施行。飯後 1 小時，大餐後則是 3 ～ 4 個小時再做。

17. 布置一個舒適的環境。如果你只想快速按一、兩個穴道，可以直接忽略這一點。但如果你想要的是一段屬於自己的時光，按摩完後就來一杯熱呼呼的飲品，請盡量避免太冷的飲品，中醫一般認為冷飲會讓身體更虛。因為體內的氣必須停止流動，全力提升體溫，反而讓你感覺更熱。所以比起冰汽水，喝杯熱茶更合適。

第二章

精油穴道
按摩入門

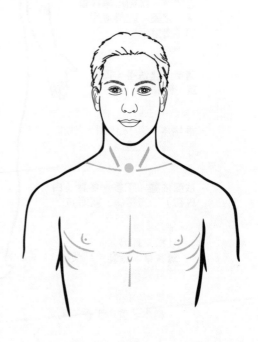

精油芳療・手足按摩應用圖典
Ma bible De la réflexologie et de l'acupression
aux huiles essentielles

芳療穴道按摩對應圖

耳後
- 薄荷、檸檬、尤加利：頭痛、頭暈、焦慮、疲倦
- 薰衣草、洋甘菊：失眠

心上
- 依蘭依蘭、佛手柑（香檸檬）：憂鬱、壓力大、高血壓

腹部
- 快樂鼠尾草：經痛
- 薄荷、薑、茴香：消化不良、噁心

手腕
- 岩蘭草、羅勒、檸檬香茅、沒藥：腕隧道症候群（滑鼠手）

大腳趾末端
- 薄荷、迷迭香、薰衣草：頭痛

大腳趾根部
- 香桃木：新陳代謝、甲狀腺、腦下垂體

小腳趾根部
- 依蘭依蘭、丁香、冬青（白珠樹）：肩膀痛、關節痛

耳朵外側
- 杜松：耳鳴
- 薰衣草、羅勒：耳朵痛、外耳炎

中腳趾末端
- 檀木、香、丁香：乳房

太陽穴或頸部
- 真正薰衣草、熱帶羅勒、薄荷：壓力、噁心、動暈症（暈車、暈船、暈機）、失眠、頭痛

肩膀
- 依蘭依蘭、丁香、永久花：肩膀痠痛、關節痠痛

胸部
- 尤加利、薄荷、檸檬：乳房充血、咳嗽、支氣管炎、哮喘

腳板內側
- 冬青、馬鬱蘭、絲柏、冷杉：背痛
- 丁香、葡萄柚、迷迭香：腎、腎上腺

腿跟
- 快樂鼠尾草、香桃木：卵巢、生殖系統

腳板外側
- 葡萄柚、杜松、檸檬香茅：結腸、膀胱、肝

腳底
- 薄荷、尤加利、檸檬：哮喘、支氣管炎、咳嗽
- 依蘭依蘭、佛手柑（香檸檬）：高血壓

小腳趾末端
- 檸檬、薰衣草、羅勒：耳朵痛、暈眩 中腳趾根部

中腳趾根部
- 薄荷、乳香、洋甘菊：眼睛疲勞

芳香療法入門知識

何謂精油？

　　精油是從特定的植物上取得的帶有香氣的液體。它們分別從植物的不同部位萃取而來，例如花、葉、樹皮、根、種子。這種植物因為富含香氣，我們稱之為香氛植物。精油通常裝在 5 或 10 毫升的小瓶子裡。薰衣草、檸檬、尤加利等等，常見的精油約有五十多種。

　　透過精油治療改善病症的方法，就是所謂的「芳香療法」。它是「藥用植物療法」的一支，可是絕不能跟花草茶和植物膠囊搞混。芳香療法的功效比植物膠囊強得多，精油中的活性化合物含量也比一杯花草茶高很多。

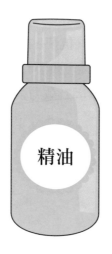

精油

精油芳療 · 手足按摩應用圖典
Ma bible De la réflexologie et de l'acupression
aux huiles essentielles

為什麼要使用精油？

因為精油擁有許多不可思議的特性和眾多優點。它能快速且有效地改善病症，只要正確使用，就不怕造成危險。精油可以為我們帶來愉悅的心情和美貌，如應用於香氛、料理、按摩、自製美妝品等，還可以改善病症。

精油可以治療許多小病痛，而且效力快又好。特別是以下幾種狀況：

· 日常小意外（割傷、撞傷、昆蟲咬傷）

· 細菌或病毒感染（感冒、腸胃炎、傷口）

· 皮膚問題（青春痘、癬、燙傷）

· 疼痛（關節、肌肉）

· 消化系統問題（脹氣、痙攣）

· 循環系統問題（下肢水腫、痔瘡）

· 壓力過大感到煩燥或神經緊繃（怯場、肚子痛、失眠）

精油有什麼優點？

精油能有效改善身體狀況，抗菌、抗病毒、鎮定痙攣等效果極佳。「極佳」的意思是，短短幾分鐘至幾小時內，你就能感覺到病症改善，甚至完全消失但依症狀而定。因為效力強勁，使用時要特別小心。

[
🖊 **重點提醒**
每日精油用量不要超過六滴。
]

精油的價格落差很大？該如何挑選？

　　精油的價格差異極大，而數量的多寡、萃取的品質等都會影響定價。有些很平價，例如檸檬：只要 3 歐元（約 NT100）就能買到 10 毫升，可以用很久。有些比較昂貴，比如岩玫瑰，5 毫升 15 歐元（約 NT500）。最貴的大概是玫瑰精油，每一毫升要價 25 歐元。本書中將盡可能以價格樸實的精油為主，但仍有一些高價精油是無法取代的，請把它們當成珍貴、稀少、純度高的寶貝，一瓶可以用上好幾年。基於這些因素，生產精油需要技術、時間、知識、高科技萃取機器、品質控管等層層把關，和其他大工廠生產的量販產品完全不同。

> ⓘ 注意
>
> 務必挑選有品質保障的精油。別為了省幾個小錢，犧牲療效和身體健康。

精油有哪些特性？

　　精油有以下四個特性。

1. 精油是一種淡色、流動性高的液體。它們經常是無色的，但也有一些呈金色、琥珀色，甚至是深藍色和黑色。
2. 精油會揮發。因此散發出濃郁的香氣。
3. 雖然名為精「油」，但它一點也不油，不會在衣物、枕頭上留下油漬，吃了也不會變肥。
4. 可以溶入油脂或酒精，但不溶於水。

> ✎ **重點提醒**
>
> 精油瓶應直立放在櫃子裡或盒子裡，絕不要橫著放。精油瓶蓋與滴塞不要長時間泡在精油裡，否則很容易被精油腐蝕。

精油通常怎麼賣？

精油是少量且珍貴的產品，通常小量分裝。一般都是用小瓶子單裝，意思就是一個瓶子裡只裝一種精油，例如穗花薰衣草或冬青。本書中，我們只會使用 38 種精油，都是最常見、最有效、用途最廣、最便宜。除了少數例外，比如在特殊情況下才會使用的玫瑰精油，而且可以塗抹在皮膚上的。也許你家裡只會有十幾種精油，通常也就足夠處理小問題了。

每瓶精油有幾滴？

一瓶 10 毫升的精油約有 300 滴（不同廠商製造的精油瓶滴蓋大小會影響滴數）。常有人說精油很貴，其實不然。除了幾款稀少且無法被取代的精油外，大部分的精油每次使用只會花掉你幾塊錢。

所有人都可以使用精油嗎？

原則上是每個人都適用，但不是所有人都能用所有的精油。有些精油不該給嬰兒、孕婦和有癲癇症的人使用。

> ⓘ **注意**
>
> 千萬不可以開精油瓶玩笑。儘管外表看起來平凡無奇，卻是名副其實的藥品，各有藥效、妨害和使用限制。

精油真的很有效嗎？

精油非常有效，特別是處理這幾種情況：循環不良、風溼與肌肉疼痛、消化系統與腸胃問題，以及神經系統失調。

> ✏ **重點提醒**
> 每一種精油都含有上百種化學物質，因此才能用來治療好幾種問題。

最常用到的精油有哪些？

最常用到的精油有以下這些：茶樹、芳樟、羅馬洋甘菊、澳洲尤加利、冬青、永久花、穗花薰衣草、真正薰衣草、紅橘、甜馬鬱蘭、綠花白千層、羅文莎葉、迷迭香、莎羅白樟、芳樟醇百里香、依蘭依蘭。

> ✏ **重點提醒**
> 以上這些精油都是品質、效力、價格、安全兼具的產品。

應該要一次買齊這些精油嗎？

不必，一瓶、兩瓶、三瓶，慢慢來，這樣你至少已經有一個基礎包，可以用來處理很多問題了。

> ✏ **重點提醒**
> 根據需求添購精油即可。舉例來說，如果你沒有哮喘，就不需要買阿密茴精油。

服用藥物期間可以同時使用精油嗎？

要看情況而定，大部分是可以的，精油甚至有加乘藥物的效果。

> ⚠ **注意**
>
> 如果患有心臟或腎的疾病，或是癲癇等重大病症，請向你的醫生或藥劑師，而且最好是向芳香療法專家諮詢。他們會根據你的病歷、家族病史，以及正在接受的治療提供個別化的協助。可是也別忘了，芳香穴道按摩使用的精油量很少，每次只需要 1 滴精油，一般按摩則需要 2 ～ 6 滴），所以基本上不會有任何危險。

如何確認精油是否引發過敏反應？

先滴在手肘橫紋上測試。如果你對某些東西過敏或皮膚特別敏感，可能會對某些特定精油產生過敏反應，我建議先在手肘橫紋上滴 1 滴精油，每次測試一種，比如一天一種精油。如果接下來的幾分鐘或幾小時內都沒有任何過敏反應，比方起紅點、發熱、發癢，就可以安心使用了。

> ✎ **重點提醒**
>
> 偶爾在局部皮膚上塗抹精油，比如進行芳香穴道按摩時使用，基本上不會有任何問題。特別是非過敏體質（哮喘、花粉過敏等），不會對外來的化合物質產生激烈反應的人更不必擔心。雖然如此，還是要注意任何一種精油都有可能引發過敏。

孕婦可以使用精油嗎？

可以使用某些精油，但要避開肚子和乳房。有許多精油在懷孕的前三個月期間是禁止使用的，還有一些是整個孕期都要避免。

7 歲以下幼兒禁止使用精油？

這是採取預防原則，避免不了解精油特性的人濫用。其實只要有正確的知識，兒童完全可以使用並享受精油帶來的美好體驗。

精油的成分是什麼？

儘管看起來像油而且流動性高，但精油其實不含油質，也不含水份，反而含有上百種分子，所以才擁有那麼多特性，可以運用在許多不同的情況，和一般成藥通常只擁有一種分子、一種屬性完全不同。也正是這個原因，細菌和病毒才無法對精油產生「抗藥性」，這也是精油和一般的抗生素或對抗病毒的藥物不同之處。精油複雜的成分讓微生物無法生存、變異，轉而控制身體功能。這些化合物分子分成幾個大類：醛類、酮類、酯類、醚類、氧化物、酚類、醇類、　烯類等。有些精油富含酮類化合物，有些則是以　烯化合物為主。不同的化合物賦予精油對健康和美容保養不同的效果，同時也是它們各自有使用禁忌的原因。

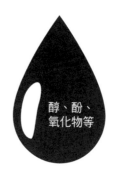

醇、酚、
氧化物等

化合物 （化學物質）	功效	含有此成分的精油
醇	☺ 抗菌、抗病毒、抗真菌、刺激免疫系統、調節神經系統、殺病毒、防腐。功效和酚類化合物一樣，但較為溫和。幼兒適用。	芳樟醇百里香、側柏醇百里香、花梨木、芳樟、玫瑰草（馬丁香）、茶樹、羅文莎葉、薰衣草
芳香醛	☺ 抗感染性極佳、激勵身心、增強免疫力。 ☹ 刺激皮膚、引發過敏、量多時易中毒。	肉桂（皮）
萜烯醛	☺ 抗發炎效果佳、驅蟲、抗感染、鎮定神經。	檸檬馬鞭草、香蜂草、檸檬尤加利、（西印度）檸檬香茅、天竺葵
酮	☺ 婦科與呼吸道黏液、燃燒脂肪、預防血管硬化、抗病毒、抗寄生蟲。 ☹ 毒害神經、麻痺、過量易導致流產。	胡椒薄荷、馬鞭草酮迷迭香、側柏、鼠尾草、單帖酮尤加利
酯	☺ 超級紓壓、安眠、鎮定、消炎、止痛、降血壓。無毒。	真正薰衣草、依蘭依蘭、羅馬洋甘菊、冬青（白珠樹）
醚： 1. 苯甲醚 2. 茴香醚	☺ 超級鎮定劑（神經、肌肉）、止痛、抗過敏。 ☺ 類雌激素。	龍蒿、羅勒 洋茴香、甜茴香
萜烯氧化物	☺ 抗菌、抗病毒、清新環境空氣並改善呼吸問題（冬季不適）、激勵身心、祛痰、調節免疫力。	澳洲尤加利、藍膠尤加利、月桂、綠花白千層、桉油醇迷迭香、羅文沙葉

化合物 （化學物質）	功效	含有此成分的精油
酚	☺ 最強的抗菌劑、抗病毒、抗真菌、抗寄生蟲、調節免疫力。可殺死病毒、黴菌和其他細菌。激勵、抗氧化。 ☹ 絕不能過量。只有大人可以使用。	丁香、百里酚百里香、香薄荷、野馬鬱蘭、肉桂（葉）
萜（烯）	☺ 強力振奮、袪痰。含有香脂（呼吸順暢）。清新環境空氣、類可體松（皮質類固醇）、激勵淋巴系統。 ☹ 小心皮膚問題如感染、光敏（照射陽光容易導致黑色素沉澱）。	赤松、冷杉、杜松、絲柏、所有柑橘類精油（檸檬、甜橙、紅橘、葡萄柚等）

植物是如何製造出精油的？

　　土壤裡的各種養分和陽光會幫助植物產生各種分子，而不是製造精油。這些分子賦予植物對抗寄生蟲、日曬、寒冷、病菌、霉菌的能力，還能自我療傷、吸引蜜蜂傳授花粉，功能眾多，總之就是維持植物的生命和繁殖能力。所有的分子集合在一起，就會形成精質（essence）。就是當我們屈身聞嗅玫瑰、搓揉薰衣草或薄荷葉、剝橘子時聞到的味道。精油就是人類從這些精質中萃取蒸餾出來的產物。

> ✏️ **重點提醒**
> 精質是大自然的產物，經人類加工成為精油。

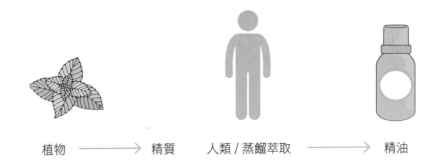

植物 ⟶ 精質　　人類 / 蒸餾萃取 ⟶ 精油

使用精油前一定要找醫生諮詢嗎？

不需要。如果你家附近正好有一位懂精油穴道療法的醫生或精油藥劑師，當然別放過這大好機會，有問題就可以去諮詢。但這種好事實在可遇不可求。且大多時候當我們有小傷口時，都會自行處理。

這本書存在的目的，就是讓你可以在家自行解決日常病痛。當然，你必須先擁有最基本工具：至少 1 ～ 2 瓶精油。最好未雨綢繆，在問題發生前就先準備好你的精油急救箱，以備不時之需。

使用精油時，發生意外狀況該怎麼辦？

· 如果不小心倒太多，例如一整瓶倒在皮膚或黏膜上，請儘速用布或棉花擦掉殘留在皮膚上的精油，然後塗上大量的植物油，並用冷水清洗，或是泡入植物油中。可以的話，選擇金盞花油或聖約翰草油最適合。

· 如果不慎把精油滴入眼睛，比如把精油瓶和眼藥水搞錯時，請立刻

用植物油沖洗稀釋。你的視線可能會暫時變得模糊，但很快就會被
眼淚沖乾淨了。

> ⓘ **注意**
>
> 不要小看精油的毒性。發生意外時，一定要儘速處理，不要等到症狀出
> 現時才有所反應。

怎麼分辨是純精油還是混和精油？

仔細閱讀包裝上的說明。上面一定會寫「100% 純天然」，也會
標明英文名稱和拉丁文名稱。

現在市面上有許多可以直接塗抹在皮膚上的精油產品。這些產品
通常混合了植物油和好幾種精油，瓶子比較大，可以用在一般按摩或
芳香浴，但進行穴道按摩時不會使用。

精油芳療・手足按摩應用圖典
Ma bible De la réflexologie et de l'acupression
aux huiles essentielles

以精油進行
反射區按摩的好處

　　使用精油進行穴道按摩有很多優點。一般芳香按摩會用掉的精油和植物油的量相對較多，比如背部或全身按摩，大約需要 1 湯匙的精油加上植物油，有時甚至更多。

　　但穴道按摩最大的好處在於，只需要針對病症在特定穴位上滴 1 滴精油而且不需要植物油。這個反射區、指壓或針灸的點，就是身體能量的中樞。

　　由於精油效力強大，以此種方式使用精油會有以下幾個優點：

1. 用量少，引發皮膚激烈反應（如感染、紅腫等）的機率也小。

2. 降低各種身體負面反應（休克、心跳加劇等）。

3. 省錢：用量小也用得更久！

4. 由於沒有經過植物油稀釋，精油的療效更卓越也更快見效。精質中的活性分子可以馬上進入血液循環。

5. 可以用在無法接受一般精油按摩的人身上。比如承受巨大壓力時，直接按摩太陽神經叢過於疼痛，就可以從別的反射區下手，按壓另一個穴道。

運用實例解析

案例一：壓力過大

　　真正薰衣草、**甜馬鬱蘭**都適合用在壓力過大、焦慮不安、失眠與緊張等狀況。

　　・初學者：在下圖中跟「壓力」有關的穴位上滴 1 滴。

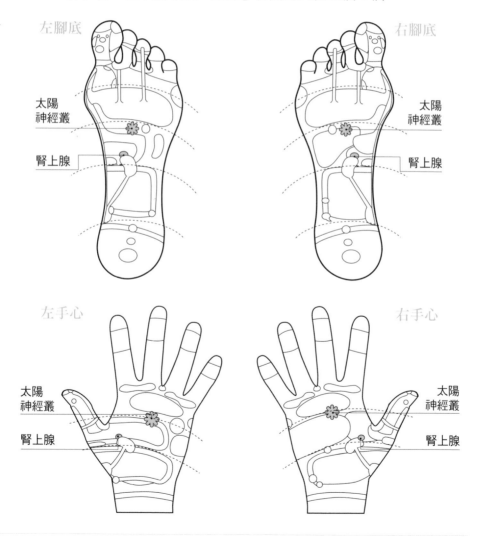

‧進階版：在下圖所示的穴道上滴 1 滴。

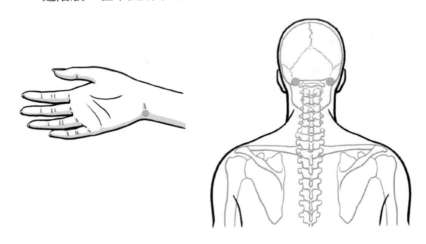

案例二：消化不良

胃痛、結腸痛、脹氣、肝膽疲勞等症狀，都可以使用胡椒薄荷和薑精油。

‧初學者：在下圖中跟「消化不良」有關的穴位上滴 1 滴精油。

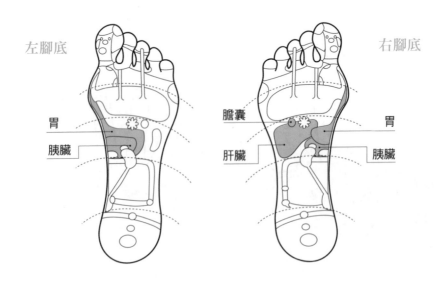

左腳底　　　　　　　　　　　　　　　　　右腳底

胃　　　　　　　　　　膽囊　　　　　　　　胃

胰臟　　　　　　　　　肝臟　　　　　　　　胰臟

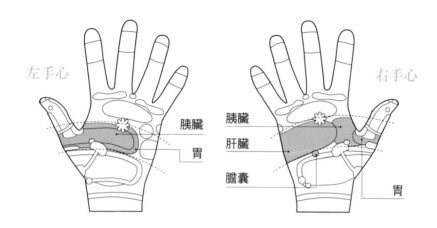

左手心　胰臟　胃

右手心　胰臟　肝臟　膽囊　胃

・進階版：在下圖所示的「內關穴」上滴 1 滴精油。暈船、暈車時通常會用磁力（防暈手環）刺激該穴位。

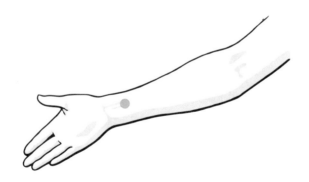

肌肉或關節疼痛時，也是一樣的作法，建議使用冬青、檸檬尤加利等；和**性欲**、生殖器有關的問題可以選用依蘭依蘭；**呼吸道感染**，如咳嗽或支氣管炎可以用藍膠尤加利、羅文莎葉、綠花白千層等。

精油芳療・手足按摩應用圖典
Ma bible De la réflexologie et de l'acupression
aux huiles essentielles

利用穴道按摩調適情緒

　　對某些人來說，控制情緒、與生活中的碰撞和平相處是一件很有挑戰性的事。俗話說：「心理影響生理。」比方當你感到害怕，無法表達或抑制的時候，身體就會感受到，肚子會不舒服。當你覺得滿腹憂愁、腰挺不直、坐骨神經痠痛，都可以在書中找到對應的穴道，協助控制情緒不再被情緒綁架。

滿腹憂愁：威廉・賴希（Wilhelm Reich）的情緒盔甲圖

　　賴希認為，人體各處肌肉的鬆緊會因不同的情緒改變。每當某種情緒沒有正常發洩或消化的管道時，身體會無意識地把情緒轉移到某處的肌肉上，肌肉會因此變得僵硬。最常聽到的就是躺在按摩椅上時，按摩師會說：「這裡有個點很硬」、「你全身僵硬」、「你很緊繃」，之類的話。

　　總之這種肌肉緊縮的現象是很明顯的，任何一個按摩師，就算是新手都能察覺。就像外界有暴力入侵時，我們會縮起身子降低傷害一樣，跌倒的那一刻，我們的肌肉就會無意識地變得緊繃，形成一面盔甲保護骨頭。情緒泛濫時，我們會繃緊下顎、骨頭、手指等，這時就要先找到緊繃的部位，專心感受，然後藉由一些緩和的動作、伸展、水底運動或者精油按摩來放鬆。

　　儘管賴希的圖跟區域反射毫無關聯，它們還是有一個極為相似之處，就是利用一個集中的小部位，從遠處刺激，幫助身心靈回復平靜。因此，本書中和壓力相關的問題，我們除了會建議按壓反射區外，也會提出賴希這張圖上顯示的身體部位。用盡一切辦法更快速、更確實地發揮效果。

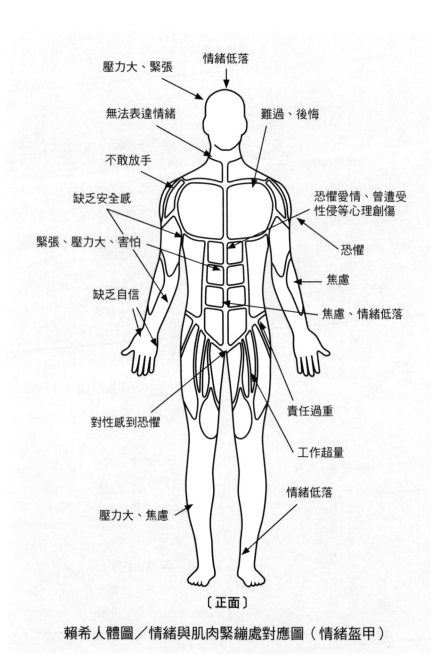

〔正面〕

賴希人體圖／情緒與肌肉緊繃處對應圖（情緒盔甲）

精油芳療・手足按摩應用圖典
Ma bible De la réflexologie et de l'acupression
aux huiles essentielles

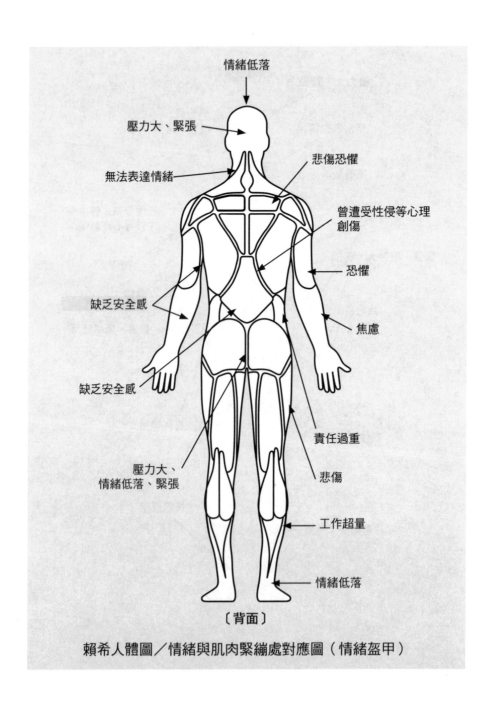

賴希人體圖／情緒與肌肉緊繃處對應圖（情緒盔甲）

從西醫和能量醫學觀點看皮膚

西醫和「能量醫學」（Energy medicine）看待皮膚的方式不同。西醫認為皮膚是層層相疊的組織，可以顯示出內在活力的狀態。比如西醫會說：「你的臉色看起來不太好，還好嗎？」「你太緊張了，你看濕疹又發作了。」等言論。

但從能量醫學的角度來看，皮膚組織分為皮和膚兩部分，它們包裹著下方的毛孔，讓毛孔能張開、緊閉。皮膚能隔開氣血循環與外在環境的威脅，是阻止外在危害滲透的屏障。

從西醫和能量醫學的觀點看精油

西醫認為精油由許多分子結合而成。舉例來說，熱帶羅勒包含以下這些分子。

生物化學成分分為「主要分子」與「次要分子」：

主要分子

苯甲醚（苯基甲基醚）：甲基蒟酚 (85%)

次要分子

單　烯：(E)-β-羅勒烯

　烯氧化物：1,8-桉油醇（0.24%）

單　醇：沉香醇（15.27%）

倍半　烯：(E)-α-bisabolène（微量）

　　根據能量醫學的說法，每一種精油都持有能量，並因植物、土壤和陽光等因素起落。這種能量賦予精油疏通阻礙的能力，成為恢復氣血循環的工具之一。其他如顏色、元素、食物等，中醫按五行論把所有存在的物質分為五類，精油也在其列。

	木	火	土	金	水
季節	春天	夏天	夏末	秋天	冬天
能量	風	熱	濕	乾	寒
器官	肝臟	心臟	脾臟	肺	腎
臟腑	膽	小腸	胃	大腸	膀胱
身體其他對應部位	韌帶、筋、肌腱	血管	肉、肌肉	皮膚、毛髮	骨
感官	眼	舌	口	鼻	耳
情緒	憤怒	歡樂	憂心	悲傷	恐懼
味道	酸	苦	甜	辣	鹹
顏色	綠 / 藍	紅	黃	白	黑
精油	大西洋雪松、肉桂、檀香	甜馬鬱蘭、依蘭依蘭、薰衣草、大馬士革玫瑰	洋茴香、藏茴香、小茴香	歐洲赤松、薄荷、羅文莎葉	薑、岩蘭草
精油萃取部位	莖／樹皮／木（和某些草）	花	籽、果實	葉	根、塊根

38款穴道按摩精油

精油芳療・手足按摩應用圖典
Ma bible De la réflexologie et de l'acupression
aux huiles essentielles

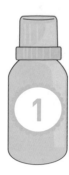

茶樹 ▶ 最佳抗感染精油

英文名稱：Tea Tree
學名：*Melaleuca alternifolia*
科目：桃金孃科
產地：澳洲、南非（潮濕的區域）、印度、馬來西亞

🫗 精油檔案

- **萃取部位**：細枝、嫩葉。
- **顏色**：無色，有時呈淡黃色。
- **氣味**：樹脂香、樟腦香、草香、氣味鮮明、整體香氣清新。
- **質地**：清澈、質地稀薄、流動性高。

➕ 精油特性

1. 防治各種感染：主要抵抗各種細菌與病菌，包括葡萄球菌、大腸桿菌、變形桿菌、腸球菌、克萊桿菌（克雷伯氏菌）都有效。
2. 抗病毒。
3. 抗皮膚真菌感染：白色念珠菌、陰道滴蟲。
4. 抗寄生蟲、驅除寄生蟲。
5. 增強免疫力。
6. 強力抗蟎。
7. 消毒、協助皮膚再生、止癢。
8. 抗輻射：保護皮膚不受日曬或放射線治療傷害。
9. 舒緩蚊蟲叮咬處不適。
10. 激勵身心：平衡心理作用。
11. 增強心臟功能。
12. 調整身體溫度（增溫）。
13. 疏通血液（增壓）和淋巴系統。
14. 止痛、消炎。

香氛穴道按摩應用

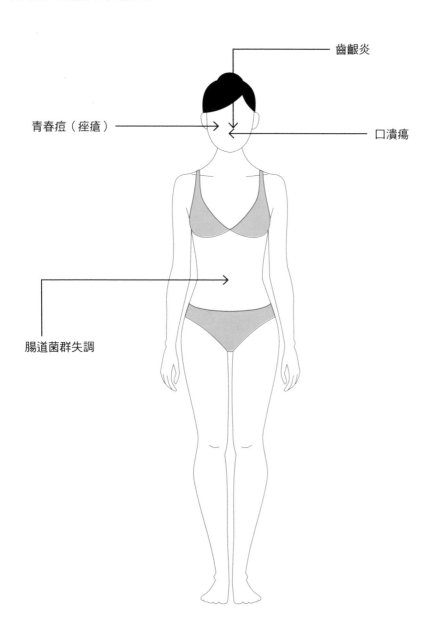

齒齦炎

青春痘（痤瘡）

口潰瘍

腸道菌群失調

38款穴道按摩精油

熱帶羅勒 ▶ 消化系統鎮痙劑

英文名稱：Basilic Tropical、Basilic Indien（印度羅勒）
學名：*Ocimum basilicum var basilicum*
科目：唇形科
產地：亞洲、印度、尼泊爾、越南、印度洋、巴基斯坦、埃及
其他品種：萵苣羅勒（歐洲羅勒）、大葉（芳樟）羅勒、希臘灌木羅勒、聖羅勒、樟腦羅勒

🖤 精油檔案

- **萃取部位**：花朵頂部。
- **顏色**：淡黃色。
- **氣味**：辛香、茴香、花香、氣味濃郁。

➕ 精油特性

1. 鎮定腸胃痙攣，腸胃排氣（驅風）、舒緩嘔吐感、補強肝臟和消化系統。
2. 消炎，強力鎮定關節與肌肉痙攣。
3. 治療因感染引起的發炎。
4. 止痛。
5. 鎮定膀胱痙攣，緩解攝護腺充血。
6. 緩解神經痙攣。
7. 舒緩身心緊繃。
8. 活絡副交感神經：緩和神經緊張、安定焦慮情緒、放鬆身心、穩定神經（同時刺激與安定神經）。
9. 促發靈感（創作）。
10. 鼓勵實現目標、發揮潛力：給予勇氣、毅力、意志與活力。
11. 增強心理能量、刺激腦力：增強專注力與記憶力、理清思緒、行事更為圓滑、有條理。
12. 抗過敏。
13. 抗菌（葡萄球菌、肺炎鏈球菌）、抗病毒。
14. 象徵：在印度，羅勒象徵著靈魂，經常用在驅魔儀式上。

香氛穴道按摩應用

②
熱
帶
羅
勒

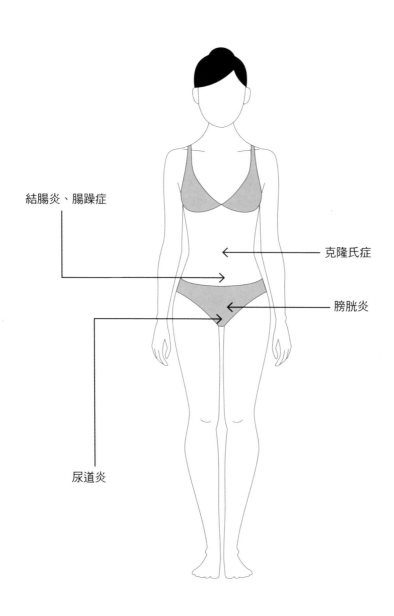

結腸炎、腸躁症

克隆氏症

膀胱炎

尿道炎

38
款
穴
道
按
摩
精
油

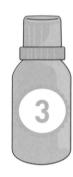

佛手柑 ▶ 假期氛圍的精油

英文名稱：Buddha's hand, Bergamot（香檸檬）
學名：*Citrus aurantium ssp bergamia*
科目：芸香科
產地：義大利南部、象牙海岸

💧 精油檔案

- **冷壓提取部位**：果皮。當佛手柑尚未完全成熟時，就以冷壓的方式取得，因此應該稱之為「精質」（essence），而非「精油」。
- **顏色**：淡黃色，有時為淺綠色，甚至呈祖母綠。質地稀薄、流速快。
- **氣味**：檸檬香氣、清新、花香、宜人果香，令人想起假期、海灘與陽光。

➕ 精油特性

1. 抗菌（葡萄球菌、鏈球菌、腦膜炎雙球菌）、抵抗病毒、增強免疫力、袪熱、鎮痙。
2. 殺菌消毒、淨化空氣、清潔皮膚。
3. 加速黑色素沉澱、助曬。
4. 收斂劑：可作為衣物柔軟精。
5. 修復皮膚。
6. 抑制皮脂分泌。
7. 調節神經與副交感神經。
8. 少量即可振奮、刺激神經。
9. 強力鎮定痙攣。
10. 放鬆、鎮定、緩和情緒、解除焦慮。一小支生理食鹽水的量就能安定情緒、幫助入眠、帶來好心情、振奮精神。

香氛穴道按摩應用

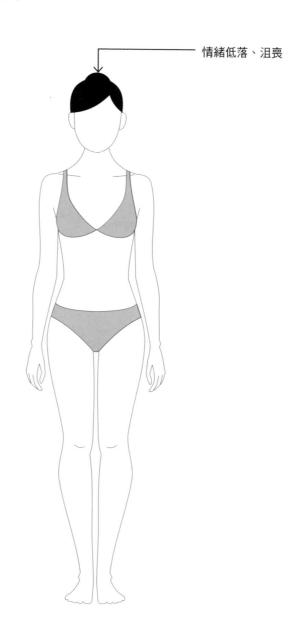

情緒低落、沮喪

精油芳療・手足按摩應用圖典
Ma bible De la réflexologie et de l'acupression
aux huiles essentielles

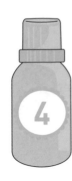

羅馬洋甘菊 ▶ 敏感者的最佳紓壓精油

英文名稱：Roman Chamomile
學名：*Chamaemelum nobile, Anthemis nobilis*
科目：菊科
產地：地中海沿岸區域、西歐、英國、法國西部（特別是安茹 Anjou 地區）、比利時、義大利、西班牙、埃及、摩洛哥。

🌑 精油檔案

· **價格**：產量小、價格高。
· **萃取部位**：花期正盛時的花朵。
· **顏色**：淺黃色或淺藍色，質地稀薄、清澈。
· **氣味**：難忘的香氣、令人興奮、清新卻熱情、帶著青草香、溫和、花香，聞起來有乾燥花的氣味。

➕ 精油特性

1. 有如太陽般，讓生活變得愉悦。
2. 安定皮膚與神經的效果極佳。安撫中樞神經和自律神經：放鬆身心、回復平衡、紓解煩惱、鎮定情緒、緩和壓力。
3. 有效緩解焦慮。
4. 非常適合兒童使用，能安定情緒。
5. 調整心律。
6. 消炎。
7. 強效鎮定身心痙攣。
8. 可作為麻醉前驅、止痛。
9. 抗過敏。
10. 止癢、促進傷口癒合。
11. 促進食慾、幫助消化、協助膽汁排入腸道。
12. 驅除體內寄生蟲、抗真菌。

香氛穴道按摩應用

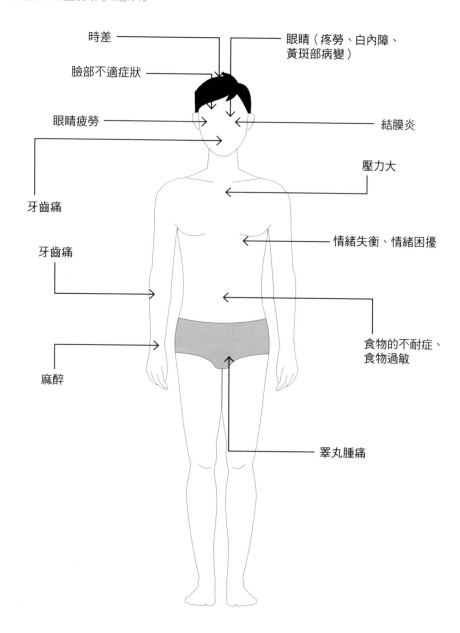

時差

眼睛（疲勞、白內障、
黃斑部病變）

臉部不適症狀

眼睛疲勞

結膜炎

壓力大

牙齒痛

情緒失衡、情緒困擾

牙齒痛

食物的不耐症、
食物過敏

麻醉

睪丸腫痛

38 款穴道按摩精油

錫蘭肉桂

▶ 極佳抗感染力、激勵身心的精油

英文名稱：Ceylon Cinnamon
學名：*Cinnamomum zeylanicum, Cinnamomum verum*
科目：樟科
產地：錫蘭、馬達加斯加、印尼、印度、中國

精油檔案

兩種不同的肉桂精油：

1. 樹皮
  ・**萃取部位**：從樹幹或且枝上取下的乾樹皮（桂枝）。
  ・**顏色**：淡黃色至棕紅色。
  ・**氣味**：強烈、溫熱、辛香、香甜。

2. 樹葉
  ・**萃取部位**：葉子。
  ・**顏色**：淡黃色。
  ・**氣味**：胡椒味（與丁香相近）。

➕ 精油特性

1. 所有精油中抗感染能力最優越的一種。可殺死 98% 細菌和病毒：殲滅多數病原體（葡萄球菌、鏈球菌、大腸桿菌、革蘭氏陽性菌、腸道沙門氏桿菌、產氣莢膜桿菌）。
2. 抗病毒。
3. 抗寄生蟲、殺蟯蟲。
4. 增強免疫力。
5. 殺真菌：白色念珠菌、煙麴黴菌。
6. 腸道殺菌：止瀉、抑制食物在胃裡過度發酵。
7. 促進腸胃蠕動。
8. 刺激心臟與呼吸系統、激勵身心。

香氛穴道按摩應用

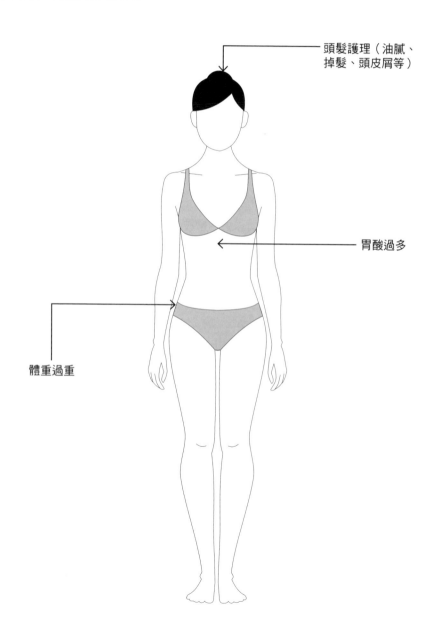

頭髮護理（油膩、
掉髮、頭皮屑等）

胃酸過多

體重過重

精油芳療・手足按摩應用圖典
Ma bible De la réflexologie et de l'acupression
aux huiles essentielles

絲柏 ▶ 促進血液循環精油

英文名稱：Cypress
學名：*Cupressus sempervirens var. stricta*
科目：柏科
產地：地中海沿岸、法國、普羅旺斯、義大利、摩洛哥、阿爾及利亞、西班牙、葡萄牙、愛琴海上的島嶼、（古）小亞細亞地區、印度、中國

💧 **精油檔案**

· **萃取部位**：帶新鮮葉子與球果的嫩枝。
· **顏色**：淡黃色至淺棕色。
· **氣味**：松脂香、木質香、氣味濃郁。

➕ **精油特性**

1. 抗菌、抗結核菌、抗真菌。
2. 支氣管擴張劑、鎮痙、有效止咳。
3. 消炎、止癢、抗組織胺。
4. 抗靜脈與淋巴阻塞。緊縮血管：消除下肢與攝護腺水腫、抗橘皮組織。
5. 類雌激素，可調經。
6. 促進脂肪分解、疏通淋巴。
7. 抑汗、消除體臭。
8. 止血、放鬆骨盆、攝護腺消腫。
9. 安定神經、調整神經系統、恢復專注力、強化個人性格與精神力量、支持我們往目標邁進。

香氛穴道按摩應用

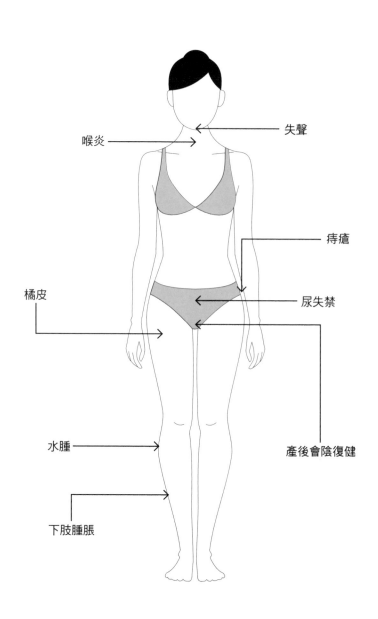

喉炎

失聲

痔瘡

橘皮

尿失禁

水腫

產後會陰復健

下肢腫脹

精油芳療・手足按摩應用圖典
Ma bible De la réflexologie et de l'acupression
aux huiles essentielles

38
款
穴
道
按
摩
精
油

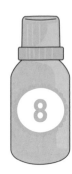

黑雲杉 ▶ 能量補給的精油

8

英文名稱：Black Spruce
學名：*Picea mariana*
科目：松科
產地：加拿大（魁北克）、阿拉斯加、北美洲

💧 **精油檔案**

· **萃取部位**：嫩枝與針葉。
· **顏色**：透明至淡黃色，質地清澈。
· **氣味**：松樹香氣。

➕ **精油特性**

1. 淨化空氣、預防呼吸道感染。
2. 抗真菌、驅除寄生蟲（梨形鞭毛蟲、鉤蟲）。
3. 類可體松：刺激腎上腺皮質醇分泌，恢復體力。
4. 激勵身心、增加抵抗力。
5. 恢復太陽神經叢的覺知。
6. 鎮痙。
7. 骨頭與關節消炎。

香氛穴道按摩應用

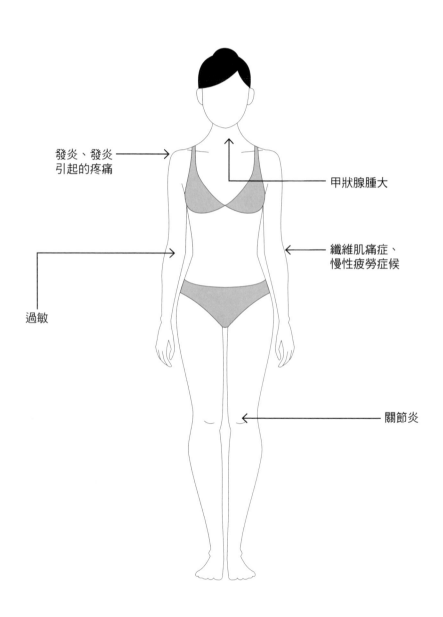

發炎、發炎
引起的疼痛

甲狀腺腫大

纖維肌痛症、
慢性疲勞症候

過敏

關節炎

精油芳療・手足按摩應用圖典
Ma bible De la réflexologie et de l'acupression
aux huiles essentielles

龍艾 ▶ 改善哮喘與痙攣性疾病的最佳選擇

英文名稱：Tarragon
學名：*Artemisia dracunculus*
科目：菊科
產地：西歐、匈牙利、法國、普羅旺斯、義大利、南非、美國、中東、亞洲、中亞

🖤 精油檔案

・**萃取部位**：壓碎的開花頂端。
・**顏色**：無色至淡黃或淡綠色。
・**氣味**：強烈、清新、辛香、茴香、微酸。
・**質地**：黏稠的液體。

➕ 精油特性

1. 解決腸胃問題：阻止食物在胃裡過度發酵、抗消化道痙攣、開胃、幫助消化、幫助排氣、活化肝臟機能、刺激膽汁分泌。
2. 抗菌、抗病毒，提升免疫力。
3. 鎮定神經痙攣的效果卓越，也能鎮定子宮痙攣。
4. 消炎。
5. 對於潛在過敏反應的抑制效果優異。
6. 調節中樞神經，激勵神經系統，促發深植正向情緒，放鬆身心、安定情緒、降低焦慮。

香氛穴道按摩應用

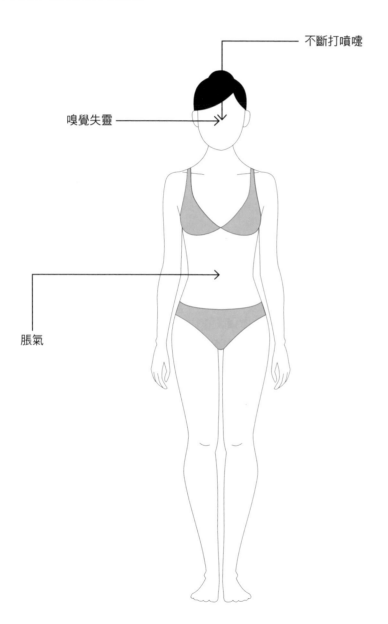

不斷打噴嚏

嗅覺失靈

脹氣

檸檬尤加利 ▶ 抗攣縮精油

英文名稱：Lemon Eucalyptus
學名：*Eucalyptus citriodora citronnellalifera*
科目：桃金孃科
產地：澳洲、中國、越南、印度、南美洲（巴西）、馬達加斯加、非洲

精油檔案

・**萃取部位**：新鮮葉子。
・**顏色**：無色至淺黃色。
・**氣味**：新鮮、帶檸檬香氣的尤加利味。

精油特性

1. 消炎、預防風濕、防止痙攣、止痛。
2. 驅蟲首選，且能抗感染、殺菌、抗病毒與真菌。
3. 消炎、抗泌尿道與生殖器感染。
4. 降血壓。
5. 放鬆並鎮定神經、刺激大腦活動力。
6. 緩和皮膚症狀、止癢。

香氛穴道按摩應用

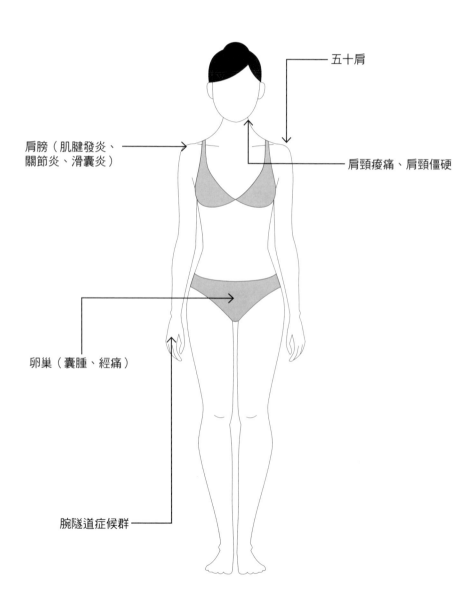

五十肩

肩膀（肌腱發炎、
關節炎、滑囊炎）

肩頸痠痛、肩頸僵硬

卵巢（囊腫、經痛）

腕隧道症候群

精油芳療·手足按摩應用圖典
Ma bible De la réflexologie et de l'acupression
aux huiles essentielles

藍膠尤加利 ▶ 保養支氣管的精油

英文名稱：Eucalyptus Blue Gum
學名：*Eucalyptus globulus*
科目：桃金孃科
產地：澳洲、塔斯馬尼亞（澳洲）、地中海盆地區、西班牙、葡萄牙、法國、厄瓜多、巴西、中國、印度（尼泊爾）、非洲、馬達加斯加。

精油檔案

- **萃取部位**：新鮮葉子與嫩枝。
- **顏色**：無色至淺黃色。
- **氣味**：易辨的清新氣息，淡淡的樟腦味，刺鼻嗆人。

精油特性

1. 抗呼吸道感染（大腸桿菌、金黃色葡萄球菌、肺炎鏈球菌、鏈球菌）、環境空氣消毒。
2. 強力祛痰、分解黏液：化解支氣管內黏液的膿稠性，幫助排除、促進咳痰；疏通呼吸道；祛熱。
3. 減少敏感族群支氣管內水分。
4. 殺真菌（白色念珠菌）。
5. 消滅寄生蟲。
6. 殺病毒。
7. 抗皮膚感染。
8. 促進血液氧合。

香氛穴道按摩應用

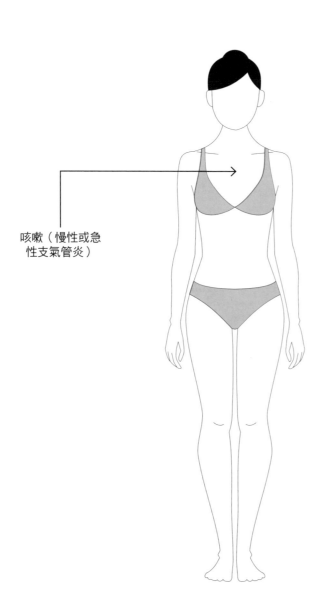

咳嗽（慢性或急
性支氣管炎）

精油芳療・手足按摩應用圖典
Ma bible De la réflexologie et de l'acupression
aux huiles essentielles

澳洲尤加利 ▶ 清潔呼吸道的精油

英文名稱：Eucalyptus Australiana
學名：*Eucalyptus radiata cineolifera*
科目：桃金孃科
產地：澳洲、南非、摩洛哥、馬達加斯加、法國、西班牙、葡萄牙、義大利、南／北美洲、亞洲
其他尤加利品種：澳洲尤加利（Phellandra）、史密斯尤加利（Smithii）、史泰格尤加利（Staigeriana）

🖤 精油檔案

- **萃取部位**：新鮮葉子。
- **顏色**：無色至淡黃色，質地稀薄。
- **氣味**：細緻、清新、濃郁樟腦味，味道非常舒服，有顯著的按油醇（eucalyptol）氣味。它是所有的尤加利品種中最溫和、氣味最好的一種。
- **質地**：稀薄、流動性高。

➕ 精油特性

1. 抗菌：殺死病菌、清新環境空氣。流行病期間，可以用來為環境消毒。
2. 疏通鼻竇、清理黏液：暢通呼吸道。
3. 分解黏液和祛痰的功效卓越、舒緩鼻腔腫脹、稀釋鼻涕：清潔並舒緩呼吸道、鼻腔、喉嚨和支氣管不適；抑止鼻水：預防卡他性鼻炎（catarrhale）。
4. 病毒、抗真菌、祛熱、增強抵抗力。
5. 泌尿道殺菌消毒。
6. 消炎、促進傷口癒合。
7. 激勵身心。

香氛穴道按摩應用

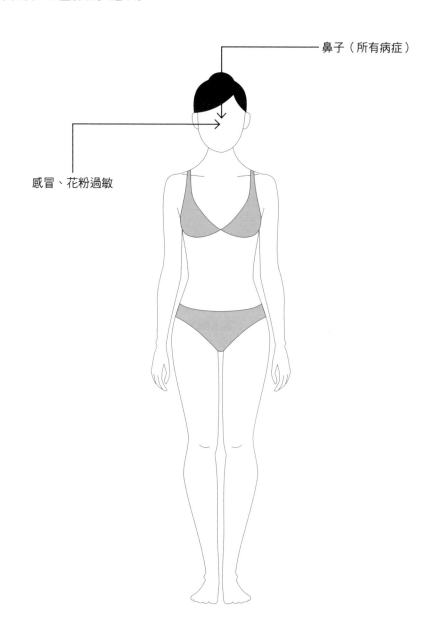

鼻子（所有病症）

感冒、花粉過敏

精油芳療・手足按摩應用圖典
Ma bible De la réflexologie et de l'acupression
aux huiles essentielles

甜茴香葉 ▶ 舒緩腸道的精油

英文名稱：Sweet Fennel
學名：*Foeniculum vulgare var. dulce, capillaceum*
科目：繖形科
產地：印度、歐洲、匈牙利、法國、北非

精油檔案

- **萃取部位**：開花的葉子。
- **顏色**：無色。
- **氣味**：茴香味、辛香味、溫熱、香甜。

精油特性

1. 緩解消化道痙攣與止痛、預防心血管疾病與神經肌肉疾病、促進消化、刺激肝膽、幫助膽汁排出腸道、促進膽汁分泌、幫助排氣、修復腸道黏膜、平衡腸道菌叢。
2. 驅蟲。
3. 類雌激素、通經（促進月經）、催乳（促進乳汁分泌）、幫助分娩。
4. 振奮精神、補強神經、心臟與呼吸道功能。
5. 改善心血管與神經痙肌肉痙攣、止痛。
6. 增進心臟功能・利尿。
7. 殺菌、消毒、消炎、止痛、分解黏液、祛痰。

香氛穴道按摩應用

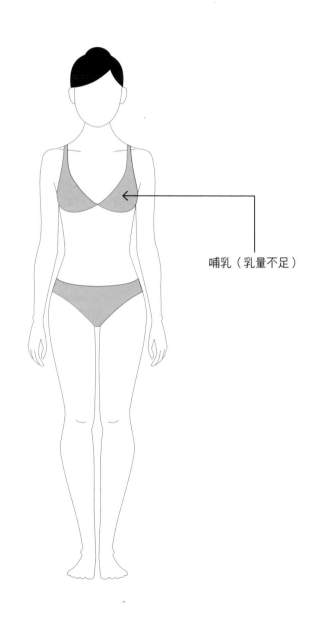

哺乳（乳量不足）

精油芳療・手足按摩應用圖典
Ma bible De la réflexologie et de l'acupression
aux huiles essentielles

14

冬青（白珠樹）▸ 消炎良方

英文名稱：Wintergreen
學名：*Gaultheria procumbens (= Gaultheria graveolens)*
科目：杜鵑花科
產地：北美、加拿大

🌢 **精油檔案**

- **萃取部位**：植株上方葉片，浸泡在熱水裡一晚，待水楊酸甲酯釋出後再萃取。在阿斯匹靈出現前，就已經有人用白株來消炎了。
- **顏色**：無色至淡黃色，有時為淡紅色。
- **氣味**：氣味鮮明濃郁、運動員更衣室氣味（因為許多體香劑或按摩乳液中都會添加）。
- **價格**：萃取量高，因此價格相對低廉。

➕ **精油特性**

1. 止痛效果佳，緩解痙攣、可塗抹在皮膚上消炎（藉由摩擦或按摩釋放水楊酸甲酯），可以溫熱局部肌肉。
2. 祛熱，或者提高體溫。
3. 幫助血管擴張，促進血液循環至頭部和心臟，降血壓。
4. 保護肝臟，促進肝臟細胞再生。肋骨疼痛手臂、手肘（肌腱炎、滑鼠手、風溼）骨關節炎膝蓋（疼痛、關節炎、手術、韌帶受傷）、尾椎（疼痛、跌撞、尾骨疼痛）、運動（熱身、緩和復原）。

香氛穴道按摩應用

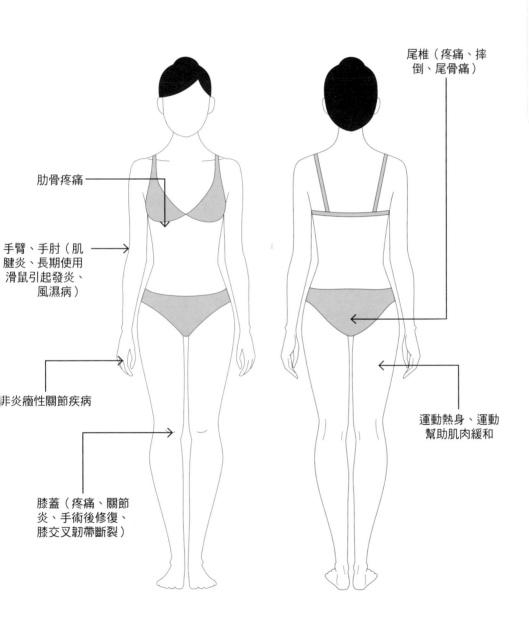

尾椎（疼痛、摔
倒、尾骨痛）

肋骨疼痛

手臂、手肘（肌
腱炎、長期使用
滑鼠引起發炎、
風濕病）

非炎癥性關節疾病

運動熱身、運動
幫助肌肉緩和

膝蓋（疼痛、關節
炎、手術後修復、
膝交叉韌帶斷裂）

杜松果

▶ 舒緩關節消炎、穩定腎上腺分泌的精油

英文名稱：Juniper Berry
學名：*Juniperus communis var. communis*
科目：柏科產地：地中海沿岸、法國、巴爾幹半島、保加利亞、斯洛維尼亞、克里特島、義大利、西班牙、希臘、奧地利

🌢 精油檔案

- **萃取部位**：成熟的果實。
- **顏色**：黃綠色。
- **氣味**：香脂味、樹脂味、木質味。
- **提醒**：請注意杜松果精油與維吉尼亞雪松（*Juniperus virginiana*）的學名很像，但兩者是完全不同的精油。

➕ 精油特性

1. 強力抗靜脈充血、刺激淋巴：刺激循環，有利排毒。
2. 強化血管。
3. 緩解骨盆腔充血。
4. 尿道與腸道殺菌，利尿，抗結石，促進腎臟排毒，預防膀胱炎、尿道結石與膽結石。
5. 鎮定皮膚陣痛、消炎、刺激腎上腺分泌。
6. 緩解腸道痙攣、排毒、促進消化。
7. 祛痰。
8. 修復黏膜。

香氛穴道按摩應用

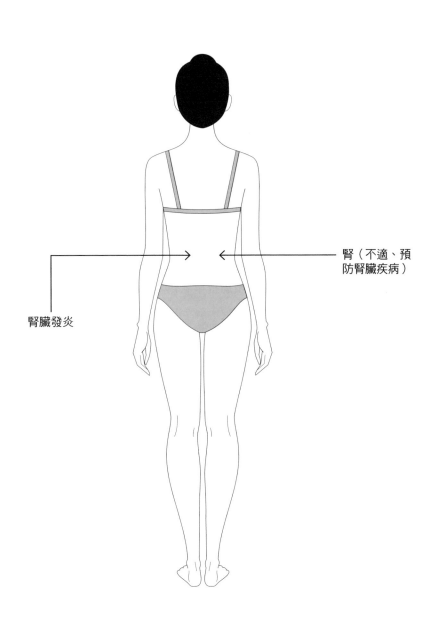

腎（不適、預
防腎臟疾病）

腎臟發炎

精油芳療・手足按摩應用圖典
Ma bible De la réflexologie et de l'acupression
aux huiles essentielles

波旁天竺葵 ▶ 協調內分泌系統的精油

英文名稱：Geranium Bourbon
學　名：*Pelargonium asperum var. Bourbon = Pelargonium graveolens var Bourbon*
科目：牻牛兒苗科
產地：留尼旺鳥、馬達加斯加

🌑 精油檔案

· **萃取部位**：花朵頂部、葉子。
· **顏色**：淡黃色至淡綠色。
· **氣味**：花香、綠色香味、香脂味，略帶玫瑰香氣。

➕ 精油特性

1. 促進皮膚再生，預防皮膚提早老化，收斂皮膚毛孔、調節皮脂腺分泌。
2. 修復傷口、淤青、熱幅射灼傷，結痂傷痕護理。
3. 抗感染，殺病菌，殺真菌（白色念珠菌），殺病毒，驅蟲。
4. 調節免疫力與內分泌。
5. 平衡神經，鎮定痙攣，抗焦慮，放鬆，激勵並協調身心，抑制兒茶酚胺（焦慮激素）分泌，調整心血管、心律、血壓，緩解心悸。
6. 消炎，止痛。
7. 刺激肝胰腺，排毒。
8. 止血，提高靜脈血壓，調節淋巴循環。

香氛穴道按摩應用

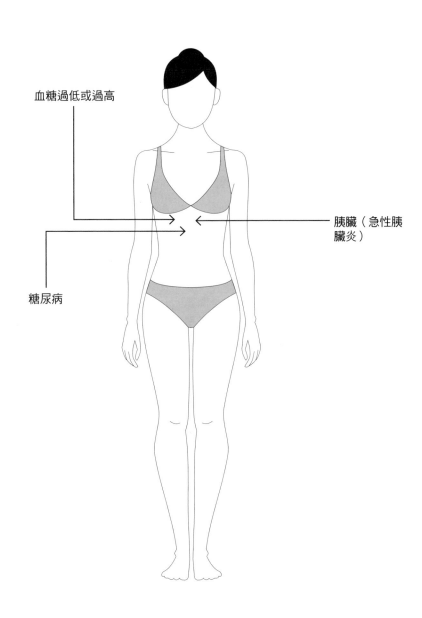

血糖過低或過高

胰臟（急性胰
臟炎）

糖尿病

精油芳療・手足按摩應用圖典
Ma bible De la réflexologie et de l'acupression
aux huiles essentielles

薑 ▶ 催情精油

英文名稱：Ginger
學名：*Zingiber officinale*
科目：薑科
產地：中國、印度、日本、印尼、馬來西亞、錫蘭、馬達加斯加、撒哈拉以南非洲地區、法國（蒙彼利埃地區）

精油檔案

- **萃取部位**：新鮮的或磨碎的根。
- **顏色**：黃色至淺橘色。
- **氣味**：刺鼻、溫熱、辛香、果香，萃取自新鮮根部的精油會略帶檸檬味。

精油特性

1. 溫和改善消化道黏膜發炎問題。
2. 刺激消化系統、增進食慾、幫助排氣、促進腸道蠕動、止嘔
3. 提高性慾。
4. 激勵身心、增加活力、平衡身心、抗憂鬱、穩定情緒。
5. 疏通靜脈與淋巴。
6. 抗病毒、改善卡他性炎症、祛痰。
7. 強化毛細管，刺激毛髮生長。

香氛穴道按摩應用

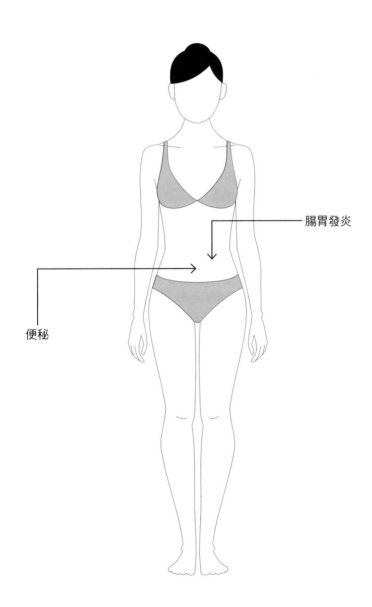

腸胃發炎

便秘

精油芳療·手足按摩應用圖典
Ma bible De la réflexologie et de l'acupression
aux huiles essentielles

義大利永久花 ▶ 化瘀良方

英文名稱：Everlasting
學名：*Helichrysum italicum ssp serotinum*
科目：菊科
產地：地中海沿岸（科西嘉島、西西里島、撒丁島、義大利、西班牙）、東歐（巴爾幹半島、斯洛維尼亞、克羅埃西亞）

精油檔案

· **萃取部位**：花朵盛開前的頂部。
· **顏色**：無色至黃色或橄欖綠，或淡紅色。
· **氣味**：花香、溫熱的辛香、香氣迷人，科西嘉島叢林的氣息。

精油特性

1. 分解纖維蛋白：抗血栓，是目前所知最佳的化瘀良方（倍半　酮 italidione）；加速傷口癒合、抗凝血、促進血液循環、抗血栓、消除組織腫脹、抗組織硬化、細胞再生、促進動脈與淋巴循環、消除主靜脈與淋巴腫脹。
2. 消炎、鎮定痙攣。
3. 抗感染、抗病毒、分解黏液、改善卡他性炎症、提升免疫力。
4. 激勵肝臟與胰腺，促進肝臟細胞再生、促進脂肪分解、降低膽固醇、降低低密度脂蛋白（LDL）指數。
5. 降低動脈血壓。
6. 激勵心靈，幫助平衡、舒緩、放鬆。

香氛穴道按摩應用

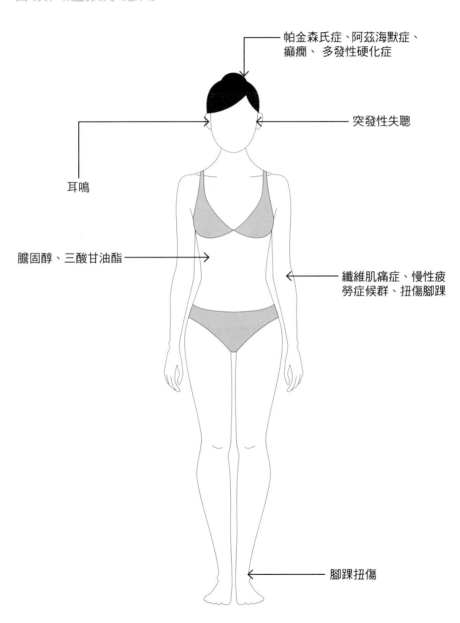

帕金森氏症、阿茲海默症、
癲癇、 多發性硬化症

突發性失聰

耳鳴

膽固醇、三酸甘油酯

纖維肌痛症、慢性疲
勞症候群、扭傷腳踝

腳踝扭傷

阿密茴 ▶ 感到透不過氣時的好夥伴

英文名稱：Ammi Visnaga

學名：*Ammi visnaga*

科目：繖形科

產地：摩洛哥、阿爾及利亞、埃及、歐洲、法國南部、美國、墨西哥、南美洲

🔹 精油檔案

· **萃取部位：**未成熟的種子
· **顏色：**淡黃色至橘色。
· **氣味：**木質味、香脂味、氣味濃郁、有點嗆鼻、泥土味。

➕ 精油特性

1. 鎮定痙攣的能力優越（酯類化合物），與罌粟鹼（末稍血管擴張劑）有相同效果，也就是能擴張冠狀動脈、支氣管與尿道。
2. 立即放鬆。
3. 抗口腔感染（酒精）。
4. 抗凝血（香豆素）、促進血液循環、擴張血管。
5. 利尿。

香氛穴道按摩應用

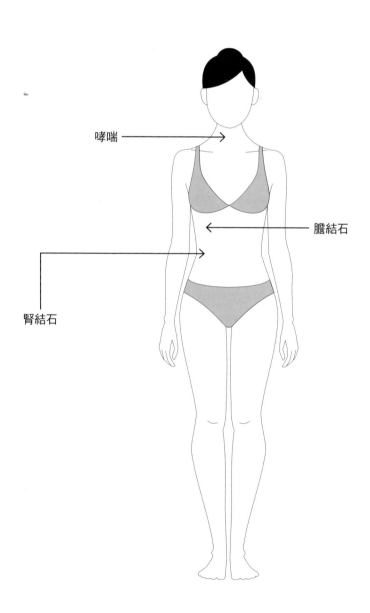

哮喘

膽結石

腎結石

精油芳療・手足按摩應用圖典
Ma bible De la réflexologie et de l'acupression
aux huiles essentielles

月桂 ▶ 激勵心靈的精油

英文名稱：Laurel
學名：*Laurus nobilis*
科目：樟科
產地：（古）小亞細亞地區、地中海沿岸（法國、義大利、科西嘉島、西班牙、希臘、摩洛哥、葡萄牙、土耳其）、中東（巴爾幹半島、塞爾維亞、斯洛維尼亞、波西尼亞、阿爾巴尼亞）

💧 精油檔案

· **萃取部位**：枝葉。
· **顏色**：無色至淡黃色。
· **氣味**：香氣濃郁、強烈、溫熱、木質香、略微辛辣、花香。
· **質地**：流動性高的液體。

➕ 精油特性

1. 激勵身心與智力。
2. 月桂對心理活動的影響甚巨，是勝利者與成就的象徵；能調節神經系統與交感神經；緩解焦慮、補強神經、給予活力、平衡身心狀態、抗憂鬱；讓人充滿自信與動力；刺激大腦，平衡正副交感神經、增強心靈能量、增強專注力、記憶力、靈感、創造力、野心與安全感；協助超越自我，讓不可能變得可能；協助表達內心感受、克制自己、專心一致、找回自信。
3. 能抵抗多數病菌：殺死葡萄球菌、鏈球菌、腸球菌、淋球菌、克雷伯氏肺炎菌等。
4. 改善消化系統機能，抑制胃中食物腐爛與發酵。
5. 祛痰、抵抗卡他性炎症、分解黏液以便咳出。
6. 增進免疫力、可抵抗真菌、殺死真菌（各種念珠菌）、抗皮膚感染並修復傷口。
7. 殺病毒的能力卓越。
8. 止痛、強效舒緩風溼痛。

9. 緩解痙攣，緩解冠狀動脈痙攣、擴張冠狀動脈、消炎。
10. 增強淋巴功能。
11. 抗組織硬化，維持組織活力與彈性，促進細胞與皮膚再生。

香氛穴道按摩應用

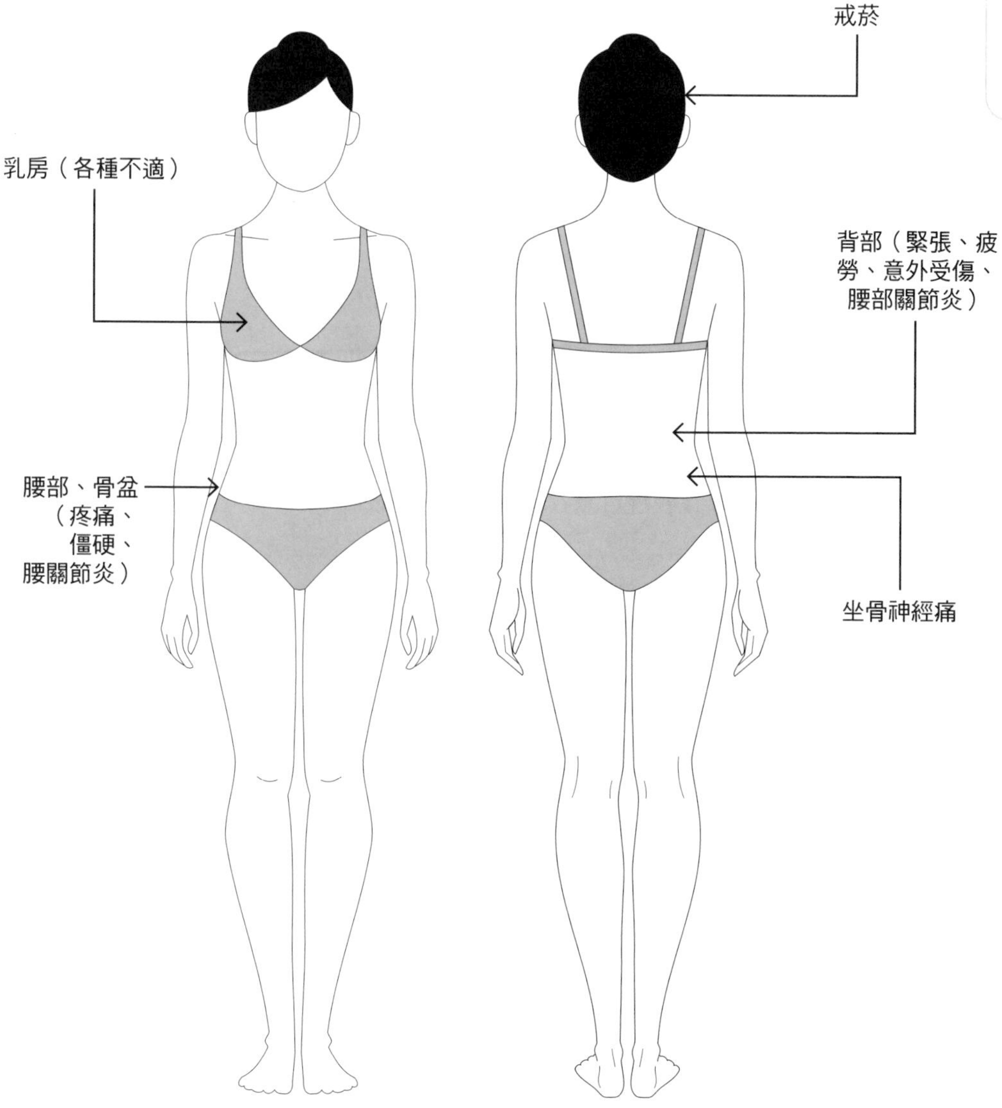

⑳
月
桂

戒菸

乳房（各種不適）

背部（緊張、疲
勞、意外受傷、
腰部關節炎）

腰部、骨盆
（疼痛、
僵硬、
腰關節炎）

坐骨神經痛

真正薰衣草 ▶ 皇室精油

英文名稱： Lavender True
學名： *Lavandula officinalis, Lavandula vera, Lavandula angustifolia ssp angustifolia var fragrans*
科目： 唇形科
產地： 南法、旺圖（Ventoux）、呂貝宏（Lubéron）、普羅旺斯
（德龍 Drôme provençale）、上沃克呂茲（Haut Vaucluse）、
巴羅涅（Baronnies）、凡登（Verdon）、格拉斯（Grasse）、
西班牙、義大利、摩洛哥、保加利亞、克羅埃西亞、英國、烏克蘭、
加拿大

🜄 精油檔案
- **萃取部位：** 乾燥的花朵頂部。
- **顏色：** 淡黃綠色，有時是無色。
- **氣味：** 特殊的香氣、濃郁、香脂味、細緻且甜美的花香。
- **價格：** 產量較醒目薰衣草少，價格也較高。

➕ 精油特性
1. 抗肌肉痙攣效果佳，可放鬆肌肉。
2. 調節交感神經：調節神經傳遞質和血清素等內分泌。卓越的鎮靜能力、平靜心靈的活動，讓心情變得平和、圓滑。既能安撫又能激勵、抵抗抑鬱、緩和抗奮的情緒、助眠、抗憂鬱、啟發靈感。
3. 強化心臟功能、降血壓、改善心血管問題。
4. 皮膚：消毒、抗菌（金黃色葡萄球菌）；抗病毒：傷寒、白喉。抗黴菌感染、增強免疫力、修復傷口、驅蟲、抗寄生蟲、防蛀蟲、防頭蝨、抗蛇毒血清、清潔皮膚、快速促進肌膚再生，因此加速傷口癒合的效果驚人。
5. 消炎、止痛、舒緩肌肉痠痛、局部麻醉。
6. 抗肺部細菌感染、促進排痰。
7. 促進消化，強化腸胃蠕動。
8. 驅蟲

香氛穴道按摩應用

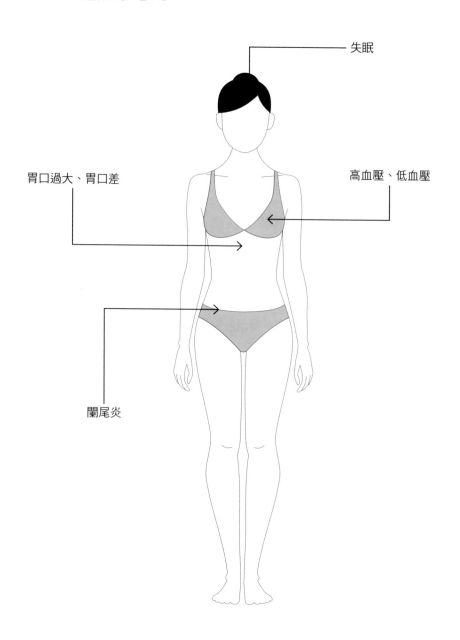

失眠

胃口過大、胃口差

高血壓、低血壓

闌尾炎

格陵蘭喇叭茶

▶ 面對病毒性肝炎的最佳選擇

英文名稱：Greenland Moss, Labrador Tea（拉不拉多茶）
學名：*Ledum groenlandicum, Rhododendron groenlandicum*
科目：杜鵑花科
產地：北美洲、加拿大

💧 **精油檔案**

· **萃取部位**：開花植株。
· **顏色**：淡黃至深黃。
· **氣味**：清新，帶小茴香香氣。

➕ **精油特性**

1. 殺菌。
2. 強化肝、膽和腎臟功能、幫助肝臟排毒、有效促進肝細胞再生。
3. 幫助消化、排氣、健胃。
4. 疏通血液循環、疏通尿道與攝護腺。
5. 抗過敏、淨化空氣。
6. 消炎。
7. 調節甲狀腺分泌。
8. 鎮定痙攣、安定心神、有效緩解壓力、助眠。

香氛穴道按摩應用

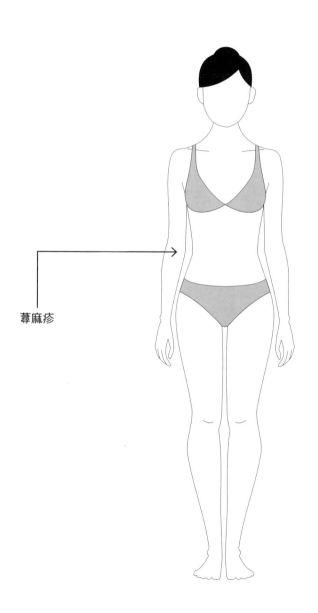

蕁麻疹

23

薰陸香

▶ 疏通血管、淋巴與攝護腺效果佳的精油

英文名稱：Mastic, Pistachier（黃連木）

學名：*Pistacia lentiscus*

科目：漆樹科

產地：地中海沿岸、科西嘉島、希臘、撒丁尼亞、普羅旺斯、摩洛哥、阿爾及利亞。

🜄 **精油檔案**

- **萃取部位**：帶葉的細枝。
- **顏色**：淡黃色至褐綠色。
- **氣味**：強烈的香脂味、草香、胡椒味、持久、滲透力強、還算受歡迎。
- **質地**：稀薄、流動性高。
- **價格**：高昂。

➕ **精油特性**

1. 疏通體內循環、血液循環、淋巴腺循環與攝護腺循環：疏通效果最好的精油之一。
2. 阻隔病菌、消炎。
3. 鎮定痙攣、強化神經、重建心靈，幫助實現野心、賦予自信、獲得強大的能量，與月桂精油有相同效果。
4. 舒緩鼻塞問題。

香氛穴道按摩應用

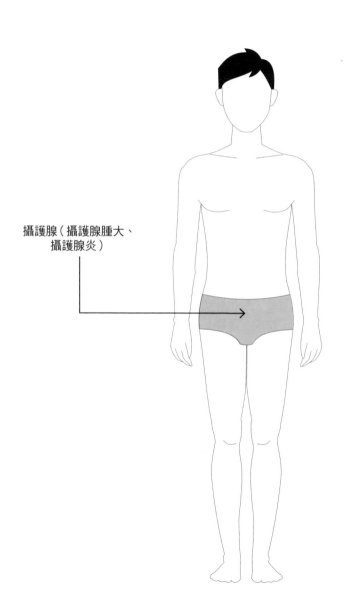

攝護腺（攝護腺腫大、
攝護腺炎）

精油芳療・手足按摩應用圖典
Ma bible De la réflexologie et de l'acupression
aux huiles essentielles

24

圓葉當歸 ▶ 幫助肝臟與腎臟排毒的精油

英文名稱：Lovage
學名：*Levisticum officinale*
科目：繖形科
產地：歐洲、法國、比利時、匈牙利

🜄 精油檔案

　・**萃取部位**：根部。
　・**顏色**：黃色至深褐色。
　・**氣味**：強烈的辛香與芹菜味。

✚ 精油特性

　1. 抗感染、抗菌、抗真菌（抗黴菌）、抗寄生蟲。
　2. 肝臟排毒、疏通肝臟阻塞、強化肝功能、解毒。
　3. 清除體內廢物：利尿、祛痰・激勵身心。
　4. 強化神經與肌肉。

香氛穴道按摩應用

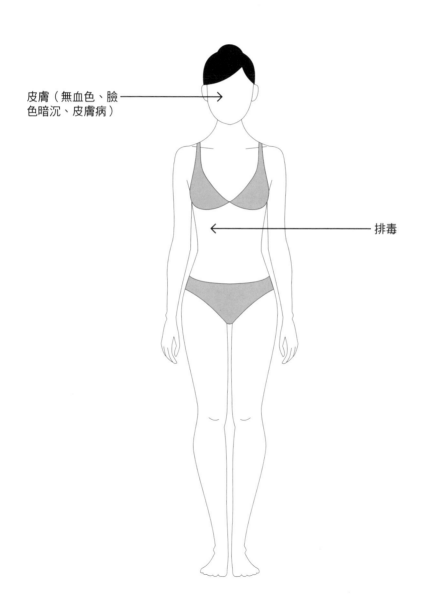

皮膚（無血色、臉
色暗沉、皮膚病）

排毒

精油芳療 · 手足按摩應用圖典
Ma bible De la réflexologie et de l'acupression
aux huiles essentielles

甜馬鬱蘭 ▶ 抗煩燥專家

英文名稱：Sweet Marjoram
學名：*Origanum majorana*
科目：唇形科
產地：地中海盆地（法國、西班牙、匈牙利）、中東（埃及、賽普勒斯、土耳其）

💧 精油檔案

· **萃取部位**：開花頂部、花朵。
· **顏色**：無色至淡黃或淡琥珀色
· **氣味**：香甜、溫熱、細緻、草香，近似百里香。
· **味道**：略微辛辣。
· **質地**：稀薄，流動性高。

➕ 精油特性

1. 止痛、消炎。
2. 鎮定痙攣。
3. 抗感染、抗菌（金黃色葡萄球菌、肺炎鏈球菌、大腸桿菌）、抗真菌。
4. 調節控制主要器官功能的自律神經。
5. 強化並放鬆神經，緩和、平衡、安撫緊繃的神經，也有卓越的舒壓效果。
6. 強力刺激副交感神經、降血壓、擴張血管。
7. 抑制衝動與暴力，卻保有做出反應的慾望。
8. 抑制性慾。
9. 根據需求抑制或刺激胃口。
10. 調整消化系統。
11. 調節甲狀腺，改善甲狀腺低能。
12. 調整心律與血壓。

香氛穴道按摩應用

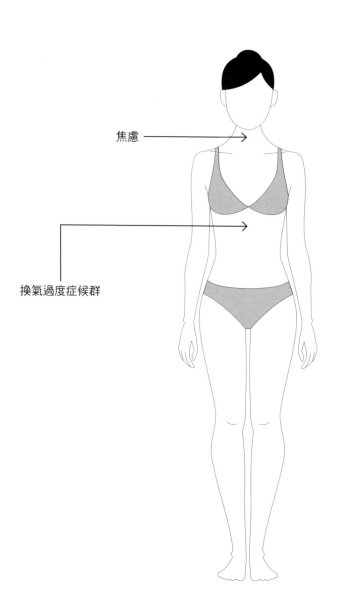

焦慮 →

換氣過度症候群

精油芳療・手足按摩應用圖典
Ma bible De la réflexologie et de l'acupression
aux huiles essentielles

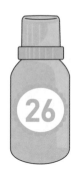

胡椒薄荷 ▶ 刺激肝功能與消化功能的精油

英文名稱：Peppermint
學名：*Mentha piperita var. officinalis rubescens*
科目：唇形科
產地：法國（產量小但品質最好）—上普羅旺斯阿爾卑斯山、厄爾省——英國、義大利、埃及、摩洛哥、美國、澳洲、俄羅斯、中國、印度、日本

💧 精油檔案

- **萃取部位**：稍微乾燥的花朵頂部，八月採摘的薄荷品質最佳，因為生物化學成分最完美。
- **顏色**：半透明至淡綠色。
- **氣味**：清新、強勁、宜人、帶胡椒、茴香味，當然也有薄荷醇的味道。
- **質地**：稀薄。

➕ 精油特性

1. 抗感染、抗菌效果佳（金黃色葡萄球菌），具強大的殺菌能力，特別針對腸胃病菌。
2. 抗真菌（抑制黴菌生長）。
3. 祛痰、分解黏液、改善卡他性炎症、祛熱。
4. 抗病毒、殺病毒，提昇人體免疫力。
5. 促進肝、腎與腸道排毒。
6. 促進消化、刺激肝胰管、強化消化系統、幫助排氣、促進膽汁排出、刺激膽汁分泌（既刺激分泌，也促進膽汁酸排出）、強化肝功能（協助重建肝細胞）、疏通肝臟、排毒、淨化、提昇胃口、抑制噁心感。
7. 殺蠕蟲。
8. 驅蟲、防蟎。
9. 鎮定痙攣：鬆弛安撫腸胃平滑肌。
10. 腸道與尿道消炎。

11. 有效止痛（冷卻效果）、麻醉、藉由局部極速降溫達到麻醉效果。
12. 類荷爾蒙，能調節荷爾蒙（卵巢功能）分泌、催經、抑制乳汁分泌、
    暢通乳腺、強化子宮機能：加速產後與哺乳期間月經回歸。
13. 激勵身心、提昇運動表現。
14. 強化心靈能量，少量就能刺激
    神經系統：喚醒心靈、提高警
    戒、加強專注力與記憶力、敦
    促作出反應。
15. 調節交感與副交感神經。
16. 刺激性慾、略微催情、壯陽。
17. 強化心臟機能、提高血壓、
    促進血管收縮、調節心律。
18. 改善皮膚問題：帶狀疱疹、
    水痘、傷口、蕁麻疹。
19. 改善鼻腔充血與攝護腺充血。
20. 根據需求提高或降低體溫。
21. 調節排汗。
22. 止癢。

㉖ 胡椒薄荷

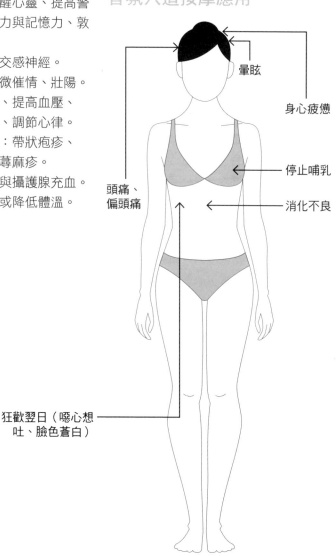

香氛穴道按摩應用

暈眩

身心疲憊

停止哺乳

頭痛、
偏頭痛

消化不良

狂歡翌日（噁心想
吐、臉色蒼白）

沒藥 ▶ 深層鎮靜的精油

英文名稱：Myrrh

學　名：*Commiphora molmol, Commiphora myrrha, Commiphora abyssinica*

科目：橄欖科

產地：東非、阿拉伯半島、索馬利亞、衣索比亞、葉門、蘇丹、地中海沿岸、西南亞。

🜄 精油檔案

- **萃取部位**：乾燥的油性樹脂。
- **顏色**：黃綠色至琥珀色。
- **氣味**：香甜、香脂味、木質香、深沉的氣味，帶有些微辛香味。

➕ 精油特性

1. 抗感染、抗菌、消除呼吸道與腸道病菌、殺死寄生蟲（蛔蟲）、提昇免疫力、抗病毒、殺真菌。
2. 消毒、收斂、保護修復皮膚傷口、促進皮膚再生。
3. 消炎、止痛。
4. 類荷爾蒙，調節內分泌：改善甲狀腺功能、抑制性慾。
5. 平衡神經系統、緩解焦慮、放鬆身心、沉層鎮靜、穩定心神。
6. 擺脫社會制約、療癒心理創傷、協助重新出發。
7. 有助於靜坐冥想、啟發靈感。

香氛穴道按摩應用

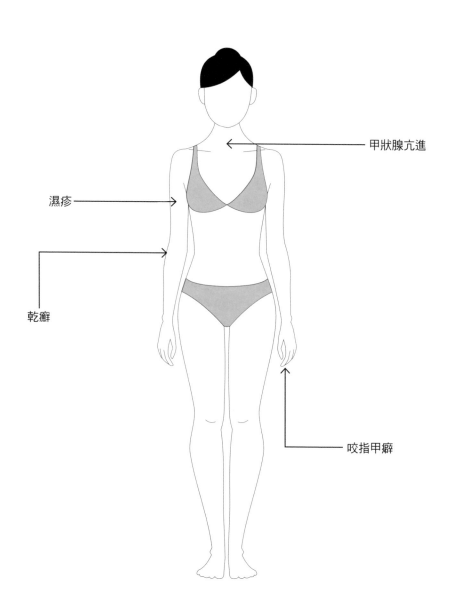

甲狀腺亢進

濕疹

乾癬

咬指甲癬

精油芳療・手足按摩應用圖典
Ma bible De la réflexologie et de l'acupression
aux huiles essentielles

桉油醇香桃木

▶ 消滅呼吸道病毒的精油

英文名稱：Myrtle Cineole
學名：*Myrtus communis cineoliferum*
科目：桃金孃科
產地：科西嘉島、法國南部、地中海沿岸、土耳其

🜄 精油檔案

- **萃取部位**：新鮮帶葉細枝。
- **顏色**：淡黃色、橘色或淡綠色。
- **氣味**：清新、草香、尤加利香、香脂味、有點神秘的香氣。

➕ 精油特性

1. 抗呼吸道感染的能力優異、清除環淨空氣中的病菌（淨化空氣）、袪痰、分解黏液、止咳、抗菌、強力抵抗病毒、退燒、抗卡他性炎症（減少黏液產生，保持暢通）、增強免疫力的能力極佳。
2. 滋養肌膚、收斂毛細孔。
3. 刺激甲狀腺。
4. 舒緩攝護腺充血。
5. 平衡心靈、催眠、安眠、安定神經。

香氛穴道按摩應用

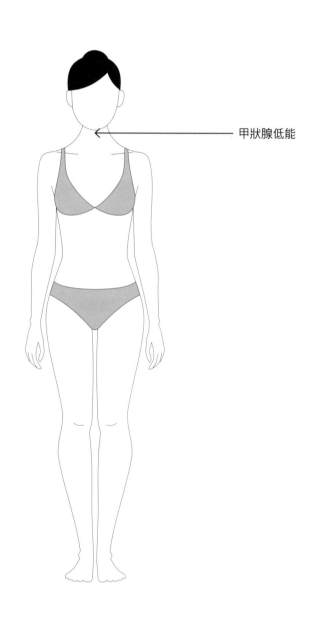

甲狀腺低能

精油芳療・手足按摩應用圖典
Ma bible De la réflexologie et de l'acupression
aux huiles essentielles

綠花白千層 ▶ 滴鼻劑

英文名稱：Niaouli

學　名：*Melaleuca quinquenervia cineolifera, Melaleuca viridiflora, Melaleuca goménol*

科目：桃金孃科

產地：新喀里多尼亞、馬達加斯加、澳洲、巴布亞新幾內亞

精油檔案

- **萃取部位**：葉子與帶葉的細枝。
- **顏色**：無色。
- **氣味**：香脂味、草味、樟腦味，有如新鮮的尤加利。

精油特性

1. 抗呼吸道、尿道、婦科與皮膚感染的能力卓越。
2. 對抗許多種類病菌：金黃色葡萄球菌、肺炎鏈球菌、鏈球菌、結核桿菌。
3. 優異的抗病毒能力。
4. 抗真菌，如白色念珠菌。
5. 殺死寄生蟲（瘧原蟲）、提昇免疫力。
6. 祛熱降溫。
7. 稀釋黏液、祛痰。
8. 靜脈消炎，強化靜脈系統、淋巴系統，緩解充血，促進血液循環。
9. 修復傷口、預防放射線對皮膚的傷害（例如癌症治療）、提高組織緊實度、增強皮膚與黏液抵抗力：促進皮膚再生、強化牙齦。
10. 類荷爾蒙：子宮（協調腦下垂體分泌）、睪丸（協調腦下垂體分泌）、類雌激素功效。
11. 激勵心靈，喚醒心智、提神。

香氛穴道按摩應用

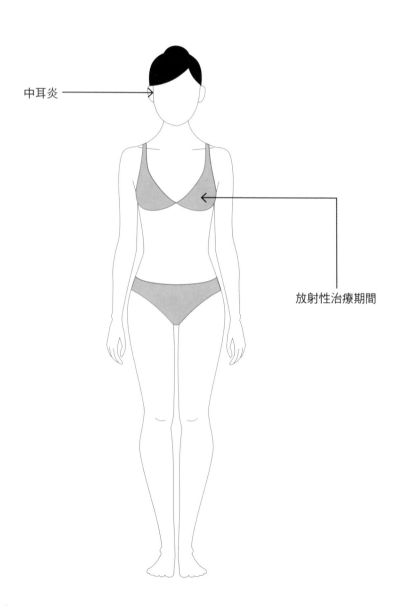

中耳炎

放射性治療期間

歐洲赤松 ▶ 讓身體深呼吸的精油

英文名稱：Scots Pine
學名：*Pinus sylvestris*
科目：松科
產地：北歐、法國、德國、奧地利、斯堪地那維亞半島、挪威、波蘭、俄羅斯、北美洲、西伯利亞。

精油檔案

· **萃取部位**：針葉與細枝。自海岸松（Pinus pinaster）萃取的油性樹脂帶有松脂，能達到祛痰、抗感染與修復傷口的功效。
· **顏色**：無色至淡黃色。
· **氣味**：樹脂香氣、香脂味、苦澀、強烈、清新。

精油特性

1. 抗呼吸道感染、分解黏液、祛痰、疏通呼吸道阻塞、促進排汗、淨化環境空氣。
2. 類可體松功效：消炎、抗過敏、激勵身心、提高性慾、振作精神、帶來活力、改善關節和肌肉發炎、止痛、緩解痙攣。
3. 刺激內分泌。
4. 提高血壓、強化靜脈、促進微循環、疏通淋巴。
5. 緩解骨盆充血。

香氛穴道按摩應用

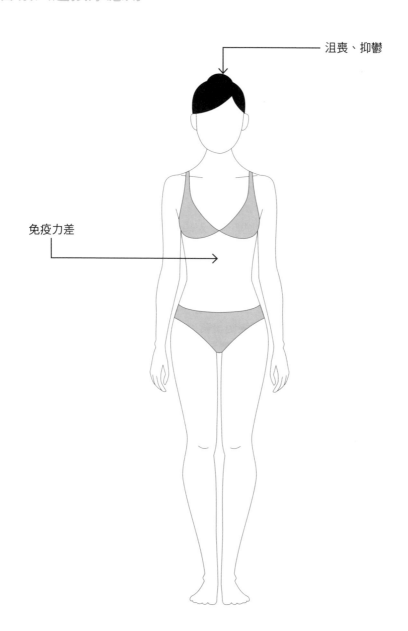

沮喪、抑鬱

免疫力差

羅文莎葉 ▶ 抗病毒與抗流感精油

英文名稱：Ravensara
學名：*Cinnamomum camphora cineoliferum*
科目：樟科
產地：馬達加斯加、台灣、日本、中國、留尼旺島

精油檔案

‧ **萃取部位**：乾季採收的新鮮葉子。
‧ **顏色**：無色至淡黃色。
‧ **氣味**：清新、香甜、樟腦味、令人想起尤加利。

精油特性

1. 強力抗病毒：沒有任何病毒可以倖免。
2. 分解黏液：祛痰（1-8 桉樹腦、酒精）、幫助咳出痰、止住鼻水。
3. 消毒、抗菌：降低超級細菌重覆感染的風險。
4. 增強免疫力：刺激腎上腺素（腎上腺是調節身體免疫系統的重要器官）。
5. 激勵身心，提振身心但不會過度亢奮。
6. 提振精神，同時安定情緒，幫助安眠。
7. 促進淋巴循環，避免水份或脂肪屯積。
8. 刺激心臟與呼吸系統。
9. 修復傷口。
10. 止痛、緩解痙攣，放鬆肌肉。

香氛穴道按摩應用

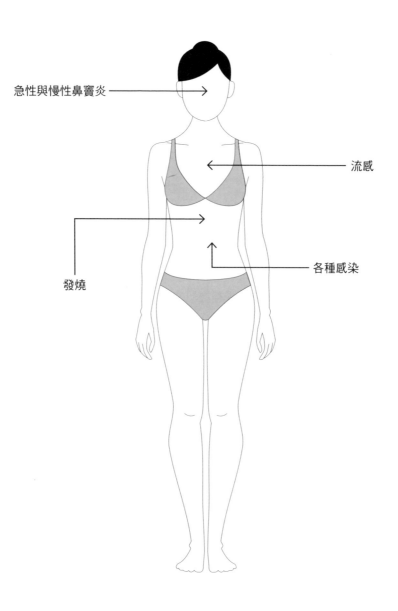

急性與慢性鼻竇炎 →

← 流感

發燒

各種感染

樟腦迷迭香

▶ 舒緩抽筋、心臟與肌肉問題的精油

英文名稱：Rosemay
學名：*Rosmarinus officinalis camphoriferum*
科目：唇形科
產地：地中海盆地（科西嘉島）、法國南部、普羅旺斯、隆格多克（Languedoc）、義大利、西班牙、馬格里布地區

💧 精油檔案

- **萃取部位**：開花頂部。
- **顏色**：無色。
- **氣味**：細緻、清新、辛辣、樟腦味、振奮精神的氣味。

➕ 精油特性

1. 使用不同劑量可改善各種神經肌肉疾病：量少時可以強化肌肉功能，量稍微增多可以放鬆肌肉，改善肌肉痠痛。
2. 分解黏液。
3. 平衡荷爾蒙：改善月經不順、類可體松（刺激腎上腺皮質醇功能）。
4. 幫助肝臟排毒、促進膽汁排出、刺激肝膽分泌、防止脂肪屯積、強化消化道機能。
5. 止痛。
6. 提昇呼吸道、中樞神經與心血管機能，對心理產生作用，強化神經系統，提昇記憶力。
7. 強力疏通靜脈、強化血液循環。
8. 修復傷口。
9. 利尿。
10. 抗寄生蟲：驅除寄生蟲與一般害蟲。
11. 強化心臟機能。
12. 少量即可激勵身心。

香氛穴道按摩應用

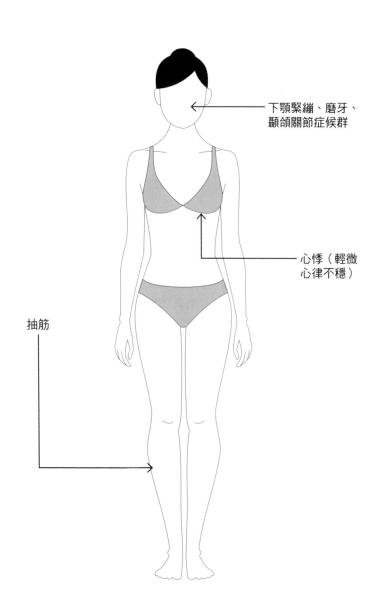

下顎緊繃、磨牙、
顳頷關節症候群

心悸（輕微
心律不穩）

抽筋

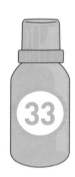

馬鞭草酮迷迭香 ▶ 肝臟的救星

英文名稱：Rosemary Verbenone, Romarin ABV（乙酸茨酯與馬鞭草酮）

學名：*Rosmarinus officinalis verbenoniferum*

科目：唇形科

產地：地中海盆地（法國、科西嘉島）

🌢 精油檔案
- **萃取部位**：新鮮細枝或新鮮花朵頂部。
- **顏色**：無色至淡黃色。
- **氣味**：清新、辛香，帶有些微樟腦味。

➕ 精油特性
1. 分解黏液、緩解肺部充血、抗病毒、抗菌、抗卡他性炎症、祛痰。
2. 刺激肝膽並促進排毒、有助膽汁排出、助消化（強化肝膽功能）、促進肝細胞再生、改善膽痙攣、刺激腸道蠕動，進而改善情緒，並消除肝臟疲勞、分解脂肪。
3. 平衡內分泌、調節卵巢（協調腦下垂體分泌）、睪丸（協調腦下垂體分泌），類可體松功效：激勵身心，對心靈的作用特別顯著，解放心靈。
4. 平衡神經系統，因此能穩定心緒、抵抗抑鬱、提振精神。
5. 增進記憶力與專注力。
6. 面對外在的威脅時，能保持平靜，緩和衝動與本能反應，進行禪式對話。
7. 疏通薦神經叢、骨盆神經叢與太陽神經叢，藉此改善消化與性慾方面的困擾。
8. 調節心律。
9. 調節皮脂分泌。

香氛穴道按摩應用

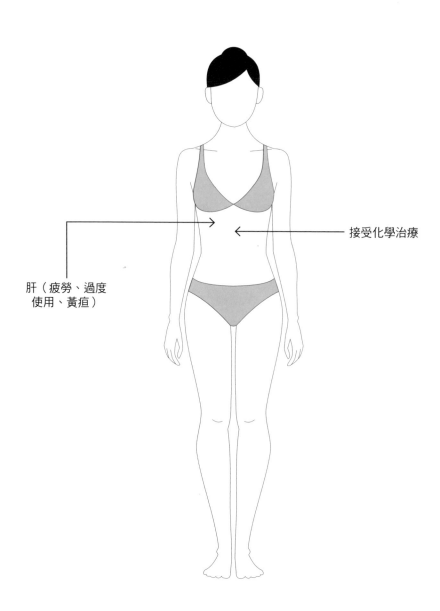

接受化學治療

肝（疲勞、過度
使用、黃疸）

大馬士革玫瑰 ▶ 最美麗的精油

英文名稱：Damask Rose
學名：*Rosa damascena var. trigentipetala*
科目：薔薇科
產地：法國、中亞、中東、俄羅斯、印度、中國、摩洛哥、土耳其、保加利亞

精油檔案

- **萃取部位**：花瓣。
- **顏色**：半透明。
- **氣味**：甜美、醉人、花香、溫熱、細緻、迷人、觸動人心。
- **質地**：液狀的精油十分滑順，但只要溫度稍微下降就可能結晶。這種狀況即為大馬士革玫瑰精油的品質保證。
- **價格**：因為產量極小（4噸花瓣才能萃取出1公斤精油），價格非常高昂。

精油特性

1. 對心靈與神經內分泌起作用。
2. 美好的香氣能帶來和諧的氛圍、平衡心緒，找到平靜的心靈：抗抑鬱、緩和情緒、安慰人心。
3. 激勵身心：強化神經系統、抗憂鬱、敞開心胸，帶來對自己、親人朋友和其他人的愛與同情，喚起大愛。
4. 緩解心中的痛苦、憤怒、妒忌、怨恨，緩和曾經受到的創傷或對愛情的苦惱。
5. 治療婦科方面的問題，如花朵般綻放光采，對女性一生中的關鍵時刻都很有益。
6. 刺激性慾、增強戀愛的感受、排除心理障礙、訴說衷情。
7. 修復傷口、強化組織、收斂肌膚、促進皮膚組織再生能力卓越、預防皺紋，所有類型的肌膚、所有年齡層都可以使用。
8. 抗感染、抗黴菌、抗病毒、抗真菌、抗發炎、鎮定痙攣。
9. 刺激靜脈與淋巴循環。

香氛穴道按摩應用

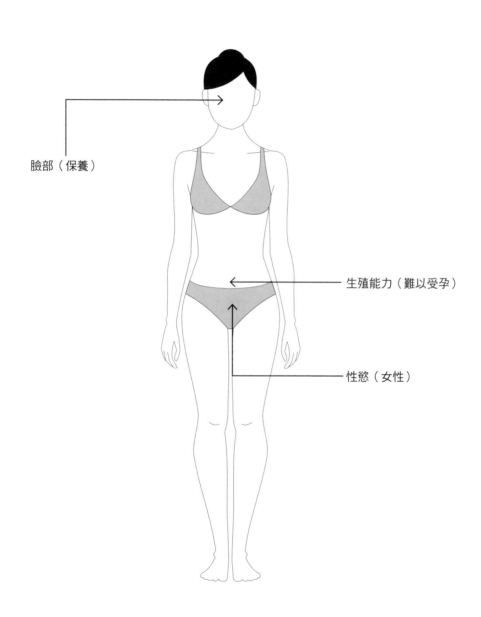

臉部（保養）

生殖能力（難以受孕）

性慾（女性）

精油芳療・手足按摩應用圖典
Ma bible De la réflexologie et de l'acupression
aux huiles essentielles

快樂鼠尾草 ▶ 改善更年期與遲經的好夥伴

英文名稱：Clary Sage
學名：*Salvia sclarea*
科目：唇形科
產地：地中海盆地、（古）小亞細亞地區、法國南部、義大利、西班牙、希臘、埃及、美國、俄羅斯

精油檔案

· **萃取部位**：聖讓節（6 月 24 日）時採摘的花朵頂部。
· **顏色**：無色。
· **氣味**：溫熱、果香、辛香、香脂味、麝香，帶些微樹脂味。

精油特性

1. 類雌激素（香紫蘇醇）：對腦下垂體起作用，主宰內分泌腺。
2. 刺激雌性荷爾蒙分泌，女性一生都可用來通經、強化子宮機能。
3. 增進性慾。
4. 抗真菌與其他病菌。
5. 緩解痙攣。
6. 刺激體內循環。
7. 激發靈感、緩和憤怒情緒、解放深藏的活力、激發想像力與創造力。
8. 刺激肝功能、抗糖尿病、降低膽固醇。
9. 代謝過剩的脂肪。
10. 修復傷口、調節皮脂分泌、改善多汗症。

香氛穴道按摩應用

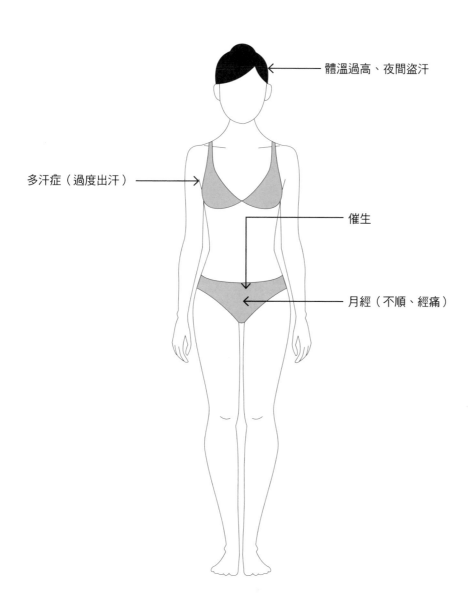

體溫過高、夜間盜汗

多汗症（過度出汗）

催生

月經（不順、經痛）

沉香醇百里香

▶ 改善支氣管問題的精油

英文名稱：Thyme CT. Linalool
學名：*Thymus vulgaris linaloliferum*
科目：唇形科
產地：地中海沿岸、法國、西班牙

 精油檔案

· **萃取部位**：花朵頂部。
· **顏色**：無色、半透明。
· **氣味**：檸檬香氣、辛香。

╋ 精油特性

1. 抗感染、消毒、抗真菌（白色念珠菌）、殺死病菌、殺蟎蟲、提昇免疫力。
2. 鎮定神經、激勵身心、醒腦、抗抑鬱、提昇活力。
3. 緩解痙攣。
4. 加強心臟與循環系統功能。
5. 皮膚收斂與再生（特別針對孩童皮膚）。
6. 刺激性慾。

香氛穴道按摩應用

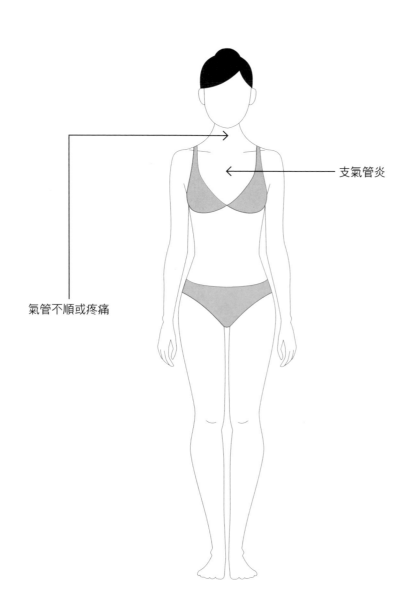

支氣管炎

氣管不順或疼痛

側柏醇百里香

▶ 改善扁桃腺發炎與肝臟問題的專家

英文名稱：Thyme CT. Thujanol
學名：*Thymus vulgaris thujanoliferum*
科目：唇形科
產地：庇里牛斯山脈

精油檔案

- **萃取部位**：花朵頂部。
- **顏色**：透明至淡黃色。
- **氣味**：溫熱、草香。
- **味道**：辛香、強烈。
- **質地**：稀薄、流動性高。
- **價格**：萃取率相當低（100 公斤萃取 100 毫升），因此價格高昂。

精油特性

1. 主要用於抗菌，能殺死病菌（衣原體、乙型鏈球菌）、抗感染、預防病毒感染與殺病毒的能力優越、有效對抗喉嚨不適。
2. 抗真菌（白色念珠菌）。
3. 調節免疫力：提高免疫球蛋白 A 的量。
4. 消炎、止痛。
5. 激勵身心。
6. 促進血液循環、提高體溫（四肢冰冷）。
7. 調節交感神經，達到平衡，預防作惡夢。
8. 促進肝細胞再生、刺激消化，保護肝藏。
9. 類荷爾蒙、抗糖尿病。

香氛穴道按摩應用

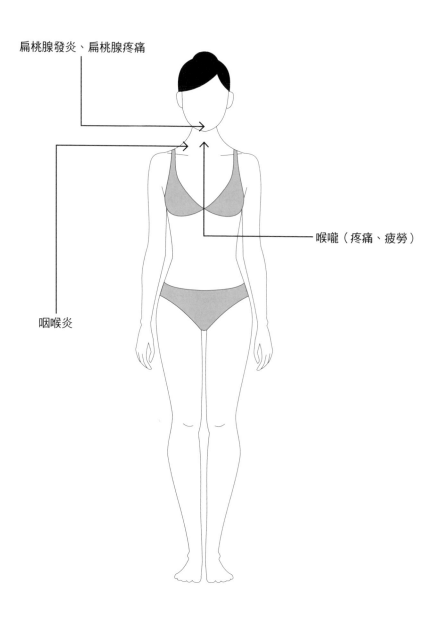

扁桃腺發炎、扁桃腺疼痛

喉嚨（疼痛、疲勞）

咽喉炎

依蘭依蘭（香水樹）

▶ 催情花中之花、放鬆身心的精油

英文名稱：Ylang Ylang, Ylang Ylang extra（特級依蘭依蘭）
學名：*Cananga odorata genuina, Unona odorantissimum*
科目：番荔枝科
產地：東南亞、馬達加斯加、留尼旺島（品質極佳）、印尼、菲律賓、葛摩、馬約特島、塞席爾。

🌑 **精油檔案**

- **萃取部位**：新鮮花朵。依蘭依蘭精油的萃取過程分為五個階段，根據蒸餾時間長短會得到五種不同用途的依蘭依蘭精油（香水、保養品等）。特級依蘭依蘭精油需要完整的萃取過程（20小時）。
- **顏色**：淡黃色至焦糖色。
- **氣味**：強烈的花香、溫熱、香甜、令人暈眩、醉人，甚至有點讓人感到噁心，讓人想起大溪地的莫諾依油（一種把依蘭依蘭浸泡在椰子油裡的油），熱帶花香，有如置身渡假聖地。調香師的最愛，也是精油界的寵兒。花香濃郁，經常被用在香水中，女性特質強烈、充滿誘惑。

➕ **精油特性**

1. 平衡神經與自律神經系統：鎮靜、安撫情緒、沉層放鬆、解除一日累積的壓力、找回愉悅、幸福感和安全感，讓人覺得溫暖。
2. 放開束縛：鼓勵與他人溝通、放下包袱、讓內向的人變得外向、釋放壓力、緩和憤怒的情緒、去沮喪的感受、刺激直覺與創造力。
3. 強化身心與性慾。
4. 充滿誘惑、提昇性慾：在沒有愧疚與其他猶豫的情況下進行性行為。讓人擁有享受生命中所有美好的慾望。
5. 消炎、強效止痛、舒緩劇痛、減輕困擾、緩解痙攣、調節心血管、降血壓、調節心律。
6. 調節免疫力。
7. 改善皮膚問題、調節皮脂分泌、改善毛皮（頭皮）問題、止癢、殺死皮膚寄生蟲。

香氛穴道按摩應用

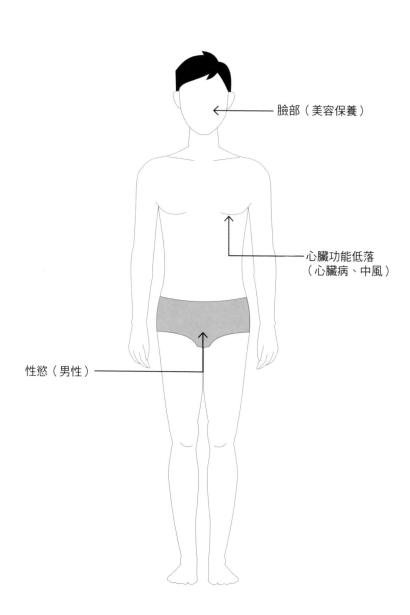

臉部（美容保養）

心臟功能低落
（心臟病、中風）

性慾（男性）

第三章

精油穴道
按摩療法

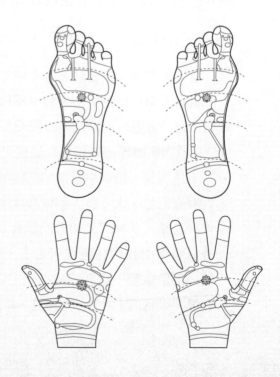

120 個精油穴道按摩提案

　　穴道按摩是個精巧的工具，專門處理能量循環的問題，為人體找回平衡。因此，當我們感到膝蓋不適時，不只要刺激「膝蓋」反射區，而是要刺激所有和膝蓋相關的區域。就像整個星系中的星辰彼此相扣，每個環節都要照顧到，才能獲得想要的效果。應該順著能量運行的軌道按摩，而非單獨對付一個孤立的穴點。因此，在按摩的過程中，要移到下一個反射區或穴道時，應盡可能保持與皮膚的接觸，順道摩擦整個經絡。進行臉部指壓時也一樣，不要只是從一個穴道跳到另一個穴道，最好能對整個臉部施力。

按摩，深呼吸

　　進行按摩時，也要趁著機會緩和地深呼吸。一方面是與其像小狗一樣喘氣，深呼吸較符合人體生理機能，藉此達到舒壓、緩解疼痛的效果；另一方面也可以同時以聞嗅的方式讓精油發揮最大效力。精油當然是透過肌膚滲透到體內，但也可以同時從鼻腔進入，並且能夠：

- 「直達腦部」搔動掌管情緒的區域。這就是普魯斯特對瑪德蓮著名的嗅覺記憶，大多數人都或多或少了解這個故事。薰衣草或香草能安撫心緒、薄荷或尤加力能振奮人心都是一樣的道理。溫熱的麵包香氣會吸引我們往麵包店走去，玫瑰的芬芳會讓我們不經意地微笑，都是這麼一回事。
- 直達呼吸管道（氣管、支氣管、肺部等）消毒，並消滅入侵的細菌。

⚠ **注意**

如果在按摩時發現有突起的球狀物、硬塊，或是柔軟的東西（特別是與甲狀腺相關的穴位），只是代表相應的器官有異狀。你可以試著找到瘀結，並推開它。如果你無法推開這個瘀結，下次按摩時它依舊存在，請找醫生諮詢。

催生

你早就該成為母親，可是孩子卻遲遲不肯「退房」嗎？可以試著刺激「卵巢」、「子宮」和「膀胱」，藉此引發輕微的子宮收縮。同時也要按壓「太陽神經叢」達到安撫情緒的效果。當然，務必等到預產期過了以後再按壓這些穴位，絕對不要提早進行！

反射區

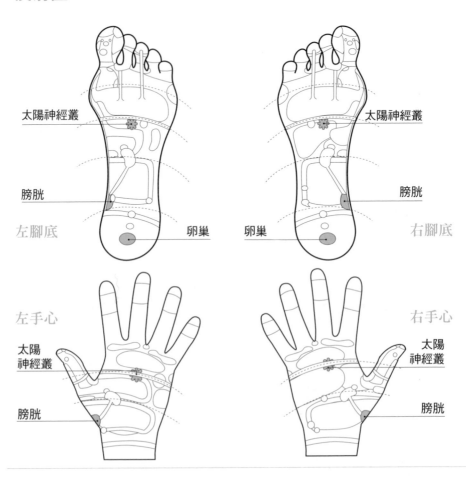

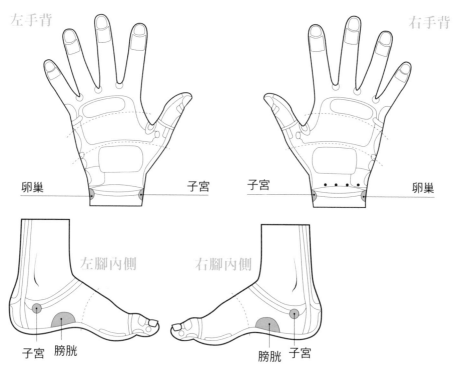

左手背　　　　　　　　　　　　　　　　右手背

卵巢　　　　　　　子宮　　　子宮　　　　　　　卵巢

左腳內側　　　右腳內側

子宮　膀胱　　　　　膀胱　子宮

穴位指壓

這個穴位不只能加速生產進程，
對哺乳也有幫助。是貨真價實的媽媽穴！

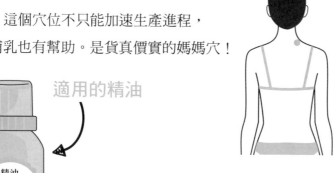

適用的精油

精油
快樂
鼠尾草

[務必挑選有品質保障的精油。別為了省幾個小錢，犧
牲療效和身體健康。]

精油芳療・手足按摩應用圖典
Ma bible De la réflexologie et de l'acupression
aux huiles essentielles

胃酸過多

　　胃裡有胃酸是正常的現象，甚至是好事，但在不適當的地方有過多的胃酸卻是一場噩夢！這些部位（胃、食道）會有灼熱感，讓你在每次進食後就會掉入消化地獄。千萬別忽視這個問題！

　　尋找「食道」反射區時，可以從腳部大拇指出發，向下移動，反射區大約在腳板的四分之一處。胃部的反射區也在腳底差不多的位置，但左腳的範圍較大。沒有胃酸過多也可以用溫熱的手按摩這個部位，有放鬆身體的效果。也可以用一個泡過熱水的熱石放在這個部位，但是為避免燙傷請包在布裡熱敷，這麼做可以靜定痙攣，會舒適很多。

反射區

左腳底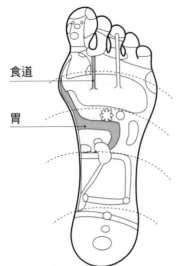

右腳底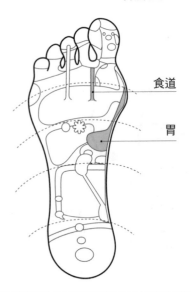

食道

胃

食道

胃

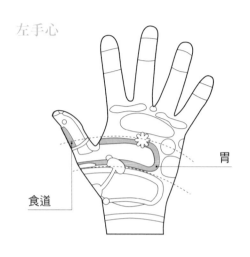

左手心

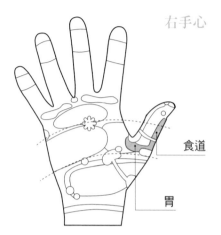

右手心

胃

食道

食道

胃

穴位指壓

胃酸過多時可以按壓的穴道。

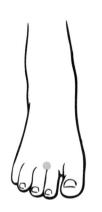

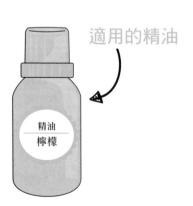

適用的精油

精油
檸檬

青春痘

　　任何皮膚問題都可以按摩〈排毒〉（可參看 222 頁）的反射區，你應該還記得「生理反映心理」的說法吧。痘痘總會在最糟的時刻冒出來：極度緊張、壓力過大、遭到背叛、分離或是突如其來的情緒轉變，痘痘會在這些時候找上門，有時甚至肆無忌憚地長，這就是受到情緒影響的證據。我們的腦部和皮膚在生命之初是由相同的細胞層組成的，這也是意料之中的事。

反射區

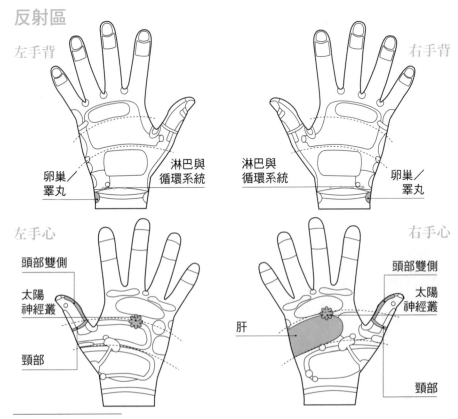

左手背　　　　　　　　　　　　　　　　　　　　　　右手背

卵巢／睪丸　　淋巴與循環系統　　淋巴與循環系統　　卵巢／睪丸

左手心　　　　　　　　　　　　　　　　　　　　　　右手心

頭部雙側　　　　　　　　　　　　　　　　　　　　　頭部雙側

太陽神經叢　　　　　　　　　　　　　　　　　太陽神經叢

　　　　　　　　肝

頸部　　　　　　　　　　　　　　　　　　　　　　頸部

---

* 按摩「卵巢／睪丸」反射區，可以解決因賀爾蒙失調所導致的青春期長粉刺、青春痘等問題。

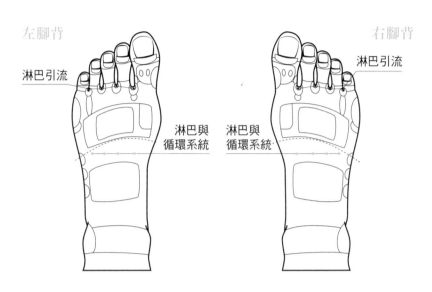

左腳背

淋巴引流

淋巴與
循環系統

右腳背

淋巴引流

淋巴與
循環系統

青春痘

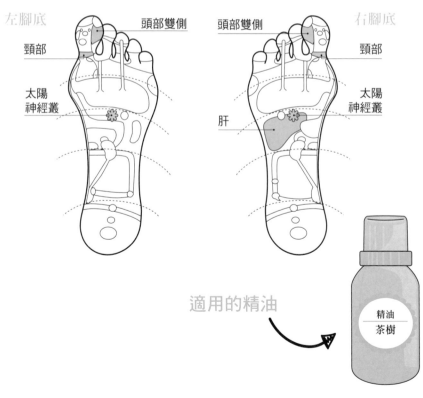

左腳底

頭部雙側

頸部

太陽
神經叢

頭部雙側

頸部

太陽
神經叢

肝

右腳底

適用的精油

精油
茶樹

精油芳療・手足按摩應用圖典
Ma bible De la réflexologie et de l'acupression
aux huiles essentielles

哺乳

　　哺乳是自然且應該得到鼓勵的事。強烈建議媽媽們哺餵母乳，既能回復身材，也能提供寶寶所有需要的營養，讓他穩建地踏出人生的第一步。可是，哺乳並不是一件容易的事。對媽媽來說，有時會帶來很大的壓力（奶量夠不夠？寶寶真的喝飽了嗎？寶寶吸吮的方式正確嗎？媽媽如何和母奶和平相處並順利哺餵？），更不用提生理上的不適，像是脹奶疼痛、乳頭龜裂、乳汁不足、乳腺阻塞等問題。

反射區

左手背　　　　　　　　　　　　　　　　　　　　　右手背

乳房

乳房

淋巴與循環系統

淋巴與循環系統

左腳背

右腳背

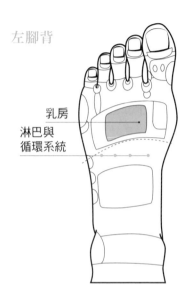
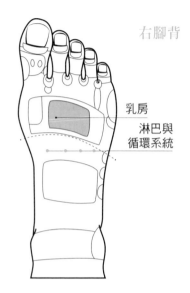

乳房
淋巴與
循環系統

乳房
淋巴與
循環系統

適用的精油

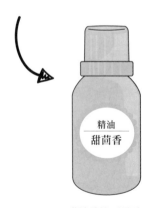
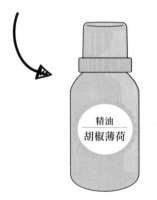

精油
甜茴香

精油
胡椒薄荷

1 乳汁分泌不足時

2 斷母奶,開始使用時,請立刻停止哺乳

精油芳療・手足按摩應用圖典
Ma bible De la réflexologie et de l'acupression
aux huiles essentielles

過敏

呼吸道、消化系統與皮膚的過敏都出自相同的機制,即免疫系統對外來的威脅反應過當。除了抗過敏的穴位外,也可以按壓「太陽神經叢」反射區,達到安撫情緒的效果。

反射區

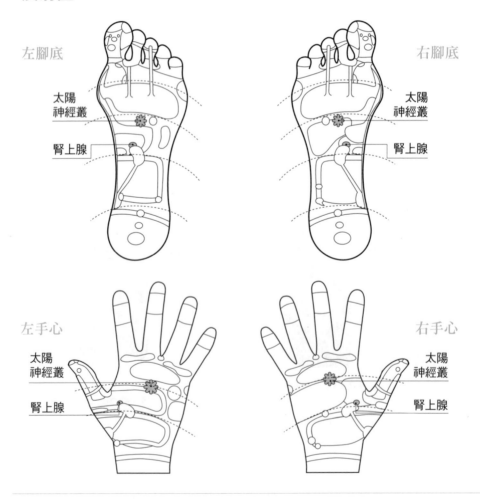

左腳底　　　　　　　　　　　　　　右腳底

太陽神經叢　　　　　　　　　　　　太陽神經叢

腎上腺　　　　　　　　　　　　　　腎上腺

左手心　　　　　　　　　　　　　　右手心

太陽神經叢　　　　　　　　　　　　太陽神經叢

腎上腺　　　　　　　　　　　　　　腎上腺

左腳背

右腳背

淋巴
引流

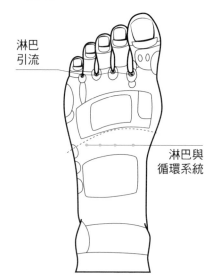

淋巴
引流

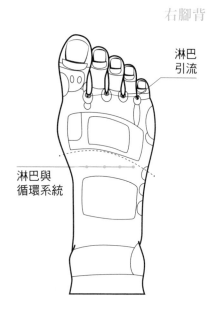

淋巴與
循環系統

淋巴與
循環系統

左手背

上半身淋巴結
與淋巴引流

上半身淋巴結
與淋巴引流

右手背

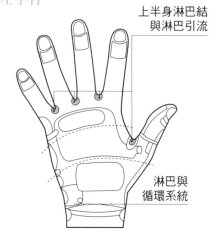

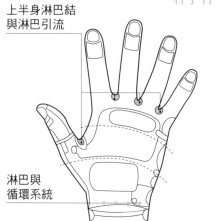

淋巴與
循環系統

淋巴與
循環系統

精油芳療・手足按摩應用圖典
Ma bible De la réflexologie et de l'acupression
aux huiles essentielles

適用的精油

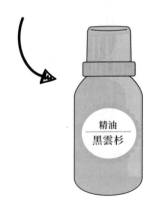

精油
黑雲杉

呼吸道過敏也可以參考〈哮喘〉（168 頁）和〈感冒與花粉過敏〉（343 頁）
消化系統過敏也可以參考〈食物不耐或敏感〉（286 頁）
皮膚過敏也可以參考〈濕疹〉（236 頁）最後，也別忘了〈排毒〉（222
頁）的反射區與穴位！

麻醉

　　麻醉幾乎是所有的外科手術都必須進行的程序。 但對人體來說，麻醉始終是一種侵入性的操作。2011 年一項研究顯示，進行麻醉時刺激內關穴（MC6），可以提高麻醉效果、控制麻醉引發的高血壓，術後也能較快復原。一般而言，這個穴位對住院病人的最有用，面對各種麻煩、痛苦與不斷重覆的檢查時，也能幫助容易害怕的病人保持平靜，或者在接受注射（如瑪啡）時不那麼緊張。這項效果已經過多方研究證實，包括運用在兒童身上。

穴位指壓

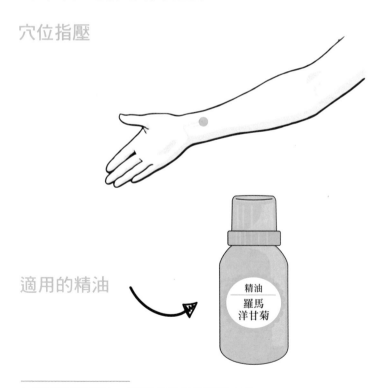

適用的精油

精油
羅馬
洋甘菊

---

* 對麻醉藥過敏的人，就得改用針灸或催眠的方式。

精油芳療・手足按摩應用圖典
Ma bible De la réflexologie et de l'acupression
aux huiles essentielles

扁桃腺發炎、疼痛

　　喉嚨好痛，是扁桃腺炎還是咽喉發炎？如果是扁桃腺發炎，是病毒感染還是細菌造成的？或者只是單純的發炎，輕微感染加上吞嚥困難，扁桃腺附近又正好有個大淋巴結也在發炎？扁桃腺不舒服時，會難以吞嚥食物，喉嚨會感到疼痛，甚至連耳朵都會感覺到不適，還會有點咳嗽的症狀。無論如何，刺激和喉嚨有關的反射區就對了。同時，也要順便處理脾臟和淋巴系統的反射區，藉此提升免疫力，避免細菌入侵。如果 24 小時後，症狀還是沒有明顯改善，就要趕緊看醫生了，這種情況可能是需要用抗生素治療的扁桃腺炎。

反射區

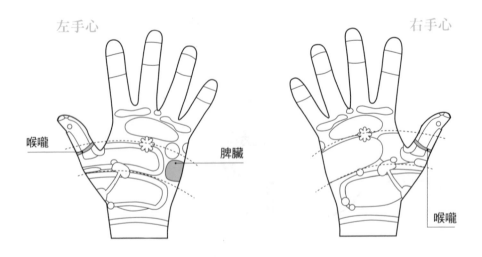

左手心　　　　　　　　　　　　　右手心

喉嚨　　　　　　　　　　脾臟

喉嚨

左腳底

右腳底

喉嚨

喉嚨

脾臟

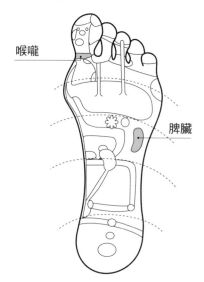

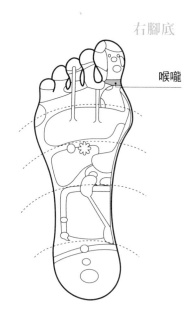

左腳背

右腳背

淋巴與
循環系統

淋巴與
循環系統

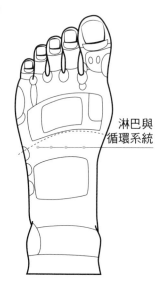

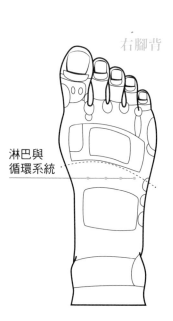

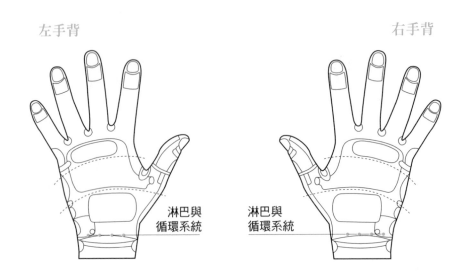

左手背　　　　　　　　　　　　　　　　　右手背

淋巴與
循環系統　　　　淋巴與
　　　　　　　　循環系統

適用的精油

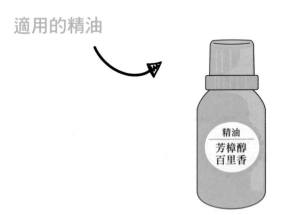

精油
芳樟醇
百里香

如果有聲音吵啞或乾咳的狀況，就是病毒性的扁桃腺炎。而頸部的淋巴
腺腫脹時就是細菌感染（必須使用抗生素對付鏈球菌）。

焦慮不安

　　被不安籠罩，揮之不去。內心深處藏著恐懼，對任何事感到無力。你可能會覺得沮喪、失眠、有輕微的妄想、情緒起起伏伏，感覺火山隨時會爆發。焦慮的情緒也會直接投射到生理上，產生如偏頭痛、胃部不適、心律不整（心跳過快）等症狀。該放鬆了。正如著名的插畫家巫奇（Vouch）所言，你從來不知道最糟的情況會有多糟。這時候，就可以運用精油進行反射區按摩，深呼吸，緩緩地回歸平靜。你的目標是穩定心律，做到這一點就能讓你感覺好多了。

反射區

左腳底　　　　　　　　　　　　　　　　　　右腳底

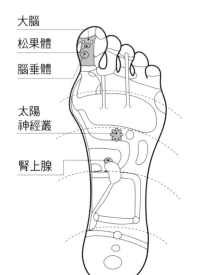

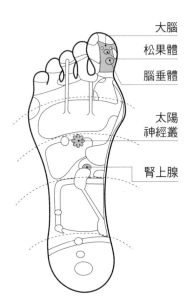

大腦
松果體
腦垂體
太陽神經叢
腎上腺

精油芳療・手足按摩應用圖典
Ma bible De la réflexologie et de l'acupression
aux huiles essentielles

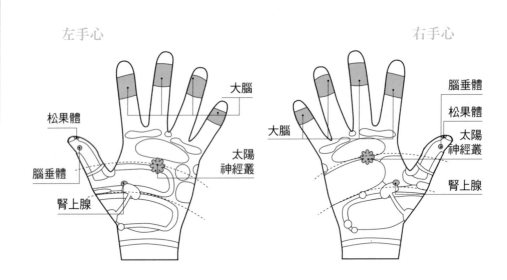

左手心　　　　　　　　　　　　右手心

大腦

松果體

腦垂體

腎上腺

太陽
神經叢

腦垂體

松果體

太陽
神經叢

大腦

腎上腺

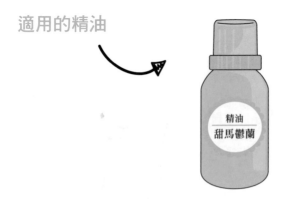

適用的精油

精油
甜馬鬱蘭

口腔潰瘍

　　口腔潰瘍是常遇到的問題，但經常嘴吧破洞就會令人很困擾。口腔疼痛會讓人無法進食，甚至無法說話。造成嘴巴破洞的原因多得數不清，例如，食用過於刺激的食物（如胡桃、葛瑞乳酪等）、細菌感染、藥物、刷牙太用力、過度疲勞、壓力過大、經期等。

反射區

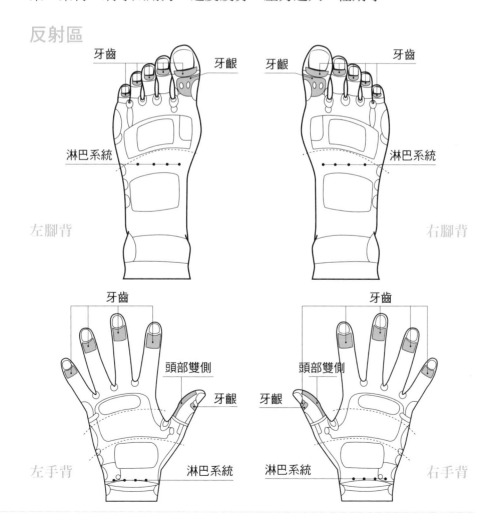

精油芳療・手足按摩應用圖典
Ma bible De la réflexologie et de l'acupression
aux huiles essentielles

120
個
精
油
穴
道
按
摩
提
案

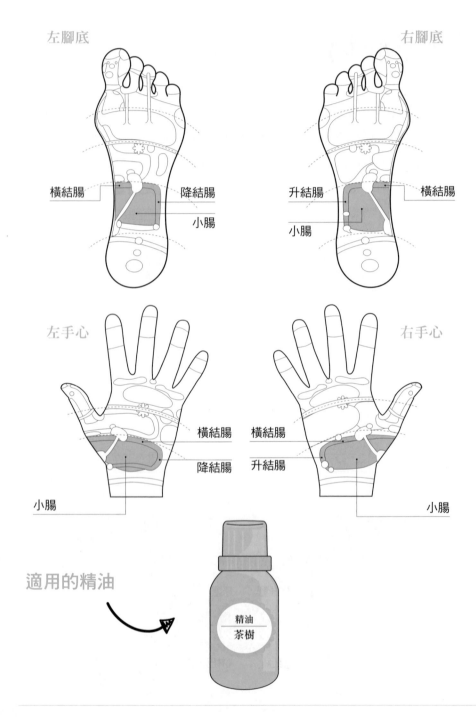

左腳底　　　　　　　　　右腳底

橫結腸　　　　　降結腸　　　升結腸　　　　　橫結腸

小腸　　　　　　小腸

左手心　　　　　　　　　右手心

橫結腸　　橫結腸

降結腸　　升結腸

小腸　　　　　　　　　　　　小腸

適用的精油

精油
茶樹

急性與慢性闌尾炎

　　引發闌尾發炎的原因尚未有定論，但通常是因為闌尾管腔阻塞導致。除非有明顯的症狀，如右下腹疼痛、輕微發燒、噁心感或嘔吐，否則闌尾炎在臨床上不容易直接診斷。急性闌尾炎必須立即進行手術，在手術之前，可以藉由按摩「大腸」和「闌尾」反射區舒緩疼痛。但請記得，這種方式絕對不能取代任何醫生的治療和手術。

反射區

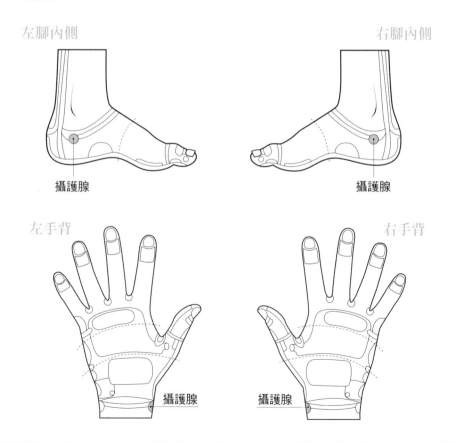

左腳內側　　　　　　　　　　　　　　右腳內側

攝護腺　　　　　　　　　　攝護腺

左手背　　　　　　　　　　　　　　右手背

攝護腺　　攝護腺

左腳底　　　　　　　　右腳底

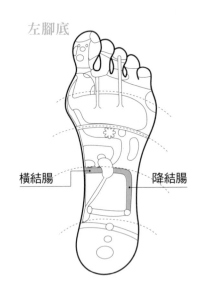

横結腸　　　降結腸

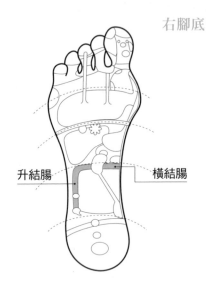

升結腸　　　横結腸

左手心　　　　　　　　右手心

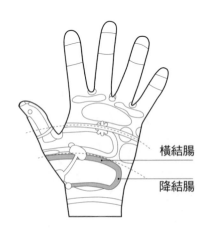

横結腸

降結腸

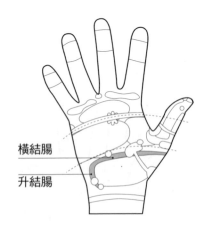

横結腸

升結腸

穴位指壓

按壓此穴位可幫助緩解腹痛和嘔吐。

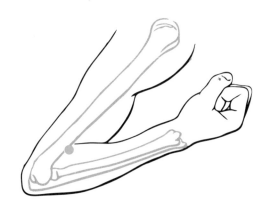

適用的精油

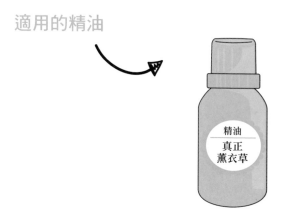

精油
真正
薰衣草

請注意：手術前不得進食及喝水！

精油芳療・手足按摩應用圖典
Ma bible De la réflexologie et de l'acupression
aux huiles essentielles

食慾不佳或過盛

　　長期的飲食不規律是非常不可輕忽的情況，因為它容易導致過度飢餓或體重過重，有時也會因此營養不良。反射區按摩可以改善這種狀況，但也要注意飲食，必要時，也可以尋求心理諮商師的協助。

反射區

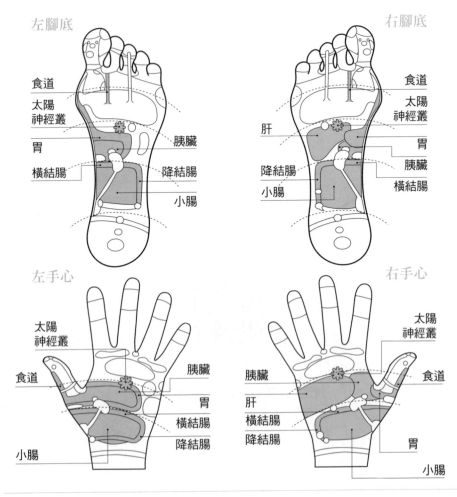

穴位指壓

如果是因為身體過於虛弱、患病或是在術後恢復期時食慾不佳，可以按壓位於胃經上的這個穴位。

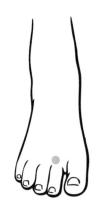

適用的精油

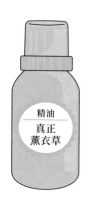

另可適用的精油：
〈沮喪與抑鬱〉（218 頁）
〈肝臟〉（254 頁）
〈體重過重〉（365 頁）

> ⚠ 注意
> 厭食症是嚴重的飲食失調，需要接受正規住院治療。不進食的話，該怎麼活下去呢！

關節炎

　　關節炎指的是關節發炎引發疼痛、腫脹和僵硬等症狀，多發性關節炎則是同時有好幾個關節發炎。關節炎的致病原與基因遺傳有關，是一種自體免疫疾病，也可能由某種我們還不甚了解的壞因子引發。關節發炎時，無法直接按摩疼痛的關節，區域反射療法與穴位指壓就能派上用場，從遠端緩解病症。要注意的是，當關節疼痛時，相對應的反射區也會感到不適，進行精油穴到按摩時手勁要盡量放輕。

反射區

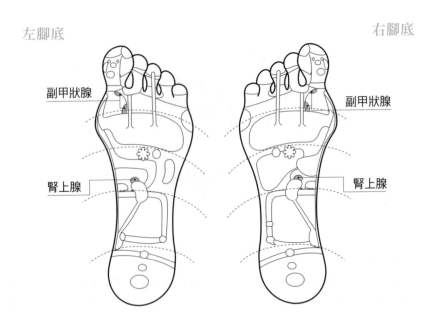

左腳底　　　　　　　　　　　　　　　　　　　右腳底

副甲狀腺　　　　　　　　　　　　　　　　　　副甲狀腺

腎上腺　　　　　　　　　　　　　　　　　　　腎上腺

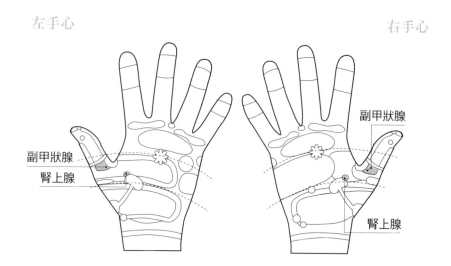

左手心　　　　　　　　　　　　　右手心

副甲狀腺

副甲狀腺
腎上腺

腎上腺

適用的精油

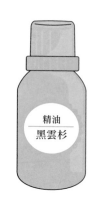

+ 塗抹於對應的關節點

根據個人情況可以參考：

〈腰部與骨盤〉（268 頁）

〈膝蓋〉（257 頁）

〈手臂與手肘〉（177 頁）

〈背部〉（232 頁）

精油
黑雲杉

> 特定食物會讓症狀加劇，如果對某些食材不耐（主要是麥製品或奶製品），最好要少吃，甚至完全禁吃一陣子，觀察身體的變化。

120 個精油穴道按摩提案

骨關節炎

骨關節炎與一般關節老化現象沒有直接關聯，但事實上關節老化卻經常伴隨這種症狀，主因是關節過早磨損。法國約有 17% 的人有這個問題，換算起來大約是一千萬人。一般病徵會先在背部和手部出現，膝蓋、腰部和腳部則會較晚受到影響。

反射區

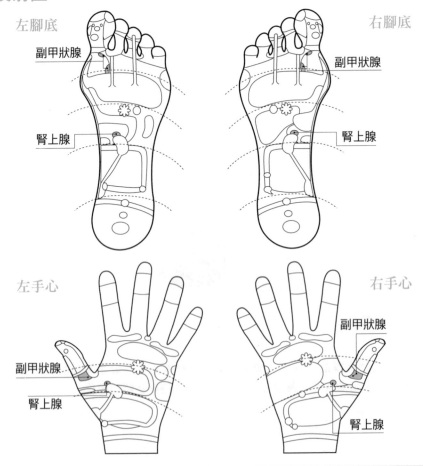

左腳底　　　　　　　　　　　　　　右腳底

副甲狀腺　　　　　　　　　　　　　副甲狀腺

腎上腺　　　　　　　　　　　　　　腎上腺

左手心　　　　　　　　　　　　　　右手心

　　　　　　　　　　　　　　　　　副甲狀腺

副甲狀腺

腎上腺

　　　　　　　　　　　　　　　　　腎上腺

適用的精油

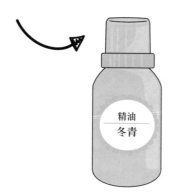

精油
冬青

患有骨關節炎的病人移動時會感到疼痛，而且這種疼痛會隨著一日時間
流轉而加劇。相對的，如果是關節炎，則是發作時會疼痛，但活動身體
可能可以達到緩和的效果。

精油芳療・手足按摩應用圖典
Ma bible De la réflexologie et de l'acupression
aux huiles essentielles

哮喘

　　哮喘發作時，通常會伴隨支氣管發炎。有時候心理因素，也是引發哮喘的原因。其實當我們呼吸困難時，絕對也會感覺到壓力和焦慮。因此，經常按壓這些部位，也可以預防並減少哮喘發作的次數。遇到呼吸困難的狀況時，別忘了最要緊的是以最舒適的方式深呼吸。如果在進行反射區療法和穴位指壓後，症狀仍然沒有任何改善，請立即使用吸入器。

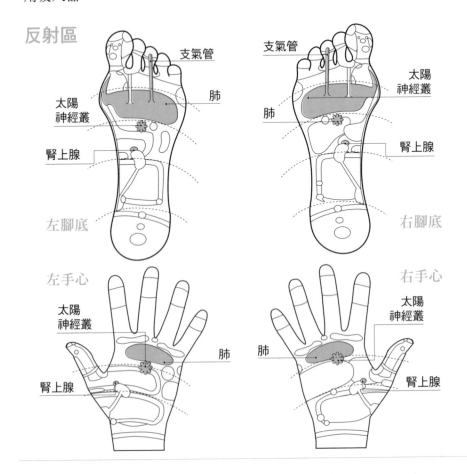

反射區

支氣管
肺
太陽神經叢
腎上腺
左腳底

支氣管
太陽神經叢
肺
腎上腺
右腳底

左手心
太陽神經叢
肺
腎上腺

右手心
太陽神經叢
肺
腎上腺

穴位指壓

可以按壓位於喉嚨正中央凹陷處
的這個穴位。

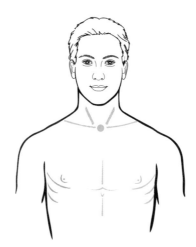

哮
喘

還有這個穴位，也可以消除哮喘
發作時的症狀，比如：胸腔的沉重感，
讓肺部放鬆，呼吸順暢。

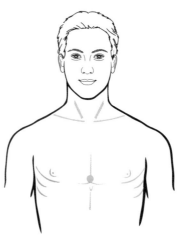

適用的精油

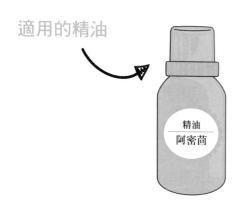

精油
阿密茴

精油芳療・手足按摩應用圖典
Ma bible De la réflexologie et de l'acupression
aux huiles essentielles

脹氣

　　脹氣通常發生在進食過後，腹部會感覺像氣球一樣脹大。這種情況代表腸道菌群過度作用，產生太多氣體。脹氣的原因大多是消化問題，比如：攝取過多纖維、發酵性碳水化合物（Fermentable Oligosaccharides Disaccharides Monosaccharides And Polyols，指的是天然食材中不易被腸道吸收的糖類）、乳糖、麩質、糖醇（用在所謂「無糖」糖果中的代糖，特別是裹糖衣的口香糖，只要吃一小個就可以讓你的肚子脹得跟熱氣球一樣大）。吃東西吃得太快、沒有好好咀嚼也會引起消化的問題進而引起脹氣；另一個主因是壓力，越是緊張就越容易脹氣。

反射區

左腳底

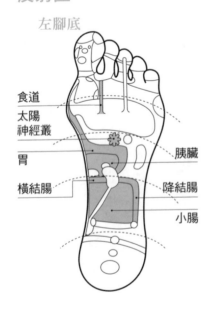

右腳底

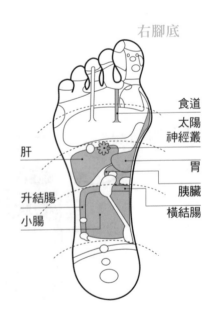

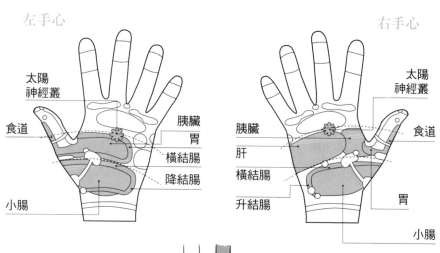

左手心

太陽
神經叢

食道

胰臟
胃
橫結腸
降結腸

小腸

右手心

太陽
神經叢

胰臟
肝
橫結腸
升結腸

食道

胃

小腸

穴位指壓

· 緩解脹氣的穴位之一。

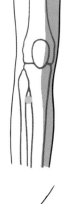

· 若因脹氣而感到腹部疼痛，
也可同時按壓此穴。

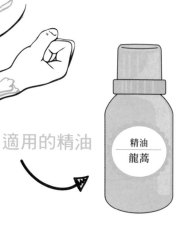

適用的精油

精油
龍蒿

171

精油芳療・手足按摩應用圖典
Ma bible De la réflexologie et de l'acupression
aux huiles essentielles

夜間盜汗

　　這兩種症狀都是前更年期、更年期婦女的典型困擾，其他年齡層婦女月經期間，也有可能因荷爾蒙改變導致體溫上升。這種情況下，體溫通常會升高 30%~40%，都可以藉由按壓特定穴位降低體溫。美國 Wake Forest Baptist Center3 於 2016 年 5 月發表的一項針灸研究就確認過這個方式的效率。附近沒有針灸師嗎？試試自己施行穴道按摩也可以。先從「腎上腺」反射區開始，再到淋巴引流、太陽神經叢、卵巢和淋巴循環系統。

反射區

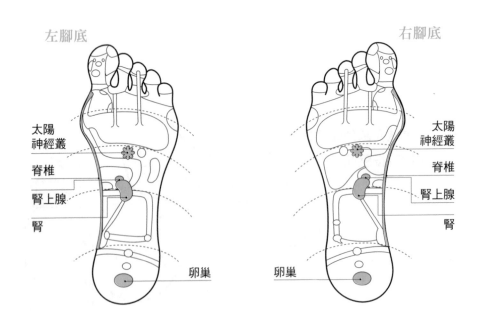

左腳底　　　　　　　　　　　　　　　　　　右腳底

太陽神經叢　　　　　　　　　　　　　　　　太陽神經叢
脊椎　　　　　　　　　　　　　　　　　　　脊椎
腎上腺　　　　　　　　　　　　　　　　　　腎上腺
腎　　　　　　　　　　　　　　　　　　　　腎
卵巢　　　　　　　　　　　　　　卵巢

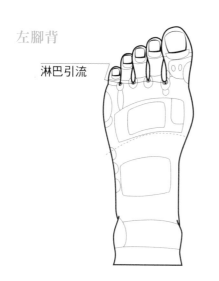

左腳背

淋巴引流

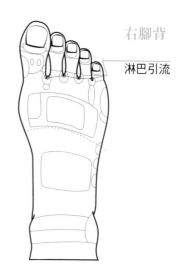

右腳背

淋巴引流

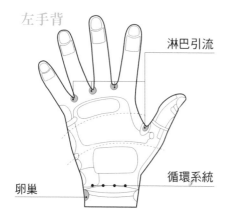

左手背

淋巴引流

卵巢

循環系統

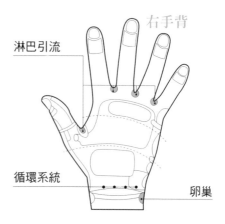

右手背

淋巴引流

循環系統

卵巢

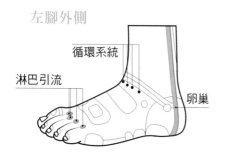

左腳外側

循環系統

淋巴引流

卵巢

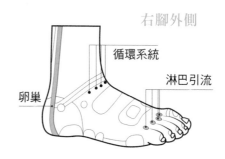

右腳外側

循環系統

淋巴引流

卵巢

左手心

右手心

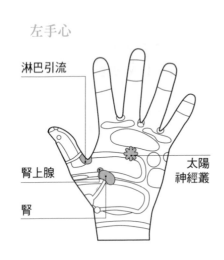

淋巴引流

腎上腺

腎

太陽
神經叢

淋巴引流

太陽
神經叢

腎上腺

腎

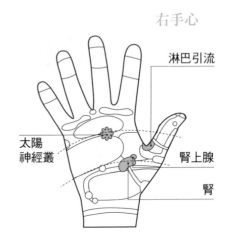

穴位指壓

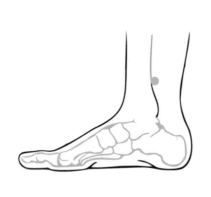

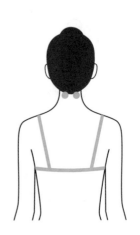

適用的精油

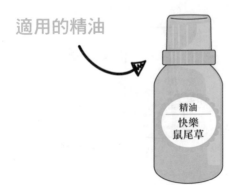

精油

快樂
鼠尾草

耳鳴

　　所謂的耳鳴，對沒有經歷過的人來說是很難想像的事。因為聲音並非來自外界，所以即使耳中的鈴噹聲、敲擊聲、嘶嘶聲等那麼真實，但其他人卻聽不到。耳鳴分為他覺性，即耳朵附近血液流動和心跳的聲音，另一個是自覺性（如上所言）。通常隨著年齡增長，聽覺器官老化後會造成老年性重聽（presbyacousie）；耳朵受到重創後也可能導致耳鳴，如音樂的音量過大、住在高速公路或機場附近、工作場所內的機器噪音。除此之外，長期服用某些藥物也會對聽覺產生影響，如消炎藥、阿斯匹靈、避孕藥等。還有顳頜關節症候群（299 頁）、高血壓、沒有妥善治療中耳炎，甚至連對食物的不耐症或過敏都是可能的病源。耳鳴除了造成日常不適外，也可能導致睡眠品質不佳、侵略行為或抑鬱。

　　不幸的是，目前沒有根治的方法，醫生通常建議患者去習慣成自然，但實際上並沒有那麼容易。現在，你又有了個嘗試精油穴道按摩的好理由了，反正試一試也不會有損失。

精油芳療 · 手足按摩應用圖典
Ma bible De la réflexologie et de l'acupression
aux huiles essentielles

反射區

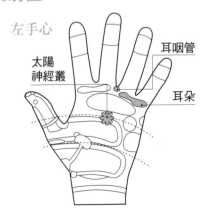

左手心

太陽神經叢

耳咽管

耳朵

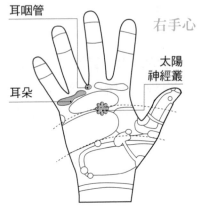

右手心

耳咽管

太陽神經叢

耳朵

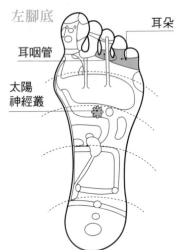

左腳底

耳朵

耳咽管

太陽神經叢

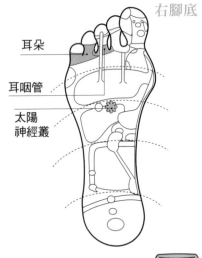

右腳底

耳朵

耳咽管

太陽神經叢

[不妨請耳鼻喉科醫生清一下
耳垢，也許耳鳴就解決了。]

適用的精油

精油
義大利
永久花

手臂與手肘

手臂痛起來會讓人變殘廢,比方肌腱炎、滑鼠手、風濕等引起的疼痛,連最簡單的日常動作都無法進行。特別是可憐的肘關節,數位革命讓它付出了慘痛的代價,過度使用滑鼠直接傷害了肘部與肩膀。精油穴道按摩正好是這種不適症的剋星,前提是一定要持之以恆。

反射區

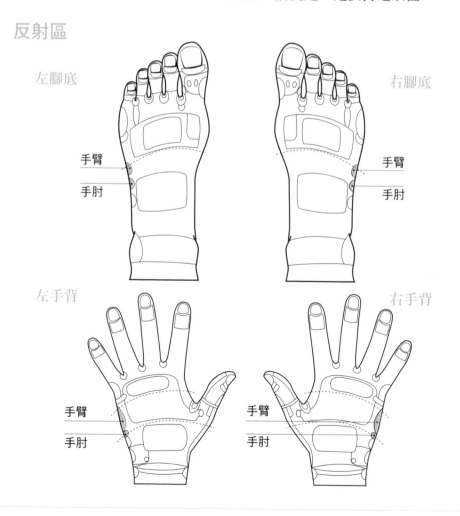

左腳底　　　　　　　　　　　　　　　　　右腳底

手臂

手肘

左手背　　　　　　　　　　　　　　　　　右手背

手臂

手肘

精油芳療・手足按摩應用圖典
Ma bible De la réflexologie et de l'acupression
aux huiles essentielles

120
個
精
油
穴
道
按
摩
提
案

+ 也可以刺激〈發炎〉的反射區。

穴位指壓

　　這個針對手肘的穴位效果極佳，請努力按壓。

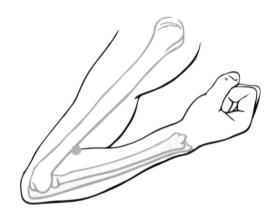

適用的精油

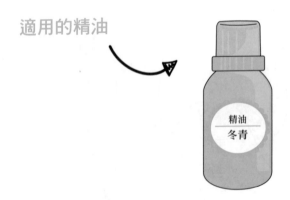

精油
冬青

支氣管炎

　　支氣管炎通常需要殺菌力強的精油，如野馬鬱蘭、錫蘭肉桂等，或是由醫生開立的其他處方。

反射區

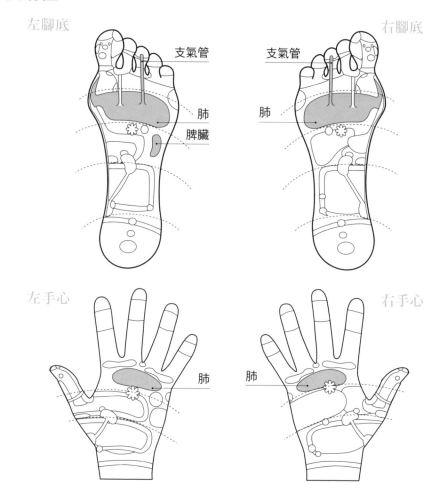

左腳底　　　　　　　　　　　　　右腳底
支氣管　支氣管
肺　肺
脾臟

左手心　　　　　　　　　　　　　右手心
肺　肺

精油芳療·手足按摩應用圖典
Ma bible De la réflexologie et de l'acupression
aux huiles essentielles

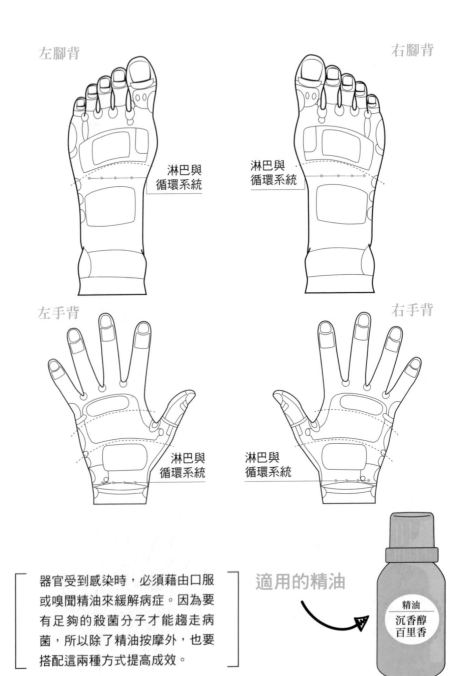

左腳背

右腳背

淋巴與
循環系統

淋巴與
循環系統

左手背

右手背

淋巴與
循環系統

淋巴與
循環系統

器官受到感染時，必須藉由口服
或嗅聞精油來緩解病症。因為要
有足夠的殺菌分子才能趕走病
菌，所以除了精油按摩外，也要
搭配這兩種方式提高成效。

適用的精油

精油
沉香醇
百里香

膽結石

　　膽結石是位於肝臟下方的膽囊內有一些石子狀的合成物。法國大約有三、四百萬人患有此疾。80% 的患者不會有任何感覺，只是橫膈膜下方或胃部會突然感到劇痛。除了 70 歲以上的婦女是膽結石高危險群外，體重過重的年輕人也有很高的機率，發病時務必掛急診緩和疼痛。

　　膽的反射區只分布在右手和右腳上，位於肝反射區下方，是一個很小的區域，不容易找到。請仔細看下方的圖示。找到這個反射區後，用大拇指確實按壓，在上面畫圓，不要移動。

反射區

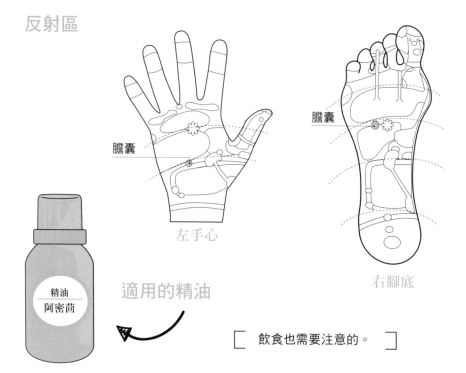

膽囊

左手心

膽囊

右腳底

精油
阿密茴

適用的精油

[飲食也需要注意的。]

181

精油芳療・手足按摩應用圖典
Ma bible De la réflexologie et de l'acupression
aux huiles essentielles

腎結石

　　腎結石或尿道結石的患者應經常刺激這些區域，以預防復發。腎結石之外，如果還併發腎絞痛的話，劇烈的疼痛會讓人無法承受。

反射區

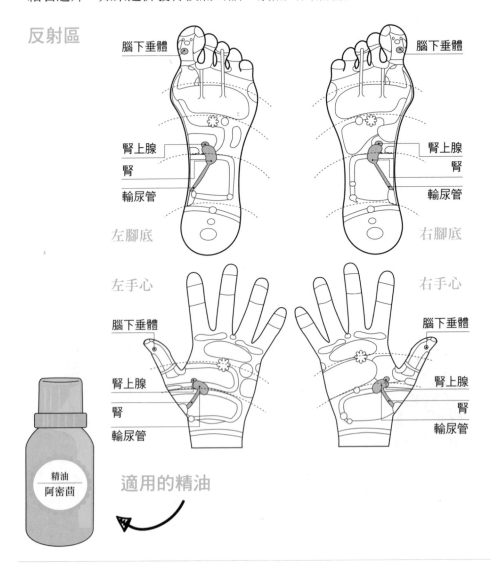

腦下垂體　　　　　　　　　　　　　　　　　　腦下垂體

腎上腺　　　　　　　　　　　　　　　　　　腎上腺
腎　　　　　　　　　　　　　　　　　　　　腎
輸尿管　　　　　　　　　　　　　　　　　　輸尿管

左腳底　　　　　　　　　　　　　　　　　　右腳底

左手心　　　　　　　　　　　　　　　　　　右手心

腦下垂體　　　　　　　　　　　　　　　　　　腦下垂體

腎上腺　　　　　　　　　　　　　　　　　　腎上腺
腎　　　　　　　　　　　　　　　　　　　　腎
輸尿管　　　　　　　　　　　　　　　　　　輸尿管

精油
阿密茴

適用的精油

腕隧道症候群

如果你每天使用滑鼠的時間超過兩個小時，腕隧道症候群遲早會找上你。正如其名所示，這種症候群與手腕的神經有關。病症包含手部無法靈活動作、手掌冰冷、疼痛，特別是拇指、食指和中指，這三指由正中神經支配；還有前臂會感覺麻痹、無力。這時手指的動作會出現障礙，無法做出精確的動作如縫紉、寫字，嚴重的話，就連打開果醬蓋或是啤酒瓶蓋都沒有辦法。

穴位指壓

可以按壓從肌腱到手掌之間的這幾個穴道。

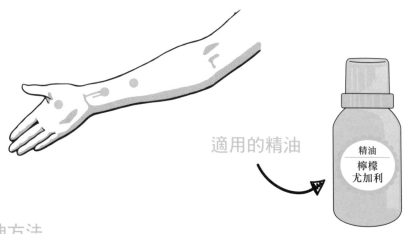

適用的精油

精油
檸檬
尤加利

延伸方法

坐在電腦前工作的人，早、晚與每 30 分鐘都要稍作休息。伸直雙臂，定時活動雙手與手腕，轉動手腕，盡量開闔手掌，反覆十幾次，並且特別要注意自己的慣用手。睡覺時也要避免把手壓在枕頭下。

肩關節僵硬

　　五十肩發作時的疼痛會讓肩膀幾乎失去活動能力。目前正規醫療對於這種發炎反應的看法並不一致，藥物的效果不彰，復原之路也很漫長，不如藉由反射區療法，每星期至少施行三次，加速關節復原。

反射區

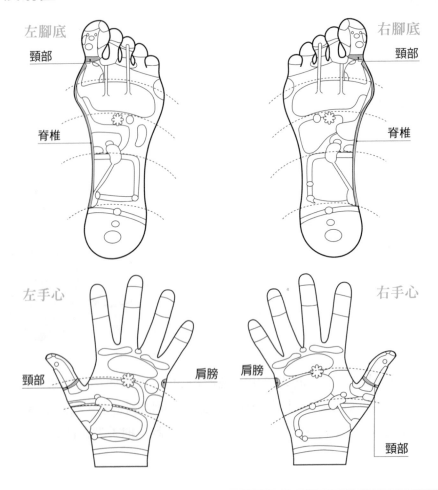

左腳底　頸部　脊椎

右腳底　頸部　脊椎

左手心　頸部　肩膀

右手心　肩膀　頸部

左腳背

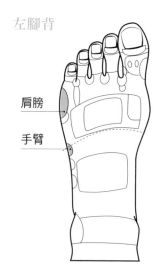

肩膀

手臂

右腳背

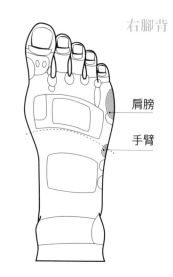

肩膀

手臂

左手背

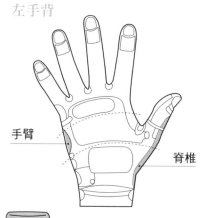

手臂

脊椎

右手背

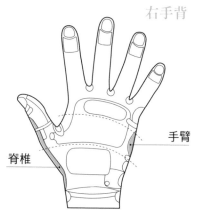

手臂

脊椎

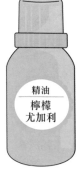

精油
檸檬
尤加利

適用的精油

精油芳療・手足按摩應用圖典
Ma bible De la réflexologie et de l'acupression
aux huiles essentielles

橘皮與下肢水腫

　　活動肌肉，特別是水下運動，如水中律動、水中跑步、水中飛輪，是消除橘皮最有效的方式，搭配局部反射區按摩療法能幫助身體排除廢物。

反射區

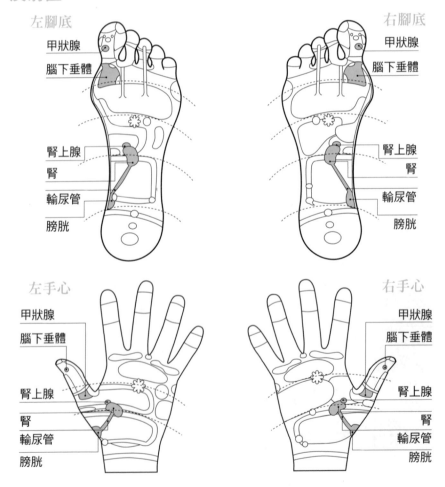

左腳底
甲狀腺
腦下垂體
腎上腺
腎
輸尿管
膀胱

右腳底
甲狀腺
腦下垂體
腎上腺
腎
輸尿管
膀胱

左手心
甲狀腺
腦下垂體
腎上腺
腎
輸尿管
膀胱

右手心
甲狀腺
腦下垂體
腎上腺
腎
輸尿管
膀胱

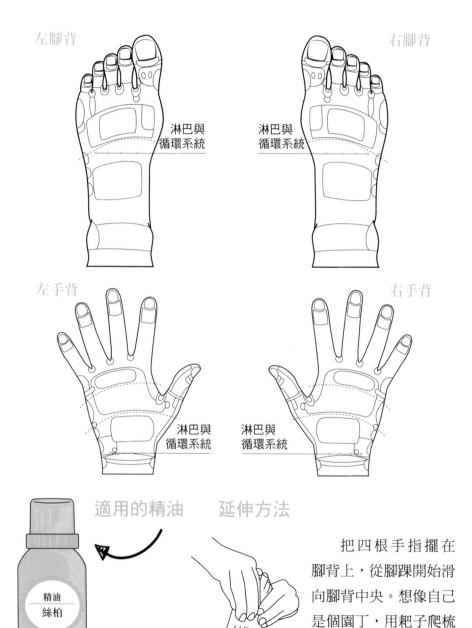

左腳背

右腳背

淋巴與
循環系統

淋巴與
循環系統

左手背

右手背

淋巴與
循環系統

淋巴與
循環系統

適用的精油　　延伸方法

精油
絲柏

把四根手指擺在腳背上，從腳踝開始滑向腳背中央。想像自己是個園丁，用耙子爬梳這個區域。請人幫忙的話，會更容易操作。

187

毛髮問題

　　環境汙染並非唯一會造成毛髮問題的原因，疲勞、荷爾蒙、壓力等，都有影響。頭髮的反射區恰好就在指甲上，必須用力夾掐才有效。

反射區

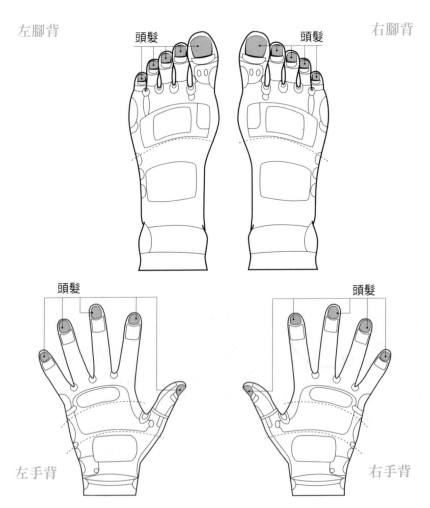

適用的精油

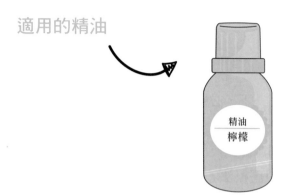

精油
檸檬

選用合適的洗髮精、護髮乳或其他護髮產品是必要的，也要特別注意氯（如游泳池）、安全帽（如機車、腳踏車）和品質不佳的洗髮精（如含矽的洗髮精）。

延伸方法

也可以搭配其他反射區或穴位：

每個月經期時頭髮都會變得較油的話，參考〈月經〉（337 頁）。

近日生活太過放肆，參考〈排毒〉（222 頁）。

覺得失去了什麼，參考〈壓力〉（359 頁）。

甲狀腺不太正常，參考〈甲狀腺亢進或低能〉（275 頁）。

腳踝扭傷

　　如果扭傷了，讓四肢休息一下，必要的話也可以用反射區療法舒緩。「腎上腺」穴位對於消炎止痛很有幫助。下手時不要太粗暴，如果你的腳踝傷勢不輕，就連刺激腳底反射區也會是件困難的事。這種情況之下，請先不要施行反射區療法，冰敷腳踝 15 分鐘，先緩和發炎的情況後再按壓。

反射區

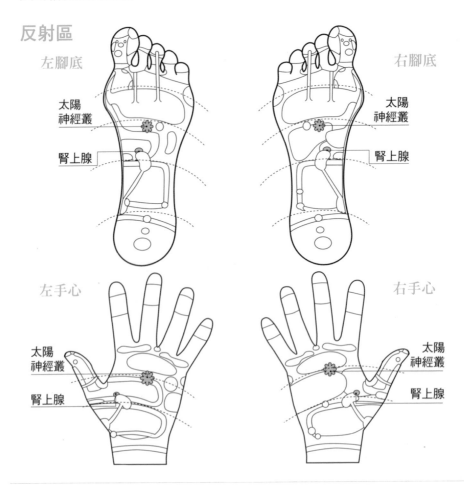

左腳底　　　　　　　　　　　　　　　右腳底

太陽神經叢

腎上腺

左手心　　　　　　　　　　　　　　　右手心

太陽神經叢

腎上腺

有時候，我們會為了舒服而以不對的姿勢站立，但隨意的動作可能會讓膝蓋受傷，因此，「膝蓋」反射區也很重要。

腳踝扭傷

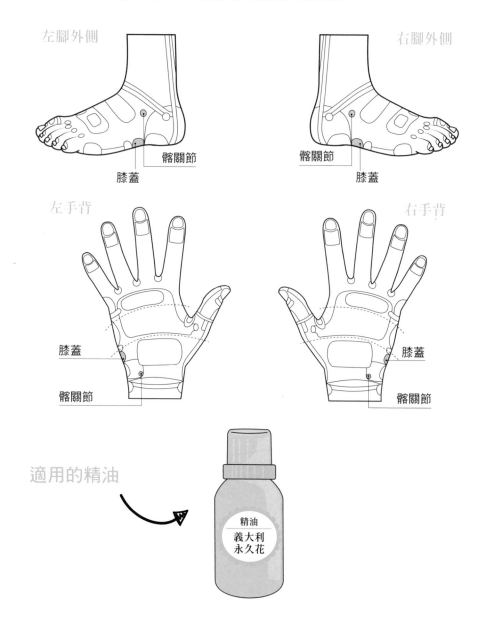

左腳外側　　　　　　　　　　　右腳外側

髖關節
膝蓋

髖關節
膝蓋

左手背　　　　　　　　　　　右手背

膝蓋

膝蓋

髖關節

髖關節

適用的精油

精油
義大利
永久花

精油芳療・手足按摩應用圖典
Ma bible De la réflexologie et de l'acupression
aux huiles essentielles

化療

　　近十年來，用來治療大部分癌症，以及其他疾病的化學或放射性治療技術不斷進步改善，最近幾年更是顯著。除了更個人化的療程外，副作用也減少許多，但是實際上也沒那麼容易。療程期間，器官必需承受許多磨難，這時就能利用反射區療法幫助病患渡過難關。還有各種所謂的「支持療法」（例如順勢療法、藥用植物療法、身心放鬆療法）殊途同歸，都是藉由促進排毒、減輕噁心嘔吐、改善失眠、消除疲倦等副作用、增強患者體力。

反射區

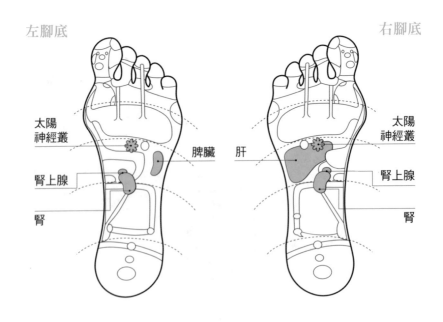

左腳底　　　　　　　　　　　　　　　　　右腳底

太陽神經叢　　　　　　　　　脾臟　　肝　　　　太陽神經叢

腎上腺　　　　　　　　　　　　　　　　　腎上腺

腎　　　　　　　　　　　　　　　　　　　腎

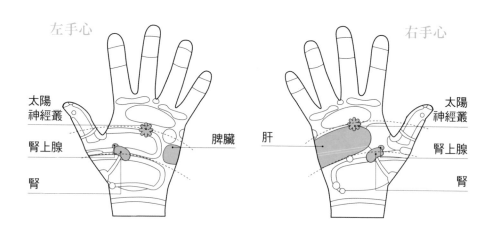

左手心　　　　　　　　　　　右手心

太陽
神經叢

腎上腺

腎

脾臟

肝

太陽
神經叢

腎上腺

腎

化
療

穴位指壓

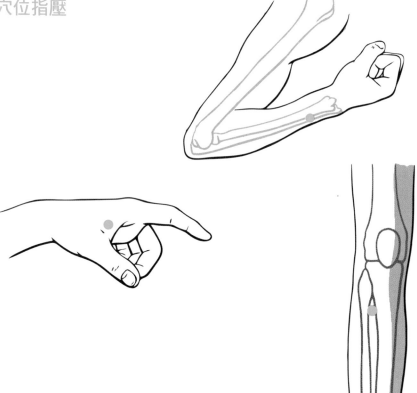

適用的精油

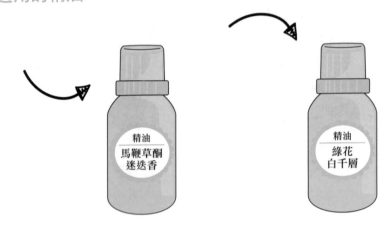

精油
馬鞭草酮
迷迭香

精油
綠花
白千層

延伸方法

根據個人情況也可以刺激下方列出的穴位和反射區，藉此增強體力、
提高免疫力與幫助排除毒素：

〈便秘〉（204頁）、〈排毒〉（222頁）、〈失眠〉（284頁）、〈身
心疲憊〉（244頁）。

> 每個人接受治療的部位、副作用和身體狀況都不同，可以諮詢針灸專家
> 或是可信賴的反射區療法治療師，請對方根據你的狀況給予相關建議。

膽固醇過高

　　人體代謝脂肪酸的機制很複雜。西醫的看法為利用飲食、抑制劑去調節，和能量醫學的看法不同，但正好能完美互補。控制膽固醇的穴位和肝有關，肝臟是人體負責膽固醇的器官。

穴位指壓

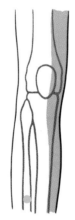

- 穴位指壓也可以幫得上忙，一項研究指出，接受能量按摩的老鼠血液的含脂量較低。為什麼會有這種效果呢？研究者發現刺激這個穴位會對特定的酶（一氧化氮合酶、甲硫腺嘌呤核糖苷酶）起作用，再影響細胞訊息傳遞的重要物質一氧化氮含量。它可以調控血壓、保持維護心血管、調節胰島素分泌、提昇人體自然抵抗氧化壓力的能力。
- 除此之外，刺激〈麻醉〉（151頁）、〈高血壓與低血壓〉（271頁）和〈心悸〉（324頁）等穴位也能達到保護心臟的效果。研究顯示這些方法都可以調節心律和血壓，而這兩個因素正是維持心臟健康的重點。

適用的精油

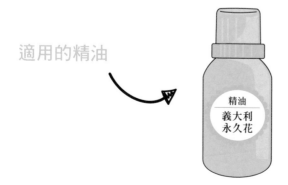

精油
義大利
永久花

精油芳療・手足按摩應用圖典
Ma bible De la réflexologie et de l'acupression
aux huiles essentielles

尾椎

　　髂關節的反射區相對隱密，位在踝關節前方凹陷處，從第四根腳趾延伸下來就可以找到。除了尾椎遭受撞擊時可以按壓外，患有尾骨疼痛症候群的人，也可以求助此穴。

反射區

左腳外側

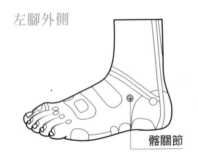

右腳外側

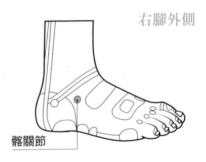

髂關節

髂關節

左手背

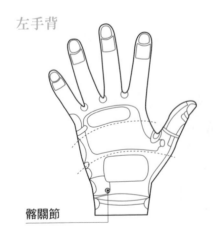

右手背

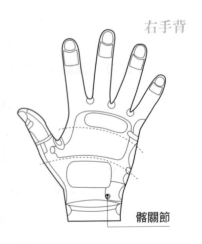

髂關節

髂關節

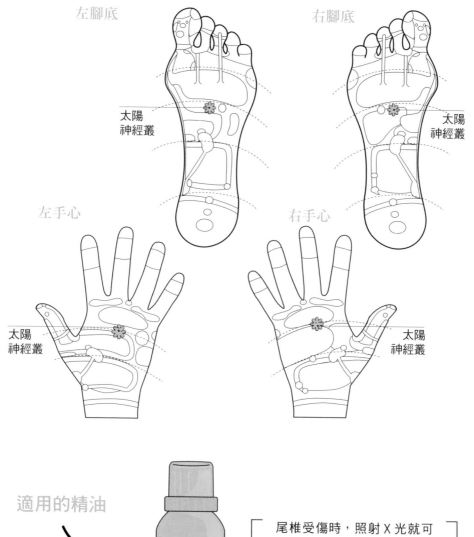

左腳底　　　　　　　　右腳底

太陽
神經叢

太陽
神經叢

左手心　　　　　　　　右手心

太陽
神經叢

太陽
神經叢

尾椎

適用的精油

精油
冬青

尾椎受傷時，照射 X 光就可
以檢查出患處。如果 X 光沒
有任何異常，卻仍然感覺疼
痛，那就是尾骨疼痛症候群。

精油芳療・手足按摩應用圖典
Ma bible De la réflexologie et de l'acupression
aux huiles essentielles

心臟衰弱

　　雖然家庭醫師密切注意著你的狀況，但你還是希望能為自己的身體做點什麼。此時你可以每星期按壓下圖與右圖中的反射區三次。但也別忘了基本的保養，根據個人情況調整健康的飲食、平靜的心情、良好的睡眠品質與運動，才是最要緊的。

反射區

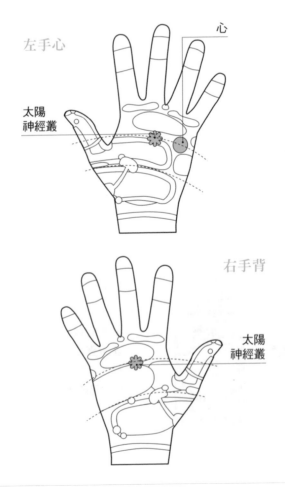

左手心

心

太陽
神經叢

右手背

太陽
神經叢

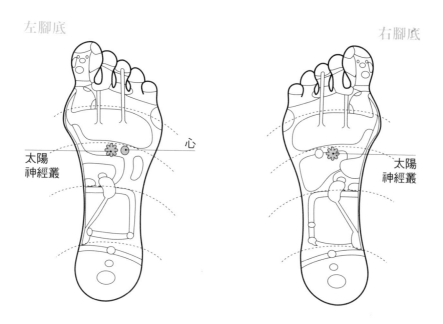

適用的精油

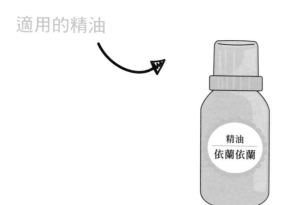

精油芳療・手足按摩應用圖典
Ma bible De la réflexologie et de l'acupression
aux huiles essentielles

結腸炎與腸躁症

　　結腸的反射區不是一個穴點，而是繞成一圈的線，必需用手指來回按壓。其實按照這個器官的大小來看，反射區這麼分布也是合理的。另外，也別忘了太陽神經叢，你們現在應該都很清楚消化問題和壓力之間緊密的關係了。

反射區

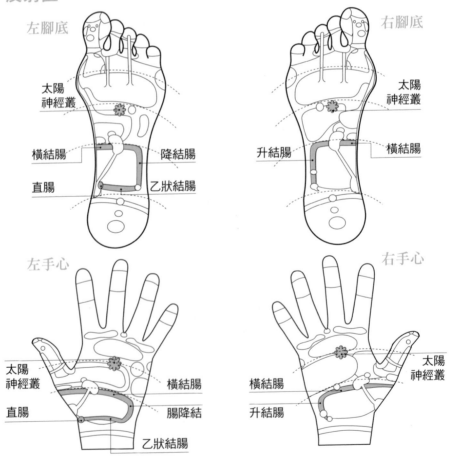

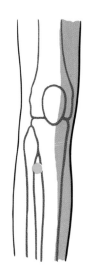

穴位指壓

- 若因氣體（脹氣、結腸炎）或液體（腹水積存）而感到肚子脹脹的，請按壓右圖穴位：

- 結腸不適時會有肚子痛的感覺，可以按壓下圖穴位：

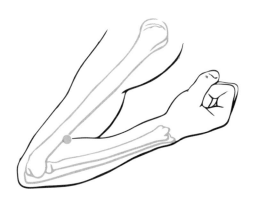

適用的精油

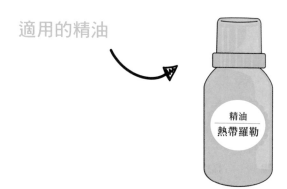

精油
熱帶羅勒

精油芳療 · 手足按摩應用圖典
Ma bible De la réflexologie et de l'acupression
aux huiles essentielles

120
個
精
油
穴
道
按
摩
提
案

結膜炎

　　結膜是覆於眼睛內側的一層薄膜。結膜不適時，感覺就像眼睛進砂。結膜炎會讓眼睛發癢、流眼淚，也會稍微感到疼痛，揉眼睛會加重症狀。注意不要和角膜炎或其他眼睛的疾病搞混了，如果無法自行判斷，最好諮詢醫生。

反射區

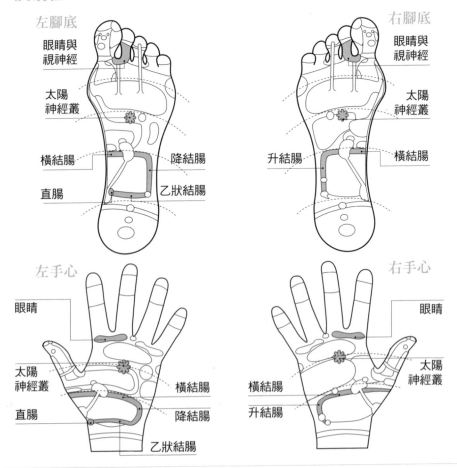

左腳底
眼睛與視神經
太陽神經叢
橫結腸
降結腸
直腸
乙狀結腸

右腳底
眼睛與視神經
太陽神經叢
升結腸
橫結腸

左手心
眼睛
太陽神經叢
直腸
橫結腸
降結腸
乙狀結腸

右手心
眼睛
太陽神經叢
橫結腸
升結腸

左腳背

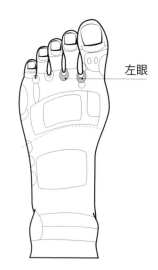

左眼　右眼

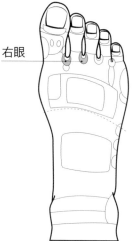

右腳背

穴位指壓

　　想要進一步舒緩症狀，讓眼睛更舒適的話，可以按壓這個穴道。

　　如果是病毒性或細菌感染引發的結膜炎，可以另外參考 277 頁〈免疫力低落〉；如果是過敏引起的，請見 148 頁〈過敏〉。

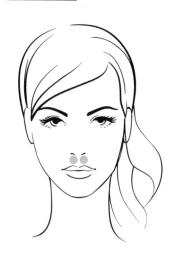

適用的精油

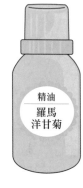

精油
──
羅馬
洋甘菊

⚠ 注意

結膜炎若在短期內沒有好轉，一定要諮詢眼科醫生，確認是否需要使用抑菌的藥膏或抗生素，千萬不要耽誤治療。

精油芳療・手足按摩應用圖典
Ma bible De la réflexologie et de l'acupression
aux huiles essentielles

便祕

　　便祕分成習慣性便秘與器質性便秘。前者指的是腸道蠕動不足，食團無法往下消化，後者指的是括約肌收縮失調導致糞便無法排出。無論哪種便祕，請特別加強「乙狀結腸」反射區的按摩，但也別忘了結腸、直腸、肛門以及相關的反射區。

反射區

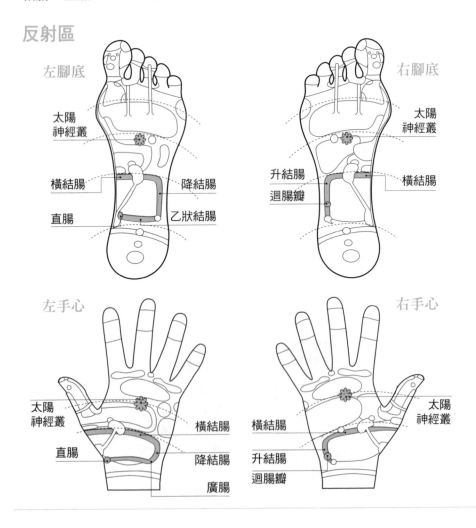

左腳底　　右腳底

太陽神經叢

太陽神經叢

橫結腸　　降結腸

升結腸　　橫結腸

迴腸瓣

直腸　　乙狀結腸

左手心　　右手心

太陽神經叢　　橫結腸

橫結腸　　太陽神經叢

直腸　　升結腸

降結腸　　迴腸瓣

廣腸

+ 你只在旅行或外出時便秘嗎？那是壓力作祟，可以參考〈壓力〉
（359 頁）或〈時差〉（212 頁），同時刺激太陽神經叢。

穴位指壓

按壓位於「大腸經」上的
合谷穴可以保持腸道通暢。

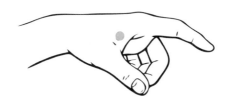

適用的精油

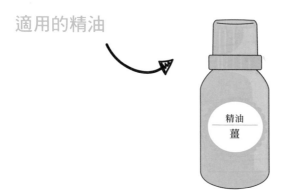

精油
薑

缺乏運動也是造成便祕的原因之一，這時只要走路就能促進腸道蠕動。
氣虛或是過於疲勞會阻礙身體功能，包括消化系統，因此也是便秘的原
因。這種情況下，身體就沒有辦法排出穢物，按壓和「疲勞」相關的穴
道也會有幫助。

肋骨

　　經歷了意外或撞擊，如運動傷害、打架之後，肋骨可能會直接受到影響而感覺疼痛，肋間肌當然也會因此受罪。除此之外，神經發炎也會造成肋間疼痛。這種原因的肋骨疼痛，有時會痛到讓人誤以為是罹患重病或是心臟病發，其實這不過是關節炎，或帶狀疱疹引發的神經痛。不管是哪一種狀況，都不太可能直接對著肋骨按摩，這時反射區又派上用場了。

反射區

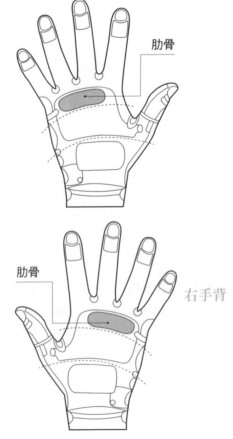

左手背

肋骨

肋骨

右手背

肋骨

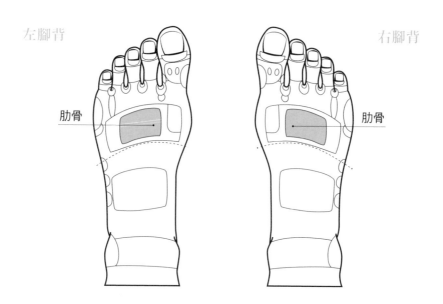

左腳背　　　　　　　　　　　　　　　　　右腳背

肋骨　　　　　　　　　　　　　　　　　　肋骨

適用的精油

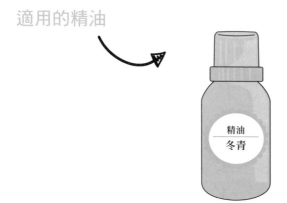

精油
冬青

精油芳療・手足按摩應用圖典
Ma bible De la réflexologie et de l'acupression
aux huiles essentielles

抽筋

　　單一部位抽筋時，可以直接拉筋處理。但如果反覆抽筋的話，也許是體內的鈣質不穩定，就得求助於反射區療法了。請注意，和甲狀腺反射區比起來，副甲狀腺的反射區小很多，別按錯了。

反射區

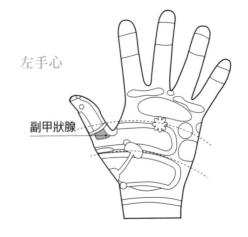

左手心

副甲狀腺

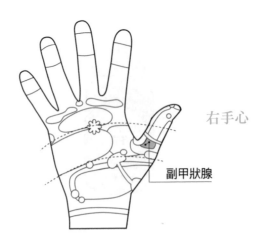

右手心

副甲狀腺

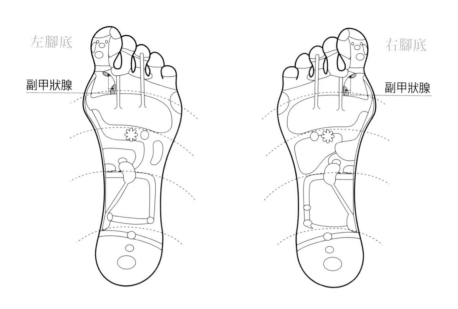

左腳底　　　　　　　　　　　右腳底

副甲狀腺　　　　　　　　　　副甲狀腺

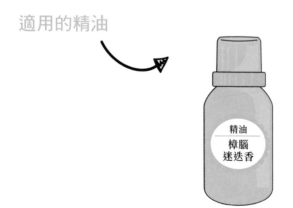

適用的精油

精油
樟腦
迷迭香

膀胱炎

　　單純發炎，即間質性膀胱炎經常是神經性的；而受到感染的膀光炎，則一定要進行內部治療。這兩種膀胱炎按壓的反射區都相同。

反射區

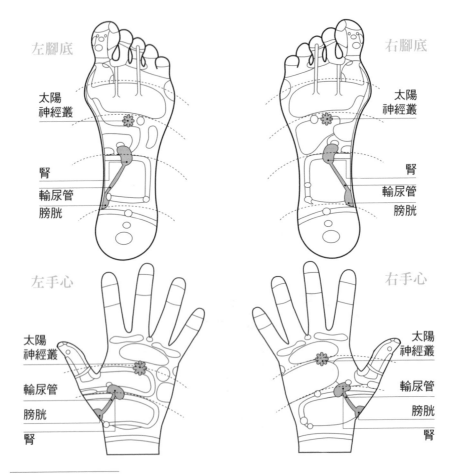

左腳底　　　　　　　　　　　　　　　右腳底

太陽神經叢

腎
輸尿管
膀胱

左手心　　　　　　　　　　　　　　　右手心

太陽神經叢

輸尿管
膀胱
腎

---

* 　「太陽神經叢」這個穴位，間質性或復發性膀胱炎患者都特別需要按摩。

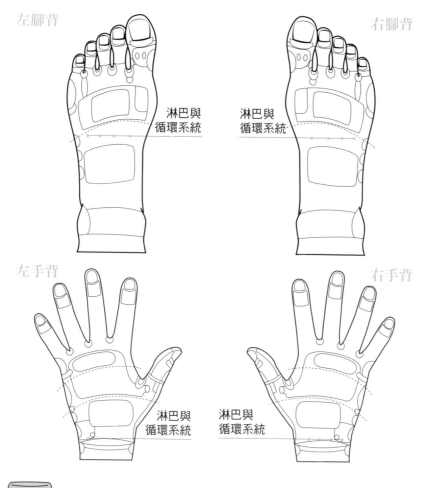

左腳背

右腳背

淋巴與
循環系統

淋巴與
循環系統

左手背

右手背

淋巴與
循環系統

淋巴與
循環系統

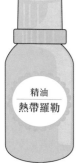

精油
熱帶羅勒

適用的精油

+ 男性請同時按摩〈攝護腺腫大〉（332 頁）。

精油芳療・手足按摩應用圖典
Ma bible De la réflexologie et de l'acupression
aux huiles essentielles

時差

　　一天 24 小時的循環中，人類的習慣是白天工作晚上睡覺。有些人會因為生理時鐘被打亂而失眠，情緒也會變得不穩定，還可能引發增胖、失去胃口、憂鬱等問題。冬令與夏令時間轉換、長途飛行、作息時間變更，不管是什麼原因造成的時差，都可以藉由刺激松果體找回平衡，這個部位是人體生理時鐘的總指揮官。除此之外，也要按摩下視丘。這個部位是腦中掌管時差的區域，也負責調節胃口、睡眠、體溫等，所有會受時區變更影響的機能。

　　你可以自我觀察 24 小時的作息。根據所在的區域、光照、氣候、季節和生活安排，每個人的生理時鐘會有些許差異，但大致會如右圖所示，坐了幾個小時的飛機到另一地後，你的作息就跟這個圖上標的不一樣了。可想而知，你的生理機能會因為受到干擾而變得紊亂。

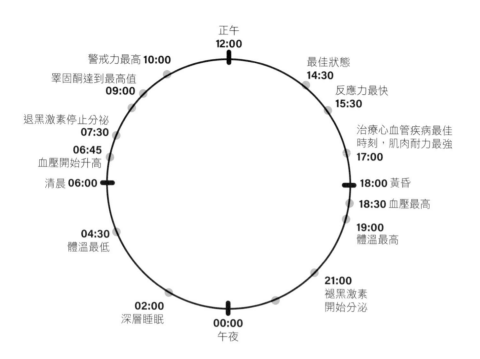

正午
12:00

警戒力最高 10:00

睪固酮達到最高值
09:00

退黑激素停止分泌
07:30

06:45
血壓開始升高

清晨 **06:00**

04:30
體溫最低

02:00
深層睡眠

00:00
午夜

最佳狀態
14:30

反應力最快
15:30

治療心血管疾病最佳
時刻，肌肉耐力最強
17:00

18:00 黃昏

18:30 血壓最高

19:00
體溫最高

21:00
褪黑激素
開始分泌

反射區

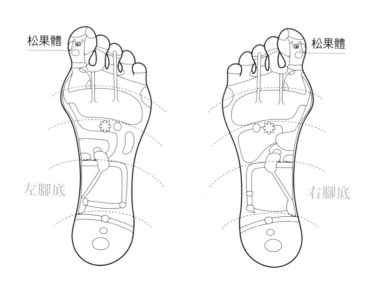

松果體

松果體

左腳底

右腳底

精油芳療・手足按摩應用圖典
Ma bible De la réflexologie et de l'acupression
aux huiles essentielles

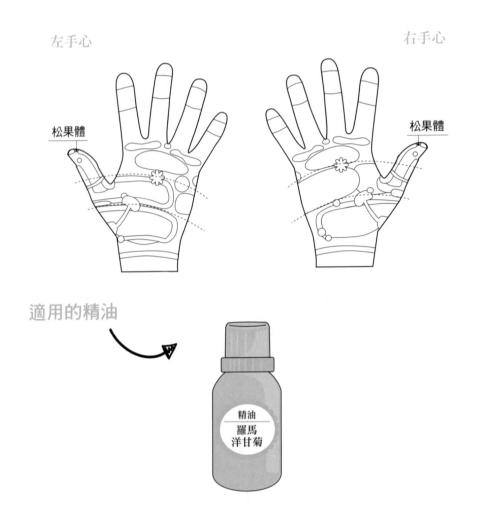

左手心　　　　　　　　　　　　　　　　右手心

松果體　　　　　　　　　　　　　　　　松果體

適用的精油

精油
羅馬
洋甘菊

健康加分

　　調整時差最好的方法是盡量接受日照刺激，大腦判斷了這個信號後，會主動調整生理時鐘。

　　用餐的時間，以及在飛機上和抵達目的地時攝取的食物，也扮演了至關重要的角色。更多資訊可以參考 474 頁的〈對抗時差計畫〉。

牙齒

　　蛀牙、牙痛、牙齦腫脹的問題,可以按摩這個反射區達到舒緩、幫助治療的效果。如果牙痛是因為感染或咬合錯位引起,或是經過幾個小時、幾天自行治療(包括反射區療法)後還是沒有改善,一定要馬上就醫。否則一般的情況下,只要按摩反射區就可以解決了。先從腳趾開始,往左往右拉一拉,特別是和牙齒疼痛有關的腳趾。

反射區

左腳背　　　　　　　　　　　　　　　　　　　　　　右腳背

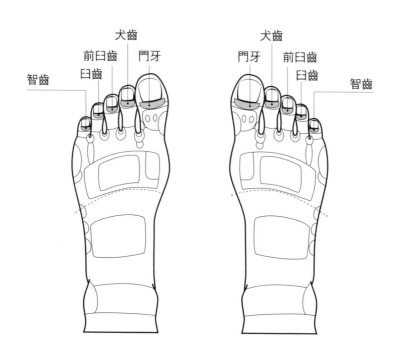

精油芳療・手足按摩應用圖典
Ma bible De la réflexologie et de l'acupression
aux huiles essentielles

左腳底

右腳底

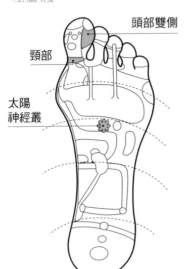

頭部雙側

頸部

太陽
神經叢

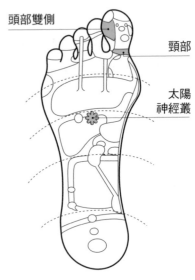

頭部雙側

頸部

太陽
神經叢

左手心

右手心

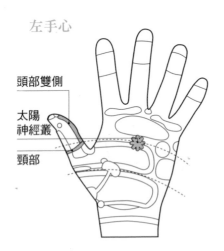

頭部雙側

太陽
神經叢

頸部

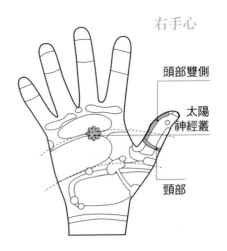

頭部雙側

太陽
神經叢

頸部

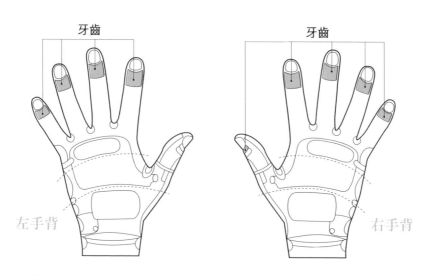

穴位指壓

也可以按壓此穴道。

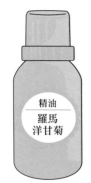

適用的精油

另可參考：〈下顎緊繃〉（299 頁）（特別是健康
加分的說明）。

延伸方法

除了牙齒疼痛外，咬合錯位或掉牙造成的咬合異常都有可能引發
其他器官不適，比如〈耳鳴〉（175 頁）或〈下顎緊繃〉（299 頁）。

精油芳療·手足按摩應用圖典
Ma bible De la réflexologie et de l'acupression
aux huiles essentielles

沮喪與抑鬱

　　有些反射區用來舒緩症狀，有些則是刺激動力，無論是哪一種，
都可以幫助你回復身心平衡。白天除了刺激腳底外，也可以順便按摩
手部大拇指的反射區。既方便又不會引人注目。

反射區

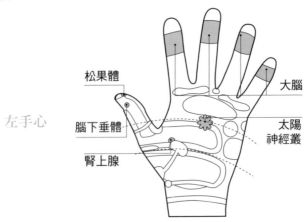

左手心

松果體
腦下垂體
腎上腺
大腦
太陽
神經叢

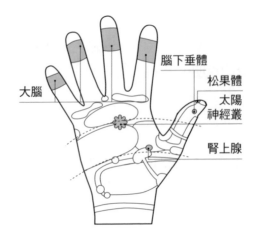

右手心

大腦
腦下垂體
松果體
太陽
神經叢
腎上腺

沮喪與抑鬱

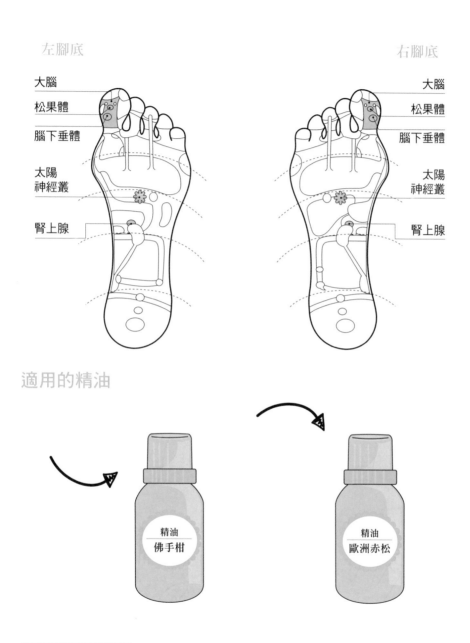

左腳底　　　　　　　　　　　　　　　　右腳底

大腦　　　　　　　　　　　　　　　　　大腦

松果體　　　　　　　　　　　　　　　　松果體

腦下垂體　　　　　　　　　　　　　　　腦下垂體

太陽
神經叢　　　　　　　　　　　　　　　　太陽
　　　　　　　　　　　　　　　　　　　神經叢

腎上腺　　　　　　　　　　　　　　　　腎上腺

適用的精油

精油
佛手柑

精油
歐洲赤松

---

* 特別是季節轉換期的抑鬱，可以按摩「松果體」這個反射區。

精油芳療・手足按摩應用圖典
Ma bible De la réflexologie et de l'acupression
aux huiles essentielles

情緒失衡

當我們被情緒綁架時，日常生活會變得複雜，社會關係也會隨之緊繃。反射區療法的第一選擇是「松果體」反射區，因為這種狀況可能是褪黑激素分泌失調造成的。「太陽神經叢」當然也一樣重要，也別忘了「橫膈膜」反射區，藉此幫助你深呼吸可以帶來平靜的效果。

反射區

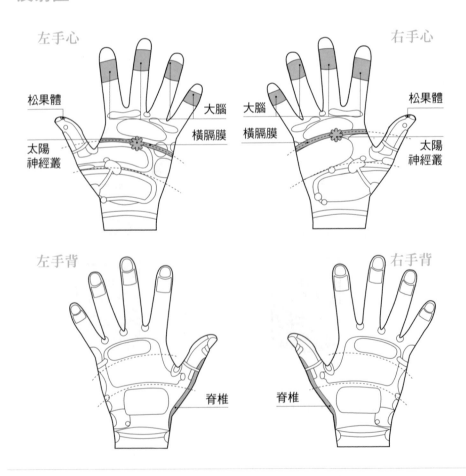

左手心　　　　　　　　　　　　　　　　右手心

松果體　　　　　　　　　　　大腦　　　大腦　　　　　　　松果體

太陽神經叢　　　　　　　　橫膈膜　　橫膈膜　　　　　太陽神經叢

左手背　　　　　　　　　　　　　　　　右手背

脊椎　　　　脊椎

左腳底

大腦
松果體

橫膈膜
太陽
神經叢
脊椎

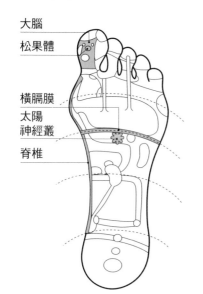

右腳底

大腦
松果體

橫膈膜
太陽
神經叢
脊椎

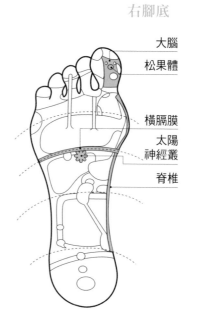

適用的精油

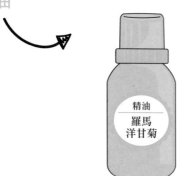

精油
羅馬
洋甘菊

精油芳療・手足按摩應用圖典
Ma bible De la réflexologie et de l'acupression
aux huiles essentielles

排毒

以下這幾個反射區很適合在某個週末，甚至一整個星期每天按壓，刺激排泄器官增進身體排毒，順便搭配我們提供的飲食、呼吸新鮮空氣、排毒運動等計畫（見 395 頁）。也別忘了喝大量的水。

反射區

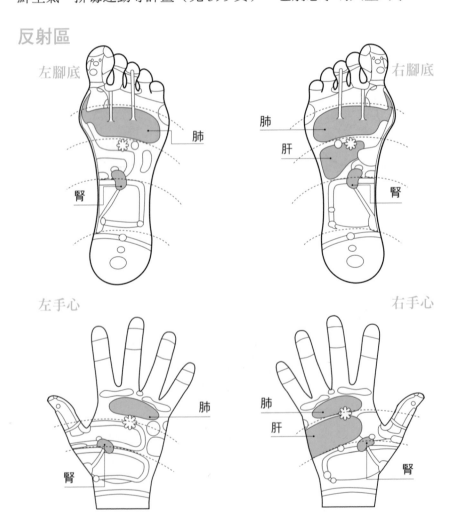

左腳底 　　　　　　　　　　　　右腳底

肺

肺

肝

腎　　　　　　　　　　　　　　腎

左手心　　　　　　　　　　　　右手心

肺

肺

肝

腎　　　　　　　　　　　　　　腎

左腳背

右腳背

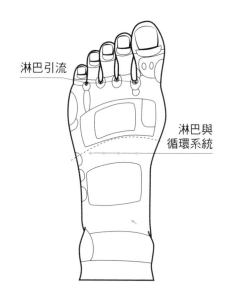

淋巴引流

淋巴與
循環系統

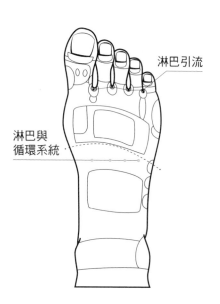

淋巴引流

淋巴與
循環系統

左手背

右手背

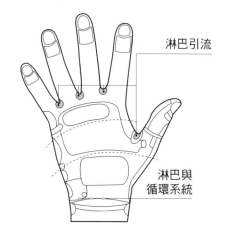

淋巴引流

淋巴與
循環系統

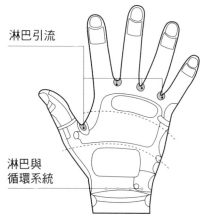

淋巴引流

淋巴與
循環系統

精油芳療・手足按摩應用圖典
Ma bible De la réflexologie et de l'acupression
aux huiles essentielles

穴位指壓

詳細請見〈身體排毒計畫〉
（395 頁），搭配四個「高
效排毒穴道」執行。

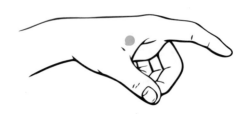

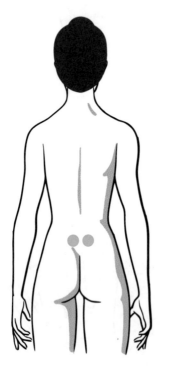

- 刺激大腸、促進排毒的最佳穴位。

- 「腎」腎臟是重要的排毒器官，激刺
  腎臟達到排毒效果。

- 足三陰：促進氣血循環。此穴位於腳
  踝上方四指處。

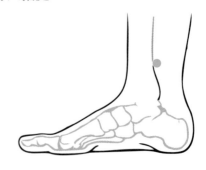

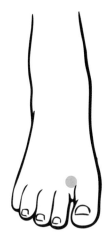

排
毒

• 晚間按壓，此穴能助眠，也能消肝火，
是「天星穴」之一，意思就是對許多
症狀來說都非常重要（此處用來治療
肝的問題，但也可以用在許多其他疾
病），用途廣泛。

適用的精油

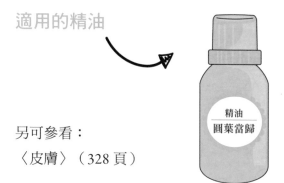

精油
圓葉當歸

另可參看：
〈皮膚〉（328 頁）

精油芳療・手足按摩應用圖典
Ma bible De la réflexologie et de l'acupression
aux huiles essentielles

糖尿病

　　糖尿病源於胰腺停止分泌胰島素或分泌不足，因此無法代謝體內糖分。你可以按壓這一頁中標出的穴道，但絕對不能擅自停止醫生開的處方。也不能忽略控制葡萄糖含量，特別是第一型糖尿病患者更要小心。

反射區

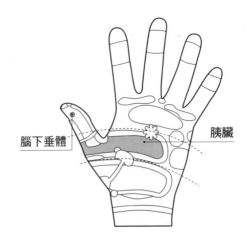

左手心

腦下垂體　　胰臟

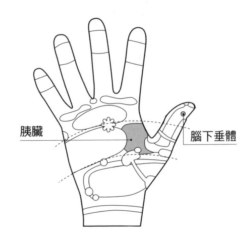

右手心

胰臟　　腦下垂體

左腳底　　　　　　　　　　　　　　　　　　右腳底

腦下垂體

胰臟

腦下垂體

胰臟

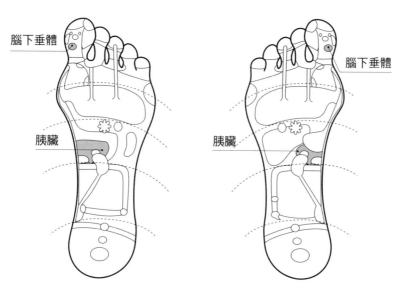

適用的精油

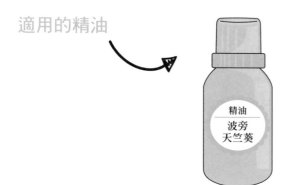

精油
波旁
天竺葵

╋ 同時刺激糖尿病患者較為脆弱的部位，比如「眼睛」、「心臟」、「皮膚」，甚至是消除疲勞的「腎上腺」和增加免疫力的「脾臟」反射區。

精油芳療・手足按摩應用圖典
Ma bible De la réflexologie et de l'acupression
aux huiles essentielles

腹瀉

　　腹瀉是身體排除細菌的正常反應。腹瀉的原因有很多種，有的時候是過度緊張引起的、旅行中發生的水土不服，有時是病毒性腸胃炎引起的，有的時候則是對某種食物不耐、消化系統不適、食物中毒，甚至是荷爾蒙失調都是可能的原因。如果短期內沒有止瀉，最好還是直接就醫。

反射區

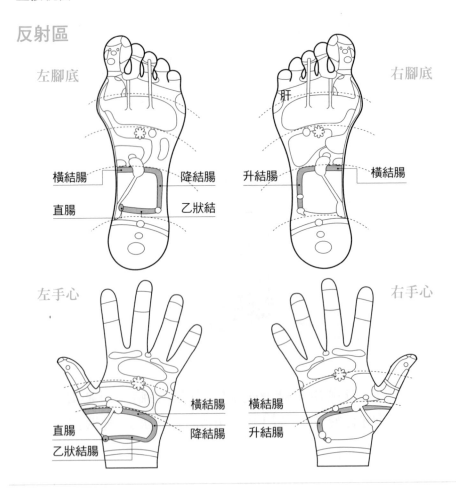

左腳底

右腳底

肝

橫結腸　　　降結腸

直腸　　　乙狀結

升結腸　　　橫結腸

左手心

右手心

橫結腸

橫結腸

直腸　　　降結腸

升結腸

乙狀結腸

穴位指壓

此穴可以止瀉。

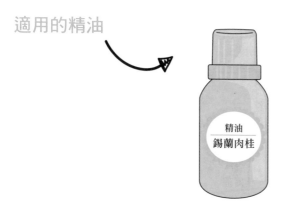

適用的精油

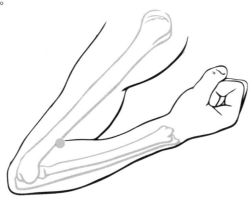

精油
錫蘭肉桂

消化不良

　　改善消化問題的第一步是讓腸胃休息。停止進食，並且大量飲用促進消化的飲品，如富含碳酸氫鹽的礦泉水、薑茶、薄荷花茶。然後到戶外散步一段時間。同時，也可以藉由按摩反射區和適當的穴道幫助消化系統。

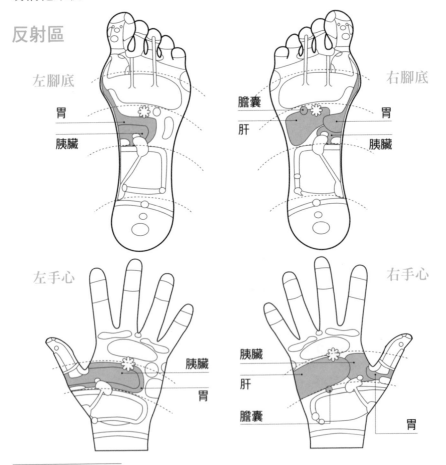

反射區

左腳底　　　　　　　　　　　　　右腳底

胃　　　　　　　　　　　膽囊　　　　　　　胃
　　　　　　　　　　　　肝
胰臟　　　　　　　　　　　　　　　　　　胰臟

左手心　　　　　　　　　　　　　右手心

　　　　　　　　胰臟　　　胰臟
　　　　　　　　　　　　　肝
　　　　　　　　胃　　　　膽囊

　　　　　　　　　　　　　　　　　　　胃

---

* 如果是因為攝取過多油脂導致，就可以按摩「膽囊」反射區；如果是糖份攝取過多導致，就
　可以按摩「胰臟」反射區。

穴位指壓

· 按壓此穴道（位於胃經之上）。

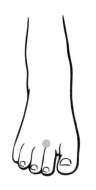

· 也可以按壓「中脘穴」。

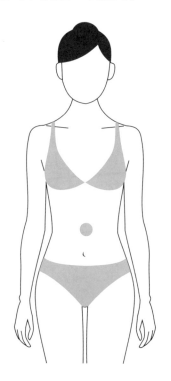

適用的精油

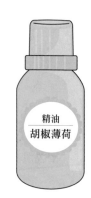

精油
胡椒薄荷

精油芳療・手足按摩應用圖典
Ma bible De la réflexologie et de l'acupression
aux huiles essentielles

背部

　　背痛大多時候可以藉由運動、伸展或水中律動獲得改善。反射區療法也可以提供協助，或作為輔助治療。這種方法對於預防背痛發作特別有效，因為背痛經常來自小小的緊繃不斷累積，原因可能是壓力、意外受傷、腰部關節炎等，直到某一天氣血阻塞、疼痛發作。只要按時消除，就不會演變成大傷害。

反射區

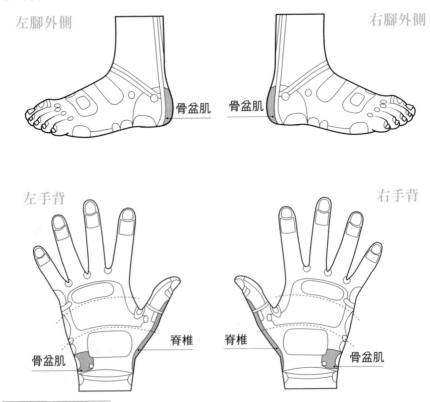

左腳外側　　　　　　　　　　　　　　右腳外側

骨盆肌　骨盆肌

左手背　　　　　　　　　　　　　　　右手背

脊椎　脊椎

骨盆肌　　　　　　　　　　　　　　　骨盆肌

---

* 如果是脊髓或其他與脊椎脊神經相連的神經疼痛，就可以按壓「骨盆肌」反射區。

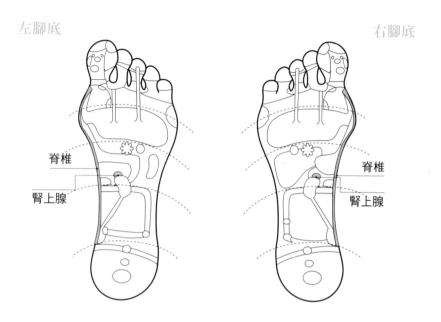

左腳底　　　　　　　　　　　　　　　　　　右腳底

脊椎

腎上腺

脊椎

腎上腺

　　你可以根據個人情況，針對最痛的部位加強按摩，比如腰部、尾椎、薦骨、背脊或頸椎。如果是身體或情緒受到強烈衝擊造成的背痛，可以針對蝶 - 枕關節（SBS）加強按壓。

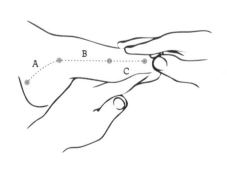

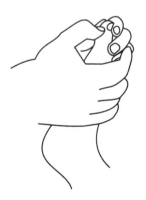

A.尾椎、薦骨、腰部。
B.背脊。
C.頸椎。

SBS：蝶 - 枕關節

120個精油穴道按摩提案

適用的精油

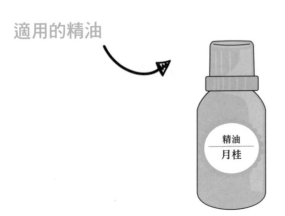

精油
月桂

健康加分

請人幫忙擰一下你的腳，力道要輕柔。把你的左腳放在他的雙手中，
左手不動，右手扭轉，另一隻腳也一樣。也可以自己擰一擰。

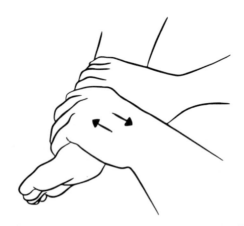

另可參看：〈坐骨神經痛〉（346頁）、〈肩頸痠痛與僵硬〉（371頁）

疼痛

　　針灸最大的優勢之一，在於它能藉由刺激某些特定的穴位，阻斷疼痛的信號，從而達到止痛的效果。透過刺激穴道，體內也會自行產生緩解疼痛的分子，如腦內啡、止痛啡肽、鴉片類受體等。

穴位指壓

　　施行指壓刺激到的區域比較不精準，止痛效果也較差。儘管如此，仍然是緩解各種疼痛的好方法，只要盡量準確地按壓即可。特殊情況下，你也可以使用工具幫忙，例如筷子或是有點尖的原子筆蓋。小心別讓自己受傷了。

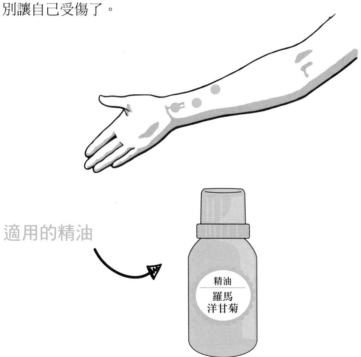

適用的精油

精油
羅馬
洋甘菊

濕疹

　　有乾性或濕性濕疹處的皮膚上的反射區是第一時間要處理的部位，例如手肘、膝蓋、手臂、臉部等，除此之外，也要順便關照肝臟，這個優越的排毒器官和皮膚的狀態密切相關。還有舒緩壓力的太陽神經叢。

反射區

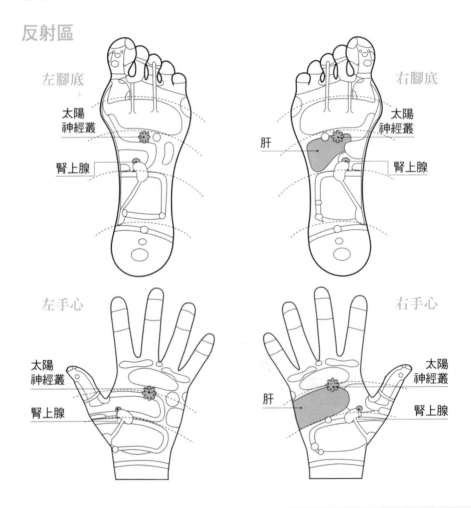

左腳底
太陽
神經叢
腎上腺

右腳底
太陽
神經叢
肝
腎上腺

左手心
太陽
神經叢
腎上腺

右手心
太陽
神經叢
肝
腎上腺

穴位指壓

治療溼疹的穴位如圖。

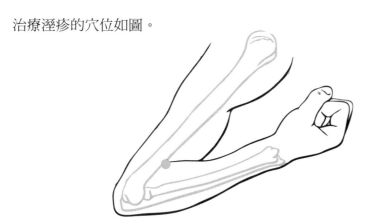

適用的精油

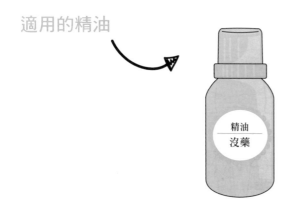

精油
沒藥

肩膀

　　按壓「肩膀」反射區可紓解肩關節附近肌肉的痠痛。因此，肩膀痠痛時，不論是肌腱炎、關節炎、滑囊炎或肩關節囊炎所引起的，都可以按照這一頁中的反射區緩解。

反射區

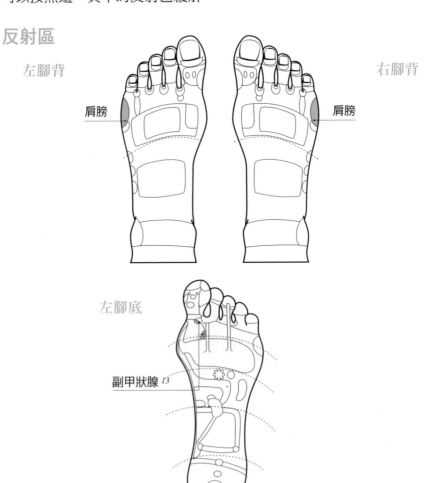

左腳背

右腳背

肩膀

肩膀

左腳底

副甲狀腺 13

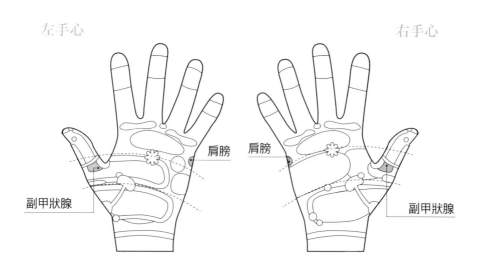

適用的精油

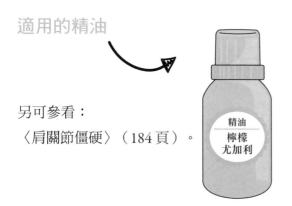

另可參看：
〈肩關節僵硬〉（184頁）。

精油
檸檬
尤加利

---

* 關節炎或其他骨頭毛病，都可以按摩「副甲狀腺」反射區。

精油芳療・手足按摩應用圖典
Ma bible De la réflexologie et de l'acupression
aux huiles essentielles

噴嚏不止

按摩以下穴道可紓解噴嚏不止帶來的疲憊。

穴位指壓

・ 按壓位於眉毛中央、眼瞼上方的「魚腰穴」。

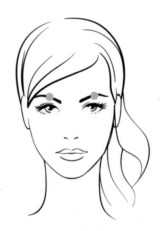

・ 這個穴道也要按壓（參考 315 頁〈嗅覺失靈〉的詳細說明）。

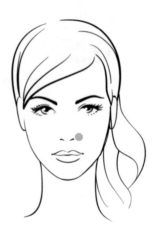

適用的精油

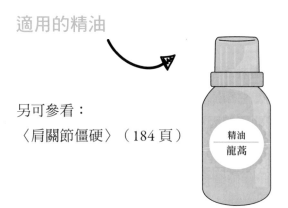

另可參看：
〈肩關節僵硬〉（184 頁）

精油
龍蒿

延伸方法

打噴嚏經常是過敏反應（參考 148 頁），也會伴隨鼻塞和流鼻水
（參考 313 頁〈鼻子〉）。

失聲

失聲經常是因為受寒、風吹、病毒、胃酸逆流，或是在過度說話、嘶吼和唱歌之後聲帶疲勞造成的。起因不同，症狀也會有所差異。一夜 KTV 與狂飲後，隔天可能只會吵啞；相對的，如果是喉炎或病毒侵入就會感到疼痛。

穴位指壓

- 位於喉嚨中央凹陷處的穴道。

- 喉部兩側的穴道。

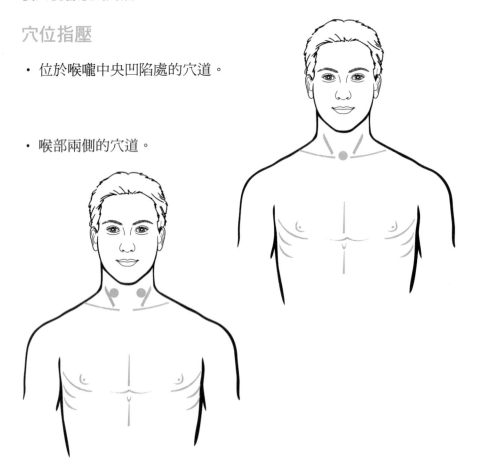

• 位於鼻梁上兩眼中間的穴道。

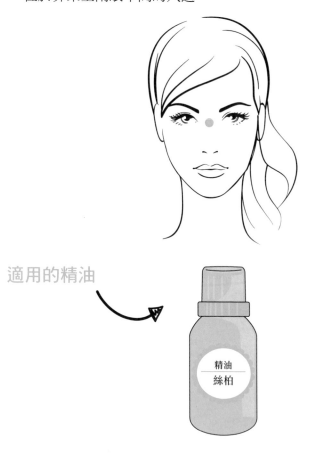

適用的精油

精油
絲柏

延伸方法

　　聲帶疲勞，也可以刺激〈身心疲憊〉的穴道（244頁）；感染造成的問題，可以參考〈免疫力低落〉（277頁）和引發感染的部位；胃酸逆流則參考「胃」反射區（142頁）。

　　有時壓力過大、沉重的煩惱和讓人無言以對的事情都會導致聲音嘶啞。遇到這種情況時，刺激舒緩壓力的穴位（359頁）。

精油芳療・手足按摩應用圖典
Ma bible De la réflexologie et de l'acupression
aux huiles essentielles

身心疲憊

疲勞會影響一個人全身從頭到腳的機能，所以才需要重新開機，喚醒所有能激勵身心的腺體，如腎上腺，藉此找回活力。請注意：疲勞也會造成記憶力衰退、做出怪異的舉動和情緒波動，同時也會干擾感官運作。

所以，不只是要擺脫懶洋洋的狀態，或是瘋狂按壓反射區，期待藉此消除熬夜或飲食不均帶來的疲憊感。更重要的是睡眠、休息、渡假或者單純地跳脫現況、吃得健康一點、多走動。

搭配精油刺激這一頁中標出的穴道可以調整荷爾蒙的腺體、疏通氣血淤塞之處。但在此之外，維持健康的生活也是你應該注意的。

反射區

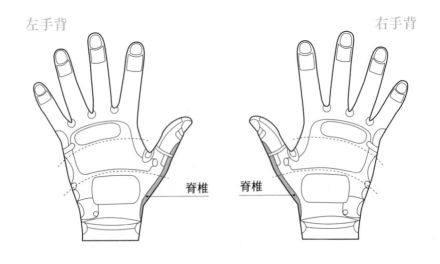

左手背　　　　　　　　　　　　　　　右手背

脊椎　　　脊椎

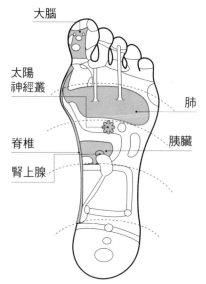

左腳底

大腦

太陽
神經叢

肺

脊椎

胰臟

腎上腺

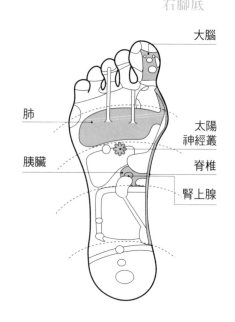

右腳底

大腦

肺

太陽
神經叢

胰臟

脊椎

腎上腺

身心疲憊

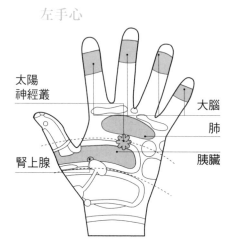

左手心

太陽
神經叢

大腦

腎上腺

肺

胰臟

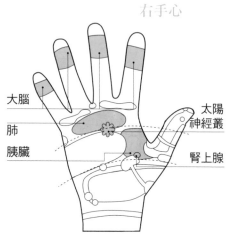

右手心

大腦

太陽
神經叢

肺

胰臟

腎上腺

穴位指壓

　　人體有好幾個可以重振精神的穴位，這時候就可以派上用場。

* 肚臍下兩指處重振精神的穴位。
* 增強記憶力的穴道位於頭頂正中央。

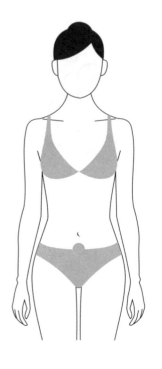

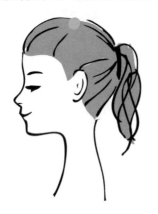

適用的精油

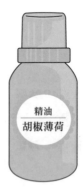

精油
胡椒薄荷

根據個別情況，可以參考：〈失眠〉（284頁）〈甲狀腺抗進與低能〉（275頁）

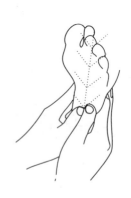

延伸方法

　　請一個人幫忙從腳跟開始想像一條延伸到第三根腳趾的直線，沿著這條線向上畫 V，從中間點往腳板兩側推開，在太陽神經叢的反射區上多花一點時間。這個手法可以恢復精力，最後拉一拉每根腳趾。

眼睛疲勞

　　我們的眼睛很容易受到外在事物影響，因此經常會感到疲勞。大多時候都是因為缺水導致，就跟身體其他部位的黏膜一樣，只要身體有輕微脫水的症狀，眼睛就會先受到影響，立刻感到不適和疲憊。

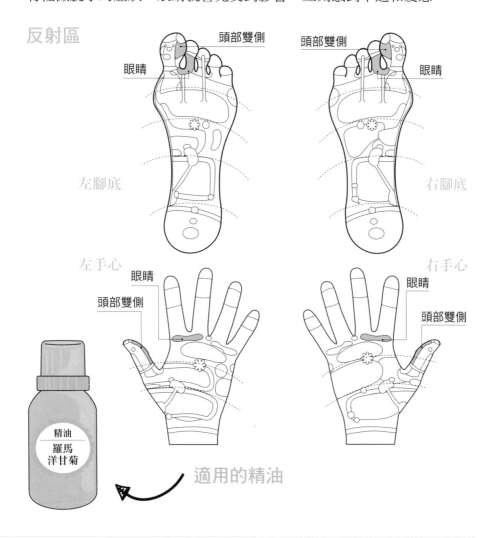

反射區

頭部雙側　　　頭部雙側

眼睛　　　　　　　　　　　眼睛

左腳底　　　　　　　　右腳底

左手心　　　　　　　　右手心

眼睛　　　　　　　　　眼睛

頭部雙側　　　　　　　頭部雙側

精油
羅馬
洋甘菊

適用的精油

生育能力

有些夫妻的求子之路佈滿荊棘。雙方都接受檢查，在排除各種可能因素之後，大部分的人都會感到茫然。身體一切正常，但寶寶就是不來報到。根據 2014 年的一項調查，其中有 60% 的人都是心理因素影響。請參考以下可以幫助受孕的反射區。

反射區

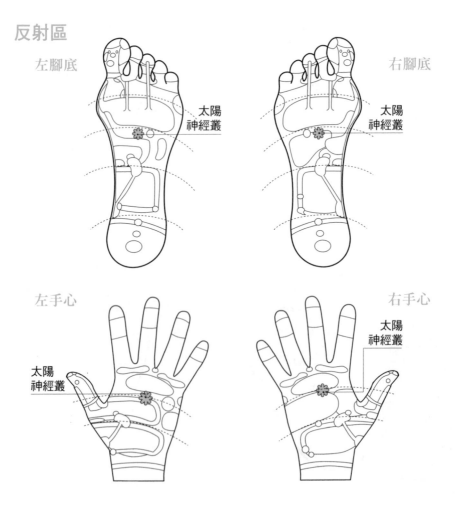

左腳底　　　　　　　　　　　　　　右腳底

太陽神經叢　　　　　　　　　　太陽神經叢

左手心　　　　　　　　　　　　　　右手心

太陽神經叢　　　　　　　　　　　太陽神經叢

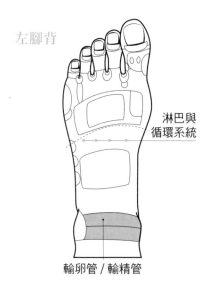

左腳背

淋巴與
循環系統

輸卵管／輸精管

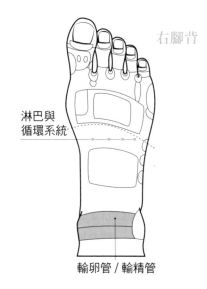

右腳背

淋巴與
循環系統

輸卵管／輸精管

左手背

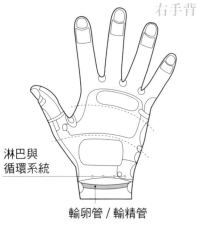

淋巴與
循環系統

輸卵管／輸精管

右手背

淋巴與
循環系統

輸卵管／輸精管

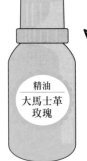

精油

大馬士革
玫瑰

適用的精油

另可參看：

〈卵巢〉，322 頁

〈睪丸〉，369 頁

〈攝護腺腫大〉，332 頁

精油芳療・手足按摩應用圖典
Ma bible De la réflexologie et de l'acupression
aux huiles essentielles

慢性疲勞症候群

纖維肌痛症與慢性疲勞症候群都是綜合症，意思是集合了好幾種
疼痛症狀的症候群，患者經常會到處都痛，而且會感到疲勞，有時甚
至是疲憊不堪。雖然確切來說沒有任何器官受到影響，不算是一種器
質病，但嚴重時仍然可能造成殘疾。引發這種症狀的原因和治療的方
法仍未明朗，而且因為和風濕的症狀雷同，經常會被誤判。

18 個激痛點

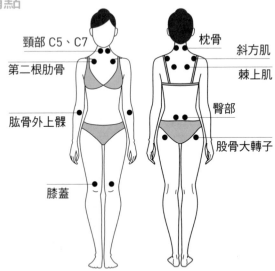

如果你的全身持續莫名疼痛超過 3 個月，特別是以上 18 個「激
痛點」中有 11 個都感到疼痛，可能就是罹患了纖維肌痛症；要是疲
憊感大於疼痛，那就是慢性疲勞症候群。無論如何，你都可以試著按
摩腦下「垂體」、「視丘」、「大腦」、「腎上腺」和「太陽神經叢」
等反射區，再加上〈身心疲憊〉（244 頁）的穴位即可。

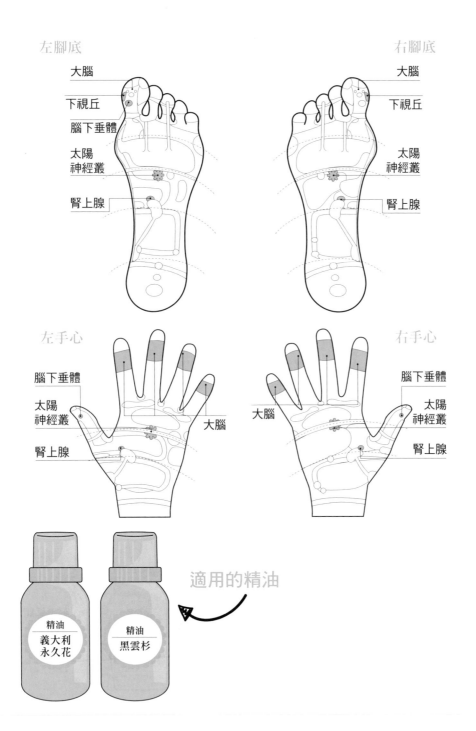

左腳底

大腦
下視丘
腦下垂體
太陽
神經叢
腎上腺

右腳底

大腦
下視丘
太陽
神經叢
腎上腺

左手心

腦下垂體
太陽
神經叢
腎上腺
大腦

右手心

腦下垂體
大腦
太陽
神經叢
腎上腺

適用的精油

精油
義大利
永久花

精油
黑雲杉

發燒

發燒通常與病原體感染、過度疲勞或發炎有關。除了此篇中標出的反射區外，也可以查看其他發燒的原因，如支氣管炎、鼻竇炎等。

反射區

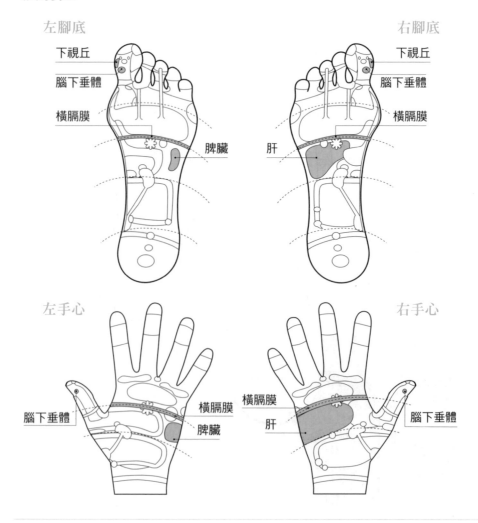

左腳底　　　　　　　　　　　　　　　　右腳底

下視丘　　　　　　　　　　　　　　　　下視丘
腦下垂體　　　　　　　　　　　　　　　腦下垂體
橫膈膜　　　　　　　　　　　　　　　　橫膈膜
　　　　　　　　　　　　脾臟　　　　肝

左手心　　　　　　　　　　　　　　　　右手心

腦下垂體　　　　　　橫膈膜　　橫膈膜
　　　　　　　　　脾臟　　　肝　　　腦下垂體

穴位指壓

　　發燒時，可以按壓以下三個穴位：

· 感覺身體虛弱時，按壓右圖穴。

· 高燒不退時，按壓下圖穴。

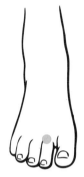

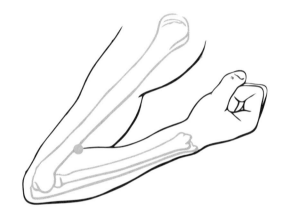

· 身體忽冷忽熱的，按壓下圖穴。

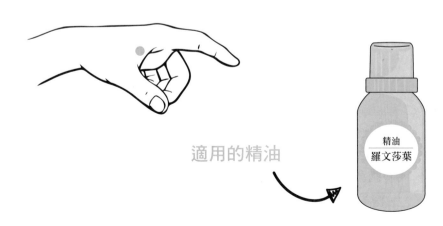

適用的精油

精油
羅文莎葉

精油芳療・手足按摩應用圖典
Ma bible De la réflexologie et de l'acupression
aux huiles essentielles

肝臟

　　肝的反射區雖然只分布在右手掌和右腳下，但佔聚的區域之大，足見這個器官的重要性。右手拉直腳板，把腳趾往自己的方向拉開，然後從外側到內側都按一按。請按反射區圖示，在這個區域畫出一個三角形。

反射區

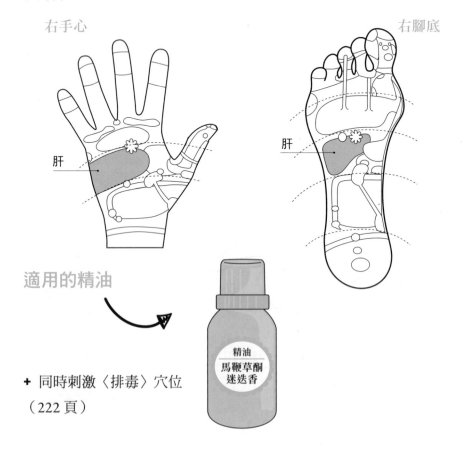

右手心　　　　　　　　　　　　　　　　右腳底

肝

肝

適用的精油

精油
馬鞭草酮
迷迭香

+ 同時刺激〈排毒〉穴位
（222頁）

畏寒

　　一直覺得寒冷，特別是末稍部位，比如手指、腳趾、鼻子等。畏寒的原因很多，其中一個最容易判斷的就是穿得不夠暖，或是運動量不足、雷諾氏現象（Raynaud syndrome）或甲狀腺分泌不足等。無論肇因為何，你都可以按壓下列穴位改善這個現象。

穴位指壓

此穴位於胃經之上，可以改善四肢冰冷的現象。

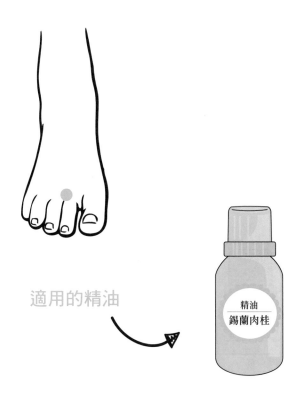

適用的精油

精油
錫蘭肉桂

精油芳療・手足按摩應用圖典
Ma bible De la réflexologie et de l'acupression
aux huiles essentielles

120
個精油穴道按摩提案

胃炎與腸胃炎

　　一般胃炎只需要按摩胃反射區即可。如果是腸胃炎，在必要時可以加上〈腹瀉〉（228頁）和〈發燒〉（252頁）的反射區。

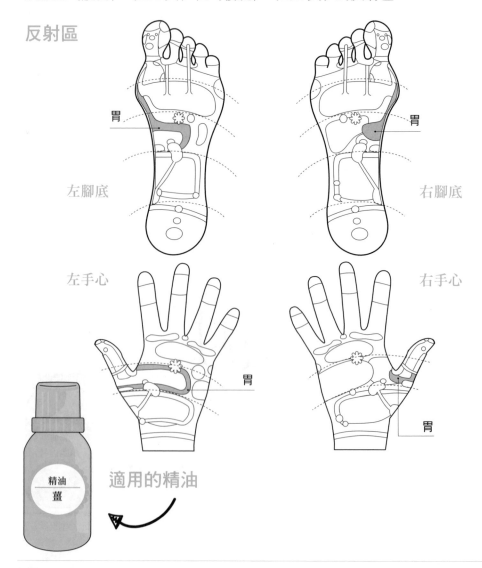

反射區

胃

左腳底

右腳底

胃

左手心

右手心

胃

胃

精油
薑

適用的精油

膝蓋

　　膝蓋可以為我們帶來的災難超乎想像，比如疼痛、關節炎、手術、韌帶受傷等，但相對的，我們也經常虐待它。按摩「膝蓋」反射區，它就位在腳板側邊，也可以順便按一下位在前方的「腰部」反射區。因為膝蓋不適時身體會失去平衡，腰部也因此經常受到影響。

反射區

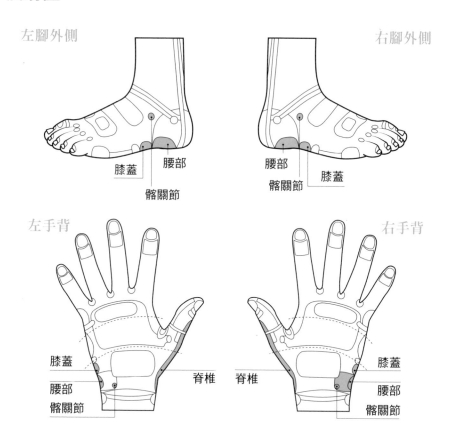

左腳外側　　　　　　　　　　　　右腳外側

膝蓋　　腰部　　　　　腰部　　膝蓋
　　髂關節　　　　髂關節

左手背　　　　　　　　　　　　右手背

膝蓋　　　　　　　　　　　　　　膝蓋
　　　　　　　脊椎　　脊椎
腰部　　　　　　　　　　　　　腰部
髂關節　　　　　　　　　　　　髂關節

精油芳療・手足按摩應用圖典
Ma bible De la réflexologie et de l'acupression
aux huiles essentielles

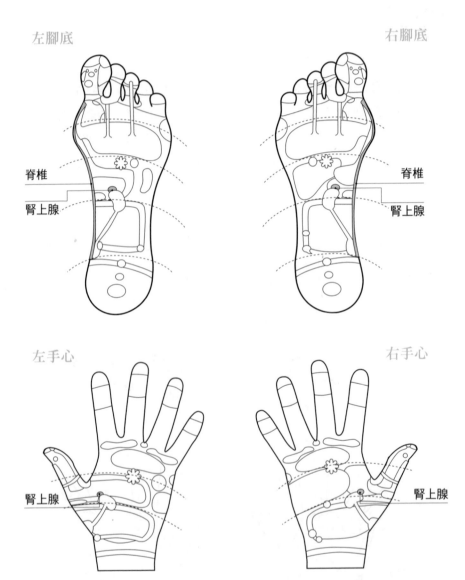

左腳底　　　　　　　　　　　右腳底

脊椎　　　　　　　　　　　　脊椎

腎上腺　　　　　　　　　　　腎上腺

左手心　　　　　　　　　　　右手心

腎上腺　　　　　　　　　　　腎上腺

穴位指壓

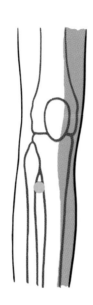

適用的精油

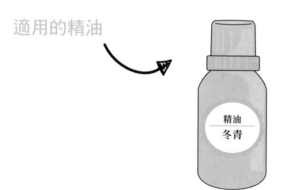

精油
冬青

齒齦炎

大部分的牙齦問題都是因為沒有注意口腔衛生，但這並不是唯一的原因。有時候，儘管做了所有的保健措施，齒齦炎還是不斷復發。當齒齦問題讓你感到困擾時，可以刺激接下來的反射區。

反射區

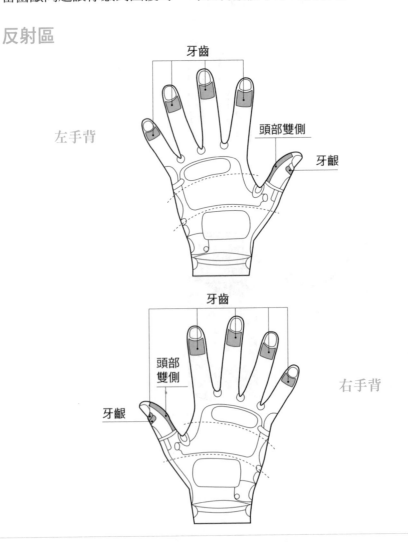

左腳背

右腳背

牙齒　　　　　　　牙齦　　　牙齦　　　　　　　牙齒

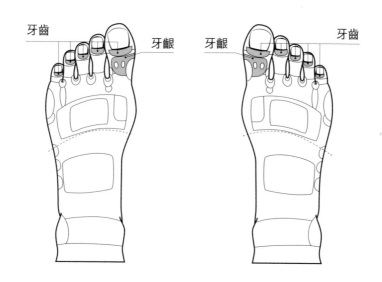

適用的精油

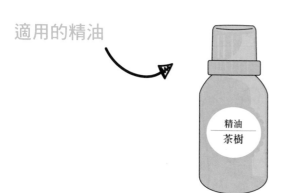

精油
茶樹

精油芳療·手足按摩應用圖典
Ma bible De la réflexologie et de l'acupression
aux huiles essentielles

甲狀腺腫大

　　甲狀腺腫大俗稱大脖子，需由內分泌科醫生診斷治療。無論接受哪一種療法，你都可以同時刺激接下來的反射區輔助治療。

反射區

左手心

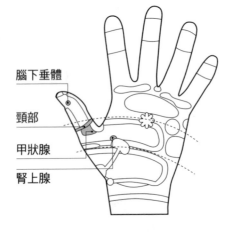

腦下垂體
頸部
甲狀腺
腎上腺

右手心

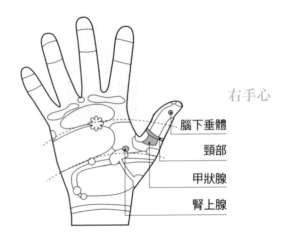

腦下垂體
頸部
甲狀腺
腎上腺

左腳底

右腳底

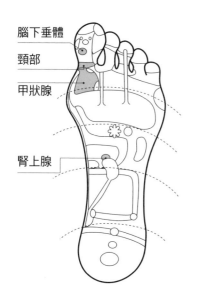

腦下垂體

頸部

甲狀腺

腎上腺

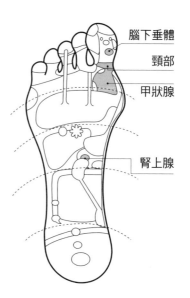

腦下垂體

頸部

甲狀腺

腎上腺

適用的精油

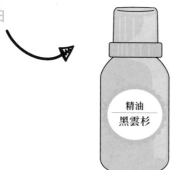

精油
黑雲杉

263

喉嚨

　　如果只是喉嚨痛，例如長時間說話，只要按壓喉嚨即可。如果你覺得自己是被某種東西感染，而且感到身體虛弱，那就可能是扁桃腺發炎，這時，最好刺激下列所有區域。

反射區

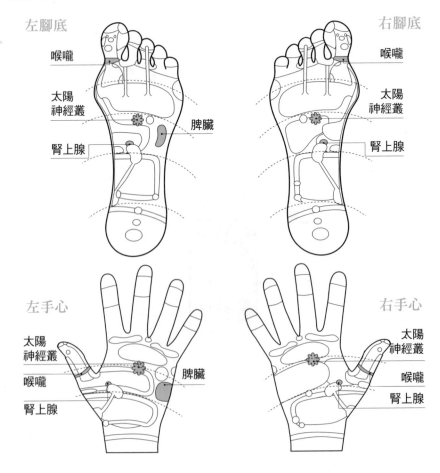

左腳底
喉嚨
太陽
神經叢
脾臟
腎上腺

右腳底
喉嚨
太陽
神經叢
腎上腺

左手心
太陽
神經叢
喉嚨
腎上腺
脾臟

右手心
太陽
神經叢
喉嚨
腎上腺

穴位指壓

- 喉嚨腫脹引發的疼痛，例如扁桃腺
  發炎時，可以按壓右圖穴。

- 位於喉嚨凹陷處的這個穴位可以改
  善喉嚨乾燥和失聲的問題。

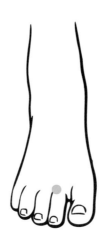

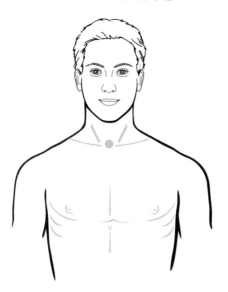

適用的精油

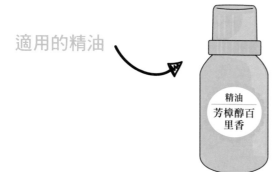

精油
芳樟醇百
里香

流行性感冒

刺激接下來幾個兼顧預防與治療的穴道，並特別著重較為脆弱的部位，有的人是鼻竇，有的是發燒。也別忘了搭配抗病毒的精油按摩，例如羅文莎葉。

反射區

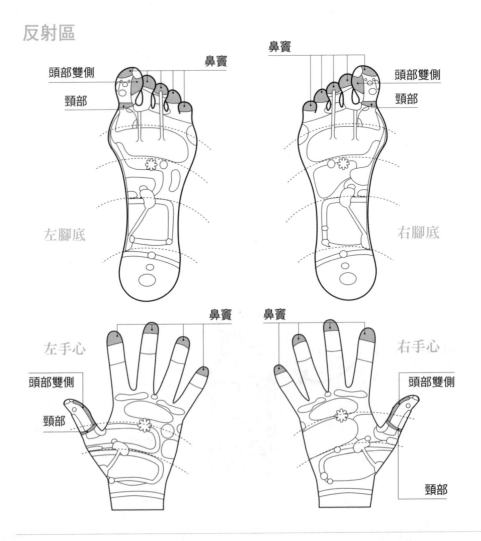

頭部雙側　　　　　　　鼻竇
頸部

鼻竇　　　　　　頭部雙側
頸部

左腳底

右腳底

左手心　　鼻竇　　鼻竇　　右手心

頭部雙側
頸部

頭部雙側

頸部

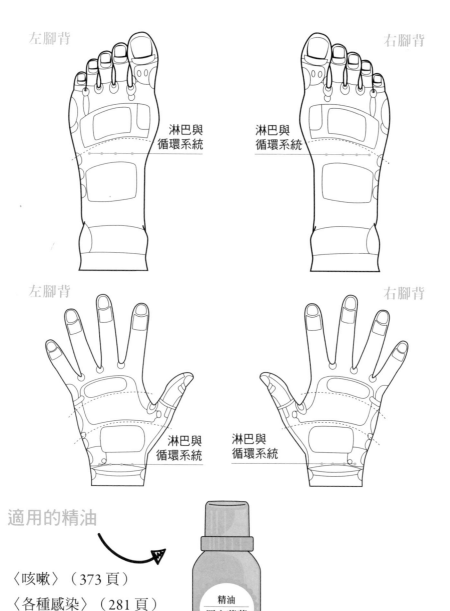

左腳背

右腳背

淋巴與
循環系統

淋巴與
循環系統

左腳背

右腳背

淋巴與
循環系統

淋巴與
循環系統

適用的精油

〈咳嗽〉（373 頁）

〈各種感染〉（281 頁）

〈免疫力低落〉（277 頁）

〈發燒〉（252 頁）

精油
羅文莎葉

精油芳療・手足按摩應用圖典
Ma bible De la réflexologie et de l'acupression
aux huiles essentielles

120
個
精
油
穴
道
按
摩
提
案

腰部與骨盆

　　腰部的問題有時是源自於膝蓋或腳踝等，最後還可能影響到頭部引發偏頭痛。有時情況可能完全相反，牙齒錯位就足以影響全身的關節，包含腰部。由此可知，當出現疼痛、僵硬、腰關節炎等症狀，不要侷限於按摩這一頁標出的反射區，最好請整骨治療醫生（Osteopathy）或運動治療師（kinesiotherapy）幫你把相關的部位都調整一下。

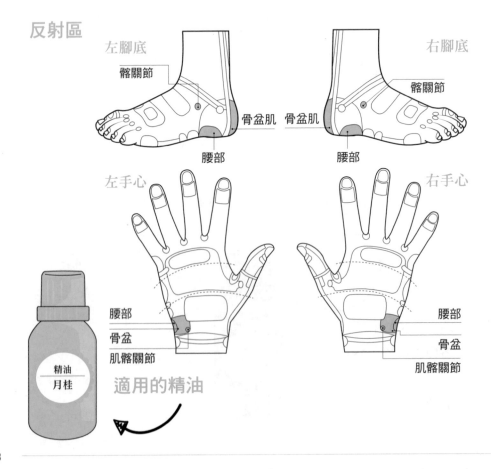

反射區

左腳底　　　　　　　　　　　　　　　　　　　　右腳底

髖關節　　　　　　　　　　　　　　　　　　髖關節

骨盆肌　骨盆肌

腰部　　　　腰部

左手心　　　　　　　　　　　　　　　　　　　右手心

腰部　　　　　　　　　　　　　　　　　　腰部

骨盆　　　　　　　　　　　　　　　　骨盆

肌髖關節　　　　　　　　　　　　　肌髖關節

精油
月桂

適用的精油

痔瘡

　　痔血管靜脈最大的敵人就是整日久坐。要想遠離痔瘡，就得動起來，少吃一點，少喝一點酒。另外，也要記得刺激以下反射區。

反射區

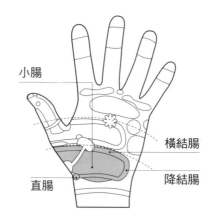

左手心

小腸

橫結腸

直腸

降結腸

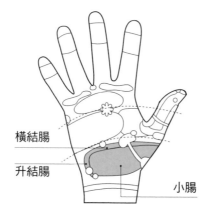

右手心

橫結腸

升結腸

小腸

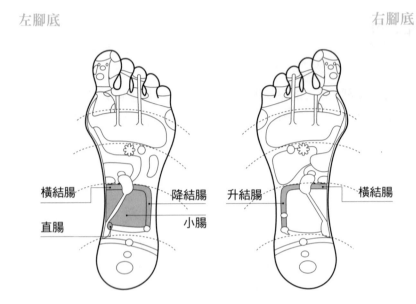

左腳底　　　　　　　　　　　　　　　右腳底

橫結腸　　　　降結腸　　　升結腸　　　　橫結腸

直腸　　　　　小腸

適用的精油

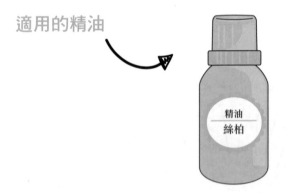

精油
絲柏

+ 你的食量跟巨人一樣嗎？順便刺激一下〈食欲不佳或過盛〉反射區
（162頁）。

高血壓與低血壓

　　高血壓指的是血流衝擊血管壁的壓力過高，因為它悄無聲息，一般感覺不到，嚴重時甚至可能致命，所以才會備受關注。多數的心肌梗塞、腦中風、心臟衰竭、動脈炎、嚴重的腎臟病或眼睛問題等都源於高血壓，反射區療法可以幫助鬆弛肌肉，進而促進血液循環。如果你有心臟衰竭的問題，請用溫和的方式進行腳底反射區的按摩（參考 199 頁）。這種方式可以用來緩和血壓值不太穩定、經常因為緊張就突然升高的底線性高血壓（labile hypertension 或 limite hypertension），但絕不能隨意取代醫生的降血壓藥方，特別是高齡患者更應注意。無論如何，健康的飲食、規律的運動。充足的睡眠，即如沒有睡眠呼吸中止症，才是維持血壓的三大基石。

反射區

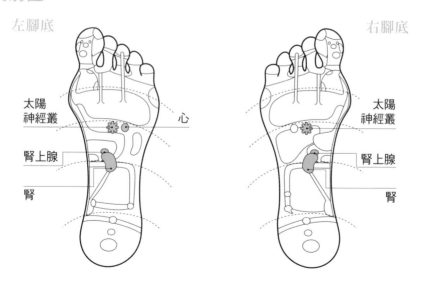

左腳底　　　　　　　　　　　　　　　　右腳底

太陽神經叢　　　　　　心

腎上腺

腎

太陽神經叢

腎上腺

腎

120個精油穴道按摩提案

左手心　　　　　　　　　　　　　　　　右手心

心

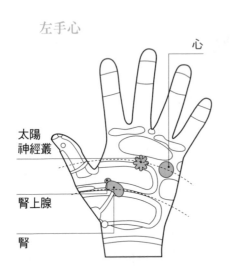

太陽
神經叢

腎上腺

腎

太陽
神經叢

腎上腺

腎

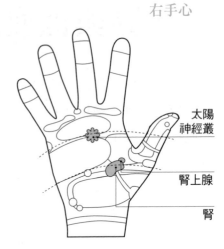

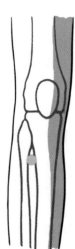

穴位指壓

刺激此穴位可以改善血液循環。

適用的精油

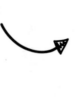

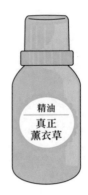

精油
真正
薰衣草

血糖問題

　　血糖的問題絕不可輕忽，因為血糖異常可能會引發糖尿病。忽高忽低的血糖可不是好現象。這時，需要刺激「胰臟」反射區，但也別忘了調整自己的生活習慣，注重飲食和運動。

反射區

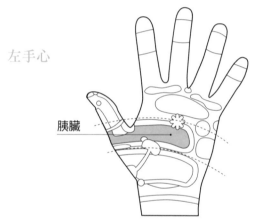

左手心

胰臟

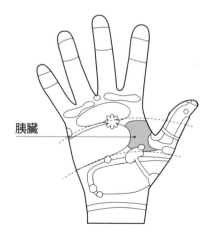

右手心

胰臟

左腳底

右腳底

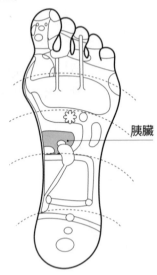

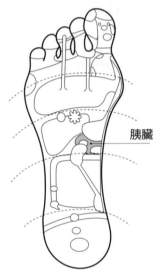

胰臟

胰臟

適用的精油

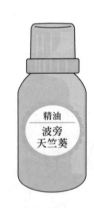

另可參看：

〈糖尿病〉，227 頁

〈食欲不佳或過盛〉，

162 頁

精油

波旁
天竺葵

甲狀腺亢進或低能

甲狀腺異常時，可以刺激這些反射區，但也要記得找個內分泌科醫生定期檢查。以現今的醫療技術，要控制甲狀腺分泌比以前容易多了，你一定可以做到。

反射區

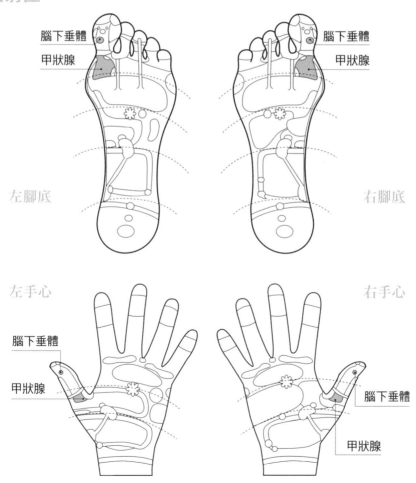

穴位指壓

控制甲狀腺分泌的穴位在臉部，
請按壓這兩個點。

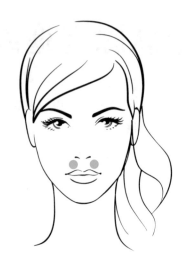

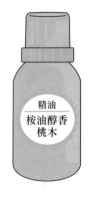

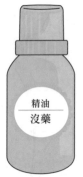

精油
桉油醇香
桃木

精油
沒藥

適用的精油

穴位指壓

務必提防會干擾內分泌的物質（農藥殘留、美妝品內的眾多成分
等），盡量避開，以免影響甲狀腺分泌。

另可參看：

〈體重過重〉，365 頁

〈身心疲憊〉，244 頁

〈便祕〉，204 頁

〈腹瀉〉，228 頁

這些症狀都與甲狀腺分泌異常有關。

免疫力低落

　　免疫力系統每一奈秒都在保護我們不受疾病侵擾，是人體至關重要的機制。它能對抗外來的病菌、監測並消除可能轉為癌細胞的細胞、避免重覆感染並控管身體對外在世界的反應，比如過敏、發炎等。如果失去免疫系統，一個小傷口就能引發敗血症，所有異常的細胞也會恣意成長，我們也就活不了多久了。

　　這接下來的內容適用於所有人，包括大人和小孩。首先要從基本的事物開始。你的生活習慣是否夠健康：睡眠充足嗎，服裝是否符合天候，冬季室內是否夠暖，空氣是否流通，是否攝取足夠的保健食品比如維他命，富含腸道好朋友：乳酸菌、的乳酸發酵食品），周遭環境汙染源是否過多，如二手菸、各種毒素、噪音，按摩以下部位增強免疫力。

反射區

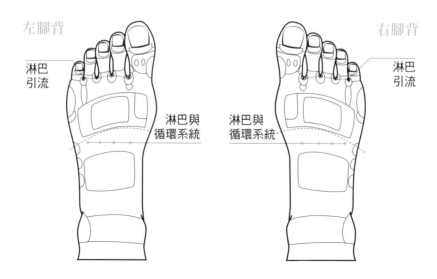

左腳背　　　　　　　　　　　　　　右腳背

淋巴引流　　　　　　　　　　　　　　淋巴引流

淋巴與循環系統　　　淋巴與循環系統

精油芳療 · 手足按摩應用圖典
Ma bible De la réflexologie et de l'acupression
aux huiles essentielles

左腳內側　　　　　　　　　　　　右腳內側

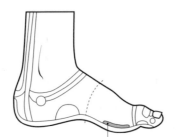
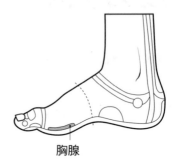

胸腺　　　　　　　　　　　胸腺

左手背　　　　　　　　　上半身淋
巴結與淋
巴引流

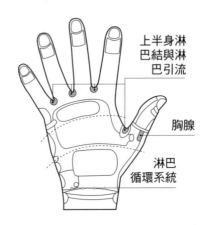

胸腺

淋巴
循環系統

上半身淋　　　　　　　　　　右手背
巴結與淋
巴引流

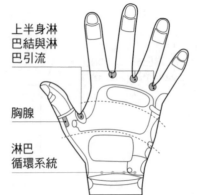

胸腺

淋巴
循環系統

穴位指壓

足三里穴，日本人稱之為「百病穴」，這個暱稱說明了一切。

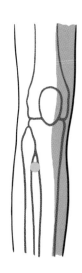

適用的精油

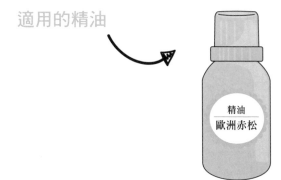

精油
歐洲赤松

尿失禁

尿失禁不是高齡者的專利，遠非如此。年輕人在過度運動，或是鍛練方式不當導致腹肌不適、生產等狀況下都可能發生。反射區療法可以強化局部肌肉。

反射區

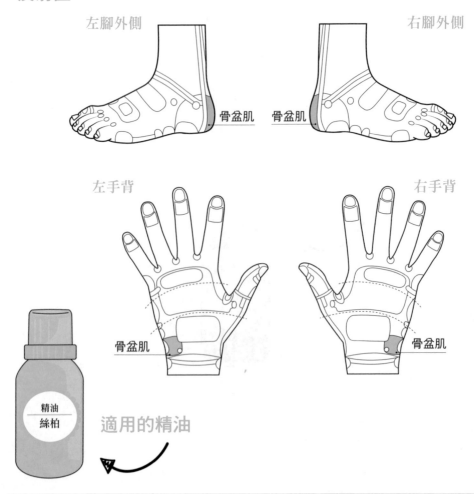

左腳外側　　　　　　　　　　　右腳外側

骨盆肌　　骨盆肌

左手背　　　　　　　　　　　右手背

骨盆肌　　　　　　骨盆肌

精油
絲柏

適用的精油

感染

　　無論是什麼情況的感染，首要任務都是加強免疫力。另外再搭配感染器官的反射區，如〈膀胱炎〉（210頁）、〈胃炎與腸胃炎〉（256頁）、〈齒齦炎〉（260頁）等。

反射區

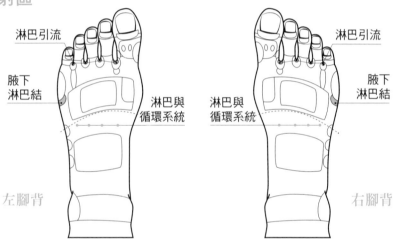

淋巴引流　　　　　　　　　　　　淋巴引流

腋下
淋巴結　　　　　　　　　　　　　　　　　腋下
淋巴結

　　　　　　淋巴與　　淋巴與
　　　　　　循環系統　循環系統

左腳背　　　　　　　　　　　　　　　　右腳背

上半身淋巴結與淋巴引流

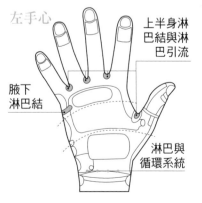

左手心　　　　　　　　　　

上半身淋
巴結與淋
巴引流

腋下
淋巴結

淋巴與
循環系統

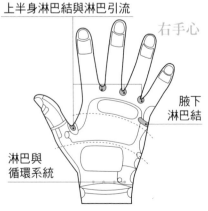

　　　　　　　　　　右手心

腋下
淋巴結

淋巴與
循環系統

精油芳療・手足按摩應用圖典
Ma bible De la réflexologie et de l'acupression
aux huiles essentielles

左腳底

左手心

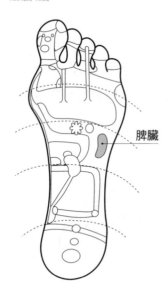

脾臟

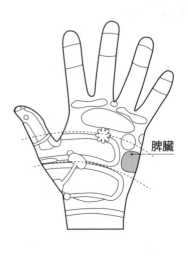

脾臟

適用的精油

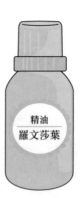

精油
羅文莎葉

發炎

　　這一頁有紓解紅腫發熱、疼痛難耐的資訊，發熱起紅疹、關節發炎和支氣管發炎都適用。

反射區

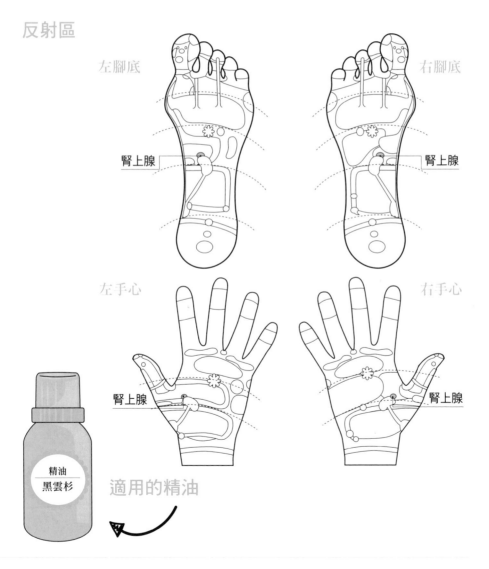

左腳底　　　　　　　　　　　　　右腳底

腎上腺　　　　　　　　　　　　　腎上腺

左手心　　　　　　　　　　　　　右手心

腎上腺　　　　　　　　　　　　　腎上腺

精油
黑雲杉

適用的精油

精油芳療・手足按摩應用圖典
Ma bible De la réflexologie et de l'acupression
aux huiles essentielles

120個精油穴道按摩提案

失眠

別再數羊了，這種需要用到腦力的活動會讓你更清醒。比起這個，在溫暖的被窩裡按摩反射區有效多了。

反射區

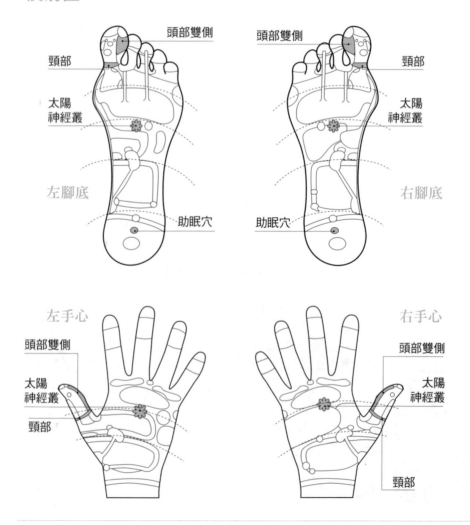

頭部雙側

頸部

太陽神經叢

左腳底

助眠穴

頭部雙側

頸部

太陽神經叢

右腳底

助眠穴

左手心

頭部雙側

太陽神經叢

頸部

右手心

頭部雙側

太陽神經叢

頸部

穴位指壓

- 因為壓力過大或過於焦慮而失眠
  時，也可以按壓此穴道。

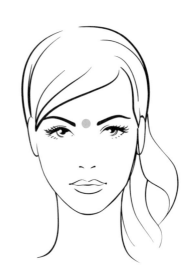

- 還有這個位於掌心的穴位。

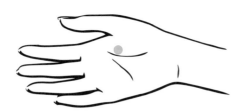

適用的精油

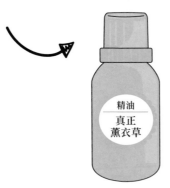

精油
真正
薰衣草

精油芳療‧手足按摩應用圖典
Ma bible De la réflexologie et de l'acupression
aux huiles essentielles

食物不耐或敏感

食物過敏是體內某個機制無端過於激動造成的典型症狀，是對環境反應過當的結果，比如在吃了櫻桃、蘋果、奶製品、麵包或麵條等東西後引發不適的症狀。反射區療法雖然不比直接禁食引發問題的食物有效，但仍是提高身體對這些食物耐受度的最佳方法，特別是會引發嚴重後果的不耐症，例如對麩質的不耐（乳糜瀉）。

反射區

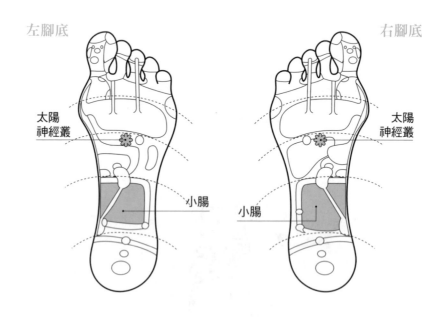

左腳底　　　　　　　　　　　　　　右腳底

太陽神經叢

太陽神經叢

小腸

小腸

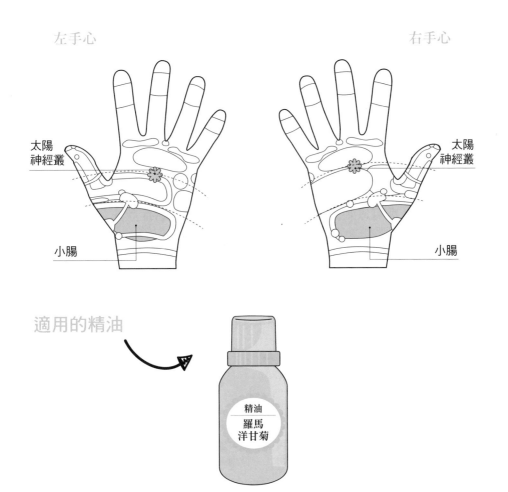

左手心　　　　　　　　　　　　　　右手心

太陽
神經叢　　　　　　　　　　　　　　　太陽
　　　　　　　　　　　　　　　　　　神經叢

小腸　　　　　　　　　　　　　　　　小腸

適用的精油

精油
羅馬
洋甘菊

+ 根據你的症狀按摩不同區域，例如：

· 牙齦紅腫發癢例如：吃了榛果，或未煮過的蘋果後引發的口腔過敏
症候群，可按摩牙齦和口腔（請見 260 頁〈齒齦炎〉）。

· 偶發的眼部感染，按摩「眼睛」反射區（391 頁）。

· 消化道疼痛不適時，參考〈結腸炎與腸躁症〉（200 頁）。

精油芳療．手足按摩應用圖典
Ma bible De la réflexologie et de l'acupression
aux huiles essentielles

下肢腫脹

血液循環不良是導致下肢腫脹的原因之一。你會感到腳麻、沉重、腫脹，得用盡全力恢復血液循環才行。走路、水中行走和其他水中運動（如水中律動、跑步、飛輪）、局部按摩、避免久站不動或小步踩踏、半坐半臥把腳抬高、躲到陰涼處、穿壓力襪等，許多實用的建議。除此之外，也可以刺激好幾處反射區和穴道，改善症狀。

反射區

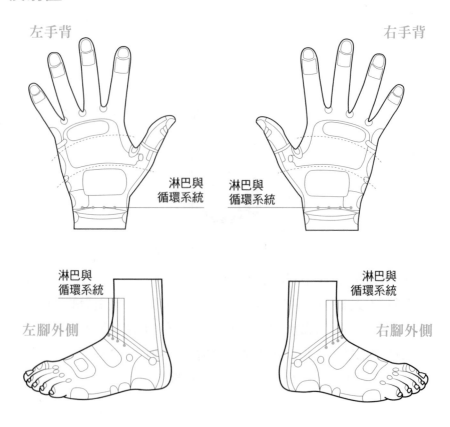

左手背　　　　　　　　　　　　　　　　右手背

淋巴與循環系統　　淋巴與循環系統

淋巴與循環系統　　　　　　淋巴與循環系統

左腳外側　　　　　　　　　　　　　右腳外側

穴位指壓

- 下肢除濕穴，能促進血液循環，特別是下肢。

- 搭配「三陰交穴」促進血液循環。

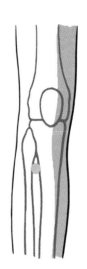

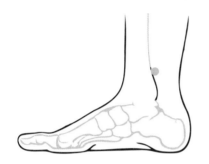

- 還有這兩個穴位。

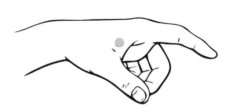

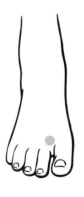

適用的精油

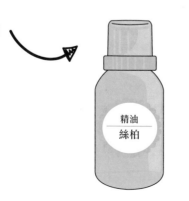

精油
絲柏

精油芳療・手足按摩應用圖典
Ma bible De la réflexologie et de l'acupression
aux huiles essentielles

喉炎

　　喉炎指的是喉部和聲帶發炎，最常因為身體虛弱而突發。比如抽菸、聲帶疲勞、酒精、空氣汙染、胃食道逆流、受寒。但也可能惡化為病毒感染，需要嚴密觀察。一般而言，讓聲帶休息、喝熱飲、吃抗菌藥應該就足夠，可是如果 8 ～ 10 天後還持續發炎，應該馬上就醫。當然了，如果情況惡化的話，也要即刻就醫才行。請注意：兒童急性喉炎可以掛急診。

穴位指壓

‧ 按壓位於喉嚨凹陷處的穴道。

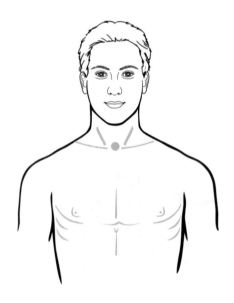

・喉部左右兩側也有兩個穴道。

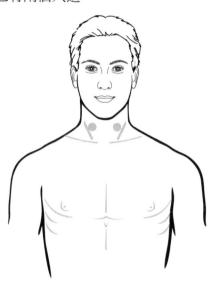

・兩眼之間位於鼻梁上的穴道。

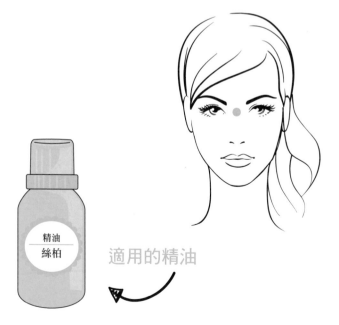

適用的精油

精油
絲柏

狂歡翌日

　　昨晚真是美好，但今天可就沒那麼好過了，當出現噁心想吐、臉色蒼白時，可以刺激肝反射區，清理下肚的佳餚，找回你的笑容，許自己一個健康的生活。

反射區

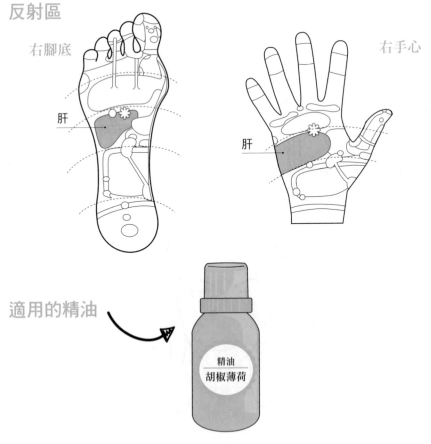

右腳底

右手心

肝

肝

適用的精油

精油
胡椒薄荷

+ 〈排毒〉反射區（222 頁）

性慾（女性）

　　性慾是個脆弱又任性的機制，不是隨心所慾按下神奇開關就能喚醒，只會在所有條件都完備的情況下，緩緩回應。因此，需要按摩好幾個區域才能達到效果。

反射區

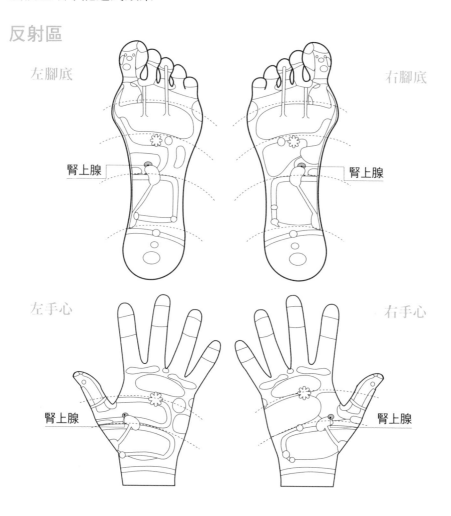

左腳底　　　　　　　　　　　　　右腳底

腎上腺　　　　　　　　　　　腎上腺

左手心　　　　　　　　　　　　　右手心

腎上腺　　　　　　　　　　腎上腺

左腳背

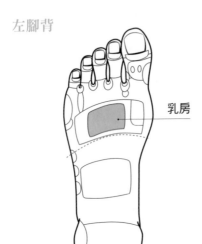

乳房

右腳背

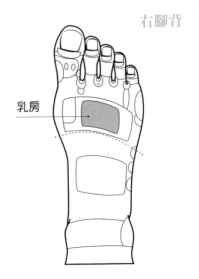

乳房

左手背

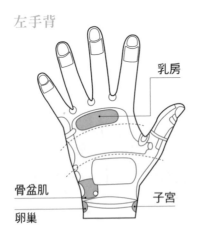

乳房

骨盆肌

卵巢

子宮

右手背

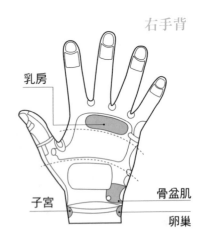

乳房

子宮

骨盆肌

卵巢

左腳外側　　　　　　　　　　　　右腳外側

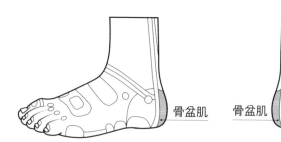

骨盆肌　　　骨盆肌

性慾（女性）

適用的精油

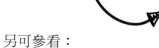

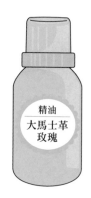

精油
大馬士革
玫瑰

另可參看：
〈卵巢〉，322 頁
〈月經〉，337 頁
〈頭痛與偏頭痛〉，
307 頁

精油芳療・手足按摩應用圖典
Ma bible De la réflexologie et de l'acupression
aux huiles essentielles

性慾（男性）

男性的性慾一般較容易喚醒，但生理反應不一定，勃起時可能不是每次都那麼令人滿意。這種現象源於疲勞或壓力。別沮喪，按摩反射區找回元氣，然後再出發。

反射區

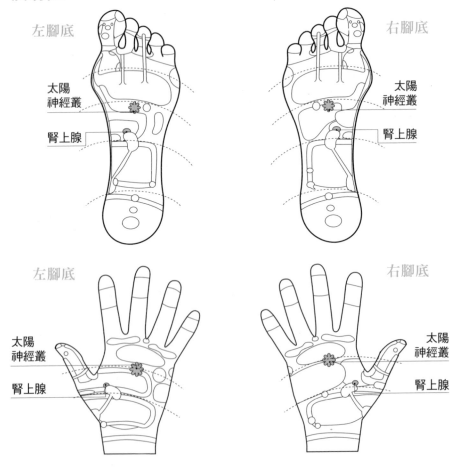

性慾（男性）

左腳背

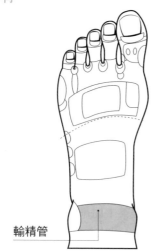

右腳背

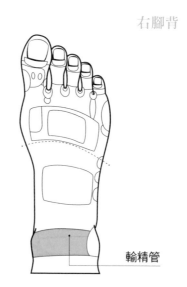

輸精管

輸精管

左手背

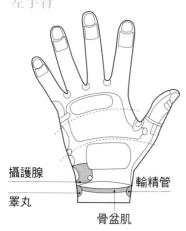

右手背

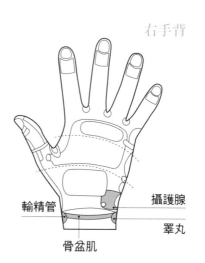

攝護腺

輸精管

睪丸

骨盆肌

輸精管

攝護腺

睪丸

骨盆肌

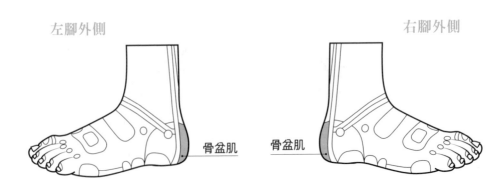

左腳外側　　　　　　　　　　　　右腳外側

骨盆肌　　　　　　　骨盆肌

適用的精油

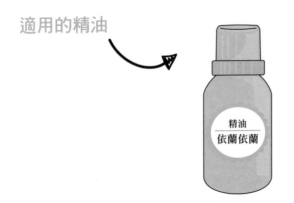

精油
依蘭依蘭

下顎緊繃

　　下顎（下巴）是說話和進食重要的器官。壓力大或其他因素（特別是天氣寒冷）都可能會讓它變得緊繃，痛起來甚至會張不開嘴。至於顳頜關節症候群（TMJ），又名科斯頓症候群（Costen syndrome），約有 10% 的人患有此疾，但大部分人並不會意識到。病症如下：因為顳頜關節無法活動，引發局部或區域性不適，如耳鳴、關節和太陽穴疼痛；甚至牽引至更遠的部位，導致肌肉或特定姿勢不良。此外，下顎過於緊繃也會造成夜間睡眠時磨牙，不只關節會感到不適，也對牙齒有害。

反射區

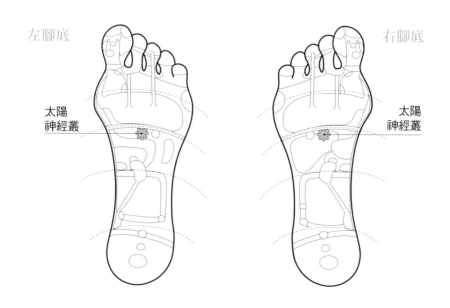

左腳底　　　　　　　　　　　　　　　右腳底

太陽
神經叢　　　　　　　　　　　　　　太陽
神經叢

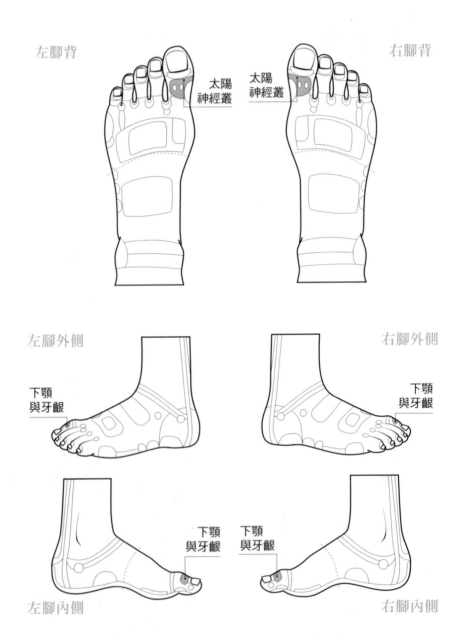

左腳背　　　　　　　　　　　右腳背

太陽神經叢　　太陽神經叢

左腳外側　　　　　　　　　　右腳外側

下顎與牙齦　　　　　　　　　下顎與牙齦

下顎與牙齦　　下顎與牙齦

左腳內側　　　　　　　　　　右腳內側

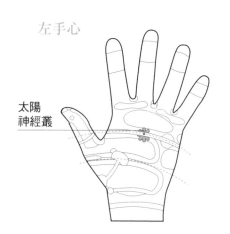

左手心

太陽
神經叢

右手心

太陽
神經叢

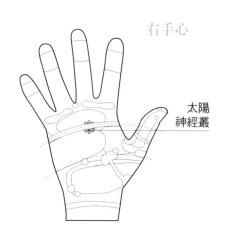

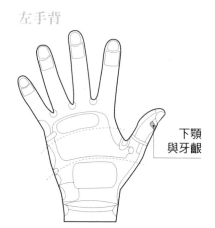

左手背

下顎
與牙齦

右手背

下顎
與牙齦

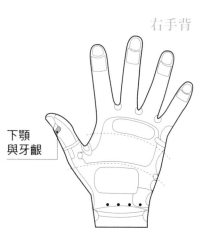

穴位指壓

經常按壓這個與下顎相連的穴道，如果有磨牙的狀況，也可以在夜間按壓。

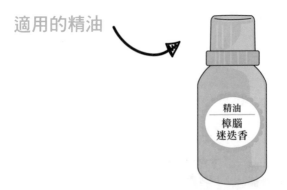

適用的精油

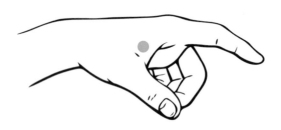

精油
樟腦
迷迭香

延伸方法

中醫系統中，有所謂的叩齒。每日叩齒上百次增加牙齦血液循環、增加口水分泌，能抗蛀牙、保持口氣清新與促進消化。傳統療法的醫生會建議口腔患疾的病人這麼做。

克隆氏症

　　和所有的慢性病一樣，克隆氏症會直接影響患者的生活品質。請
施行反射區療法，針對太陽神經叢按摩。

反射區

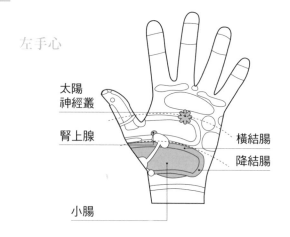

左手心

太陽
神經叢

腎上腺

橫結腸

降結腸

小腸

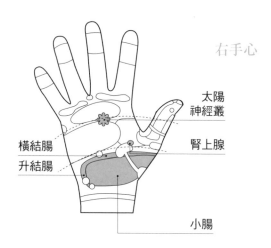

右手心

太陽
神經叢

腎上腺

橫結腸

升結腸

小腸

120
個精油穴道按摩提案

左腳底　　　　　　　　　　　　　　　右腳底

太陽
神經叢

太陽
神經叢

腎上腺　　　　　　　　　　　　　　　升結腸　　　　　　　　　　　　腎上腺

降結腸

橫結腸　　　　　　　　　　　　　　　小腸　　　　　　　　　　　橫結腸

小腸

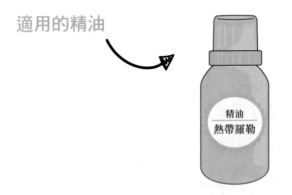

適用的精油

精油
熱帶羅勒

帕金森氏症

　　除了帕金森氏症，還有和其他病灶位於腦部的疾病，如阿茲海默症、癲癇、多發性硬化症等，這些疾病當然不可能單靠反射區療法治療，但能多一個輔助的療法又有何妨，更別說這種方式可以安撫患者焦慮的情緒了。

反射區

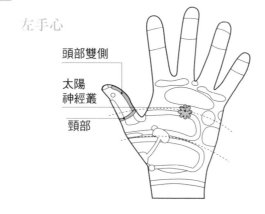

左手心

頭部雙側
太陽神經叢
頸部

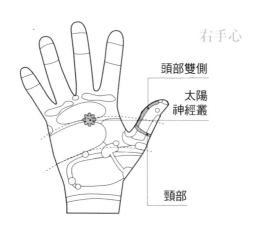

右手心

頭部雙側
太陽神經叢
頸部

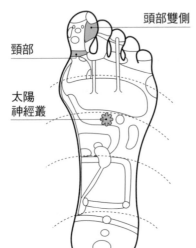

左腳底

頭部雙側

頸部

太陽
神經叢

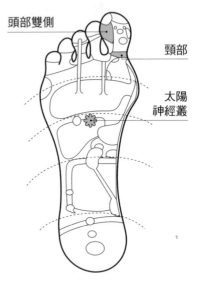

右腳底

頭部雙側

頸部

太陽
神經叢

適用的精油

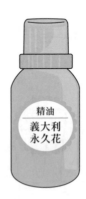

精油
義大利
永久花

頭痛與偏頭痛

　　寒冷、炎熱、缺乏新鮮空氣、發燒、壓力大、消化不良、壞消息、巧克力、鼻竇炎、用腦過度、氣味過重、光線過強等，這些都是會造成頭痛的原因。請刺激「偏頭痛」的反射區，你應該會感覺到腳的大拇指有個淤結，圓頭的原子筆是可以幫助你按壓這個淤結的好工具。

反射區

左腳底

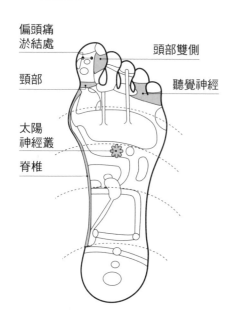

偏頭痛
淤結處

頭部雙側

頸部

聽覺神經

太陽
神經叢

脊椎

右腳底

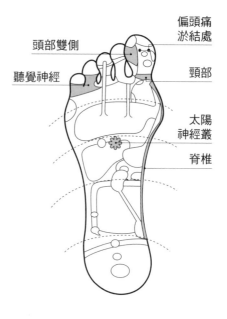

偏頭痛
淤結處

頭部雙側

頸部

聽覺神經

太陽
神經叢

脊椎

精油芳療・手足按摩應用圖典
Ma bible De la réflexologie et de l'acupression
aux huiles essentielles

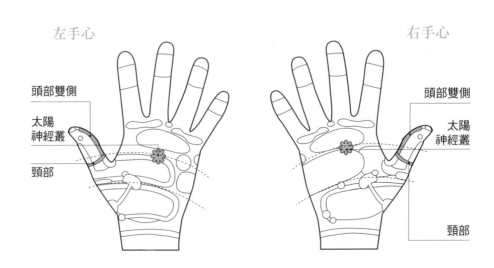

左手心

右手心

頭部雙側

太陽
神經叢

頸部

頭部雙側

太陽
神經叢

頸部

穴位指壓

每日按壓這三個緩解頭痛的穴道，可以選擇一個，或者三個都按。

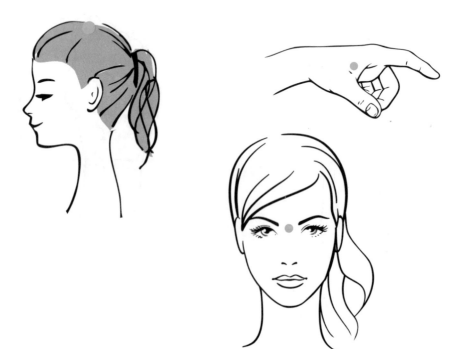

適用的精油

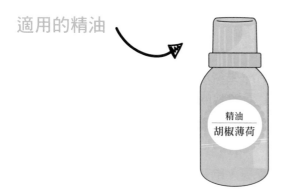

精油
胡椒薄荷

延伸方法

　　如果是因為某種聲音過大，引發偏頭痛的話，可以按摩「聽覺神經」反射區。如果是光線太強，可以按摩「視覺神經」區域，就位在第二、第三和第四根腳趾上方和兩側，由腳趾末梢往下按壓。

同時參考其他可能引發頭痛的相關反射區：
〈食物不耐或敏感〉，286 頁
〈感冒與花粉過敏〉，343 頁
〈月經〉，337 頁
〈中耳炎〉，320 頁
〈急性與慢性鼻竇炎〉，350 頁
〈肝臟〉，254 頁

精油芳療 · 手足按摩應用圖典
Ma bible De la réflexologie et de l'acupression
aux huiles essentielles

腎盂腎炎

　　罹患此疾一定要就醫並接受適當的療程。腎臟是非常重要的器官，必須嚴加看管。精油穴道按摩可以輔助治療，也可以預防復發。

反射區

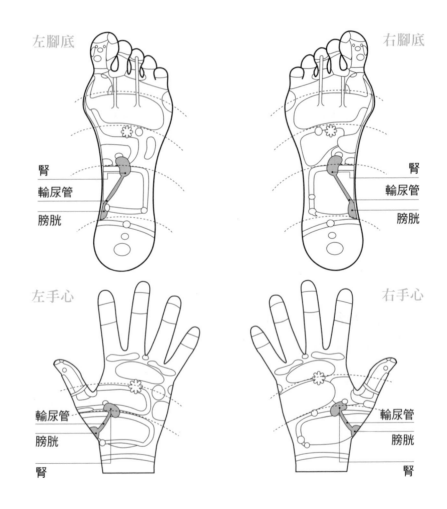

左腳底　　　　　　　　　　　　　　右腳底

腎
輸尿管
膀胱

腎
輸尿管
膀胱

左手心　　　　　　　　　　　　　　右手心

輸尿管
膀胱
腎

輸尿管
膀胱
腎

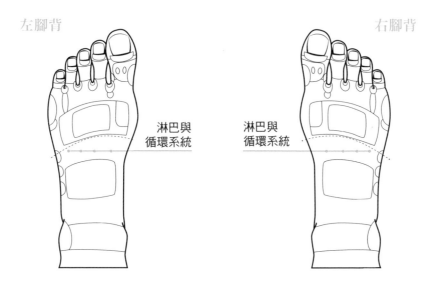

左腳背　　　　　　　　　　　　　右腳背

淋巴與
循環系統

淋巴與
循環系統

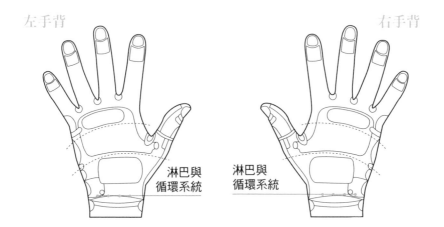

左手背　　　　　　　　　　　　　右手背

淋巴與
循環系統

淋巴與
循環系統

120
個精油穴道按摩提案

穴位指壓

腎臟的穴位如圖，腎臟有問題時，請定時刺激此穴道。

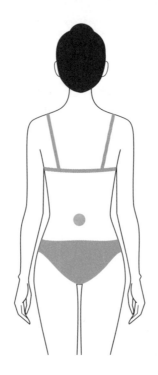

適用的精油

另可參看：〈腎〉，340 頁

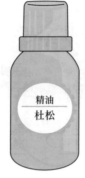

精油
杜松

鼻子

　　鼻子只占身體面積的一小部分，卻能為我們帶來極大的災難。鼻子每天吸進的空氣高達 20000 公升，能阻隔大量的細菌、灰塵和其他不應進入體內的穢物，也能分辨氣味，包括有害的氣味。因此，應可稱之為必要的生存器官。應按壓的穴道位置如下圖，它位於鼻竇（鼻竇發炎時會最先受難）、呼吸道（接收病毒、過敏源等）和淚腺（悲傷時就腫脹、流個不停）的交會之處。

穴位指壓

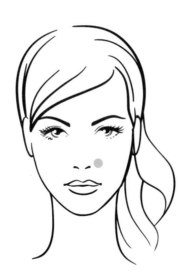

適用的精油

你可以根據需求使用精油。但也可以不用精油，單純按摩反射區即可讓鼻子恢復暢通。

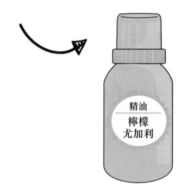

精油
檸檬
尤加利

延伸方法

請隨時確保鼻腔黏膜濕潤。在家裡和辦公室擺個加濕裝置，放一碗水也好，或者定時往鼻腔內滴入生理食鹽水，如果有海水噴霧更好。都沒有的話，水龍頭的水對於安撫鼻腔來說也是很有用的。

嗅覺失靈

　　嗅覺是非常敏感的知覺，容易被各種不同因素干擾。過敏、感冒、疲勞、懷孕、空氣汙染都會讓鼻黏膜腫脹，嗅覺神經也因此無法接收氣味分子。但這也只是暫時的，除非是慢性鼻炎，直到問題解決為止，你的嗅覺都會持續受到影響。某些成藥，甚至是體內缺乏鋅也可能是嗅覺失靈的肇因。無論如何，按壓藏在鼻翼旁溝內的「迎香穴」就對了。不過戒菸是恢復嗅覺的首要任務。

穴位指壓

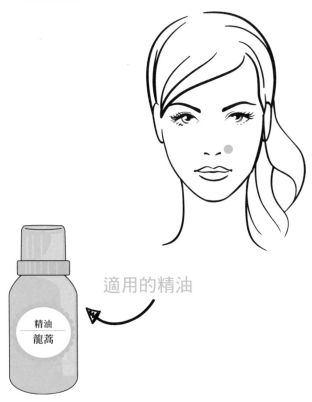

適用的精油

精油
龍蒿

精油芳療・手足按摩應用圖典
Ma bible De la réflexologie et de l'acupression
aux huiles essentielles

咬指甲癖

　　咬指甲不是小孩專屬的怪癖，事實上大部分的孩子不會這麼做。多數是在青少年、青年時期才養成的壞習慣。通常是焦慮和壓力造成，或者是模仿他人而來。除了影響美觀之外，這種習慣可能會導致更嚴重的後果。因為指甲很少有乾淨的時候，裡面經常藏了各種你不會希望進入體內或知道它在你身體裡的細菌。吞進這些壞菌後，還可能引發消化道感染，或者單純讓你肚子痛。更甚者，如果你吃掉了咬下的指甲，在進入消化系統的過程中，也有可能引起小型發炎，這不常見但的確可能會發炎。

反射區

左腳底

右腳底

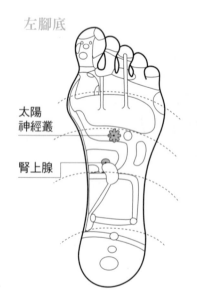
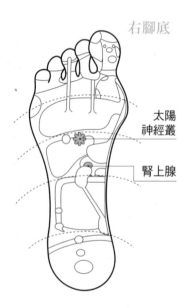

太陽
神經叢

太陽
神經叢

腎上腺

腎上腺

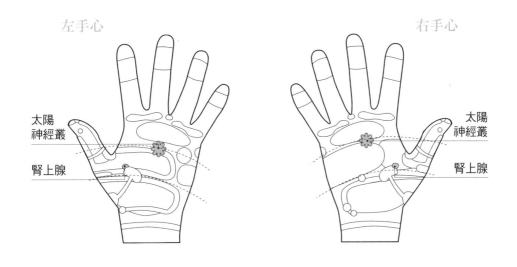

左手心　　　　　　　　　　右手心

太陽
神經叢

腎上腺

太陽
神經叢

腎上腺

適用的精油

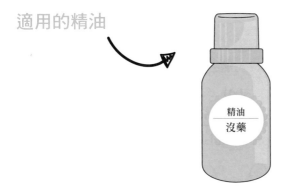

精油
沒藥

延伸方法

　　請人握拳按壓腳底，你的腳趾可以
稍微包住拳頭，這個動作能舒緩壓力。

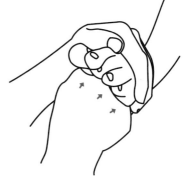

317

骨質疏鬆

　　副甲狀腺分泌的副甲狀腺素主導人體鈣質、磷質的平衡，因此也是維持骨骼健康的關鍵。但別忘了，增加骨骼強度的最好辦法就是活動，走路、跑步、跳舞都好。如果確診為骨質疏鬆症，務必就醫治療。

反射區

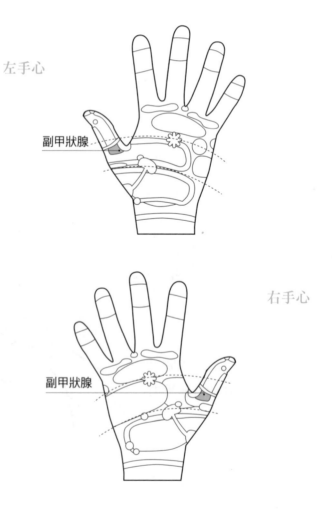

左手心

副甲狀腺

右手心

副甲狀腺

左腳底　　　　　　　　　　　　　　　　　　右腳底

副甲狀腺　　　　　　　　　　　　　　　　　　副甲狀腺

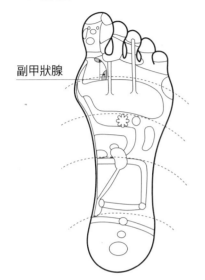
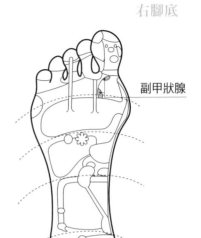

+ 按摩所有和骨骼相關的部位：脊椎、膝蓋、腰部等。

精油芳療・手足按摩應用圖典
Ma bible De la réflexologie et de l'acupression
aux huiles essentielles

中耳炎

　　中耳炎或其他耳朵發炎和感染的狀況，都可以按摩這裡標出的反射區。無論是急性或慢性，無論是否是因感冒引起的中耳炎，都是同樣的反射區，當然也要記得看醫生。

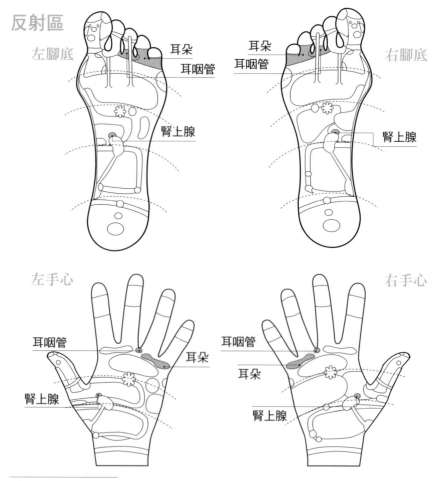

反射區

左腳底　　　　　　耳朵　　　　　　　耳朵　　　　　右腳底
　　　　　　　　　耳咽管　　　　　　耳咽管

腎上腺　　　　　　　　　　　　　　　　　　　腎上腺

左手心　　　　　　　　　　　　　　　　　右手心

耳咽管　　　　　　　　耳咽管
　　　　　　耳朵
腎上腺　　　　　　　　耳朵

　　　　　　　　　　　腎上腺

---

* 「耳咽管」反射區適用於因氣壓改變引發的中耳炎，如搭乘飛機、潛水。
* 按壓「腎上腺」反射區，可紓解耳朵的疼痛。

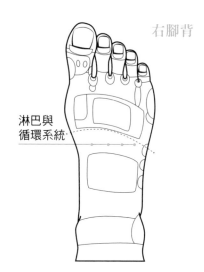

左腳背

淋巴與
循環系統

右腳背

淋巴與
循環系統

中耳炎

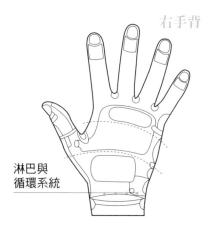

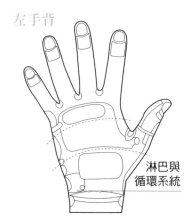

左手背

淋巴與
循環系統

右手背

淋巴與
循環系統

適用的精油

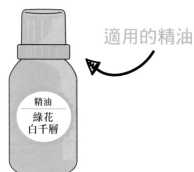

精油
綠花
白千層

精油芳療・手足按摩應用圖典
Ma bible De la réflexologie et de l'acupression
aux huiles essentielles

卵巢

右側卵巢的反射區位於右腳下方，左側卵巢的則位於左腳下方。
當有囊腫、經痛等婦科問題時，兩邊都要按壓，比較不舒服的那一側
當然就會比較痛。

反射區

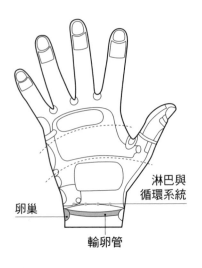

左手背

淋巴與
循環系統

卵巢

輸卵管

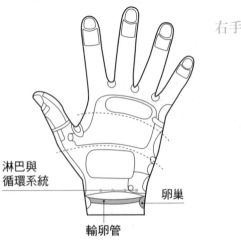

右手背

淋巴與
循環系統

卵巢

輸卵管

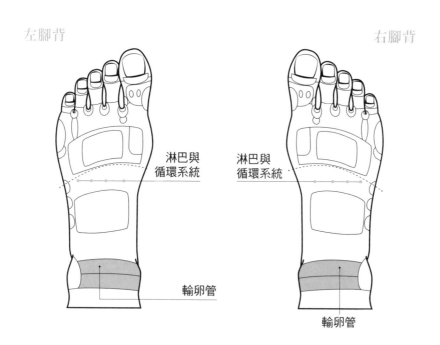

左腳背　　　　　　　　　　　　　　　　　右腳背

卵巢

淋巴與
循環系統

淋巴與
循環系統

輸卵管

輸卵管

適用的精油

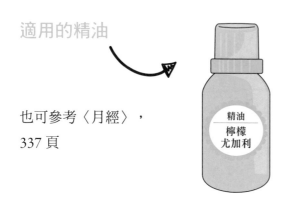

精油
檸檬
尤加利

也可參考〈月經〉，
337 頁

精油芳療・手足按摩應用圖典
Ma bible De la réflexologie et de l'acupression
aux huiles essentielles

心悸

　　你的心噗通噗通地跳，這種情況大多時候是無礙的，但有時也會感到不適，甚至令人擔憂。心臟不受控制，就跟心搏過速的症狀一樣。這時除了心臟以外，也可以按摩太陽神經叢緩解焦慮。

反射區

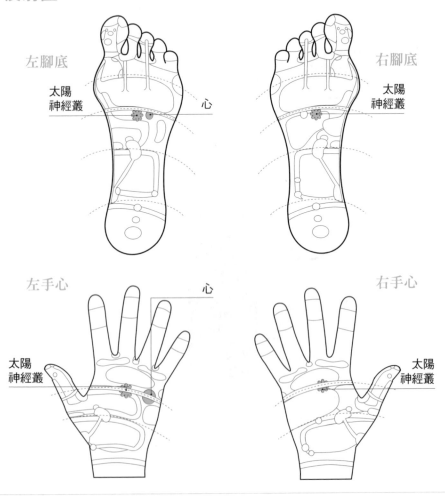

穴位指壓

- 刺激幾個確切的穴位可以改善心律不整和心房顫動，如心臟不正常跳動、跳動幅度很大並失去意識的情況。但更重要的是確實配合醫生的治療，雖然這裡提出了辦法，但不建議自行處理。

以下兩個穴位都可以試試：
- 位於掌心的穴道。

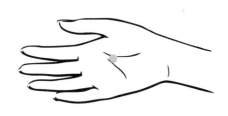

- 位於脊椎上，兩片肩胛骨中間，第五節脊柱下方的穴道。特別在沒有別人幫忙的情況下，不太容易找到這個穴道。可是一旦感覺到它之後，你就不會忘記它的位置了。

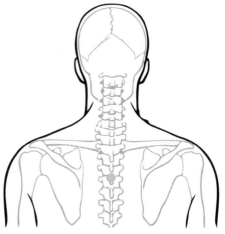

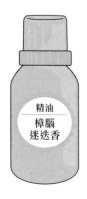

精油
樟腦
迷迭香

適用的精油

胰臟

　　胰臟位於胃後方凹陷處，夾在肝和脾之間，與好幾個器官相連，因此相當脆弱，比如膽結石就會影響胰臟的功能。胰臟出狀況時，比如急性胰臟炎、糖尿病，我們會覺得肚子痛，而且因為屬於消化系統，所以也會有消化不良的問題。遇到和胰臟有關的疾病，可以按摩接下來介紹的反射區，同時也可以按需求按壓其他相關區域，例如〈消化不良〉（230頁）的反射區。

反射區

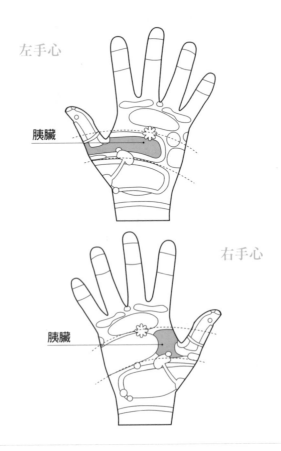

左手心

胰臟

右手心

胰臟

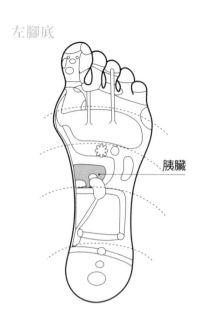

左腳底

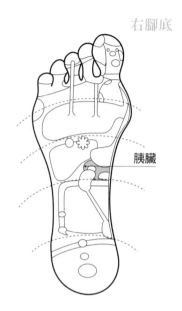

右腳底

胰臟

胰臟

胰臟

另可參看：〈糖尿病〉，
226 頁

適用的精油

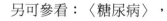

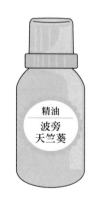

精油
波旁
天竺葵

皮膚

　　只要是皮膚的問題，不論是蒼白、暗沉、皮膚病，都可以先按摩
〈排毒〉（222頁）反射區，因為內在的問題會直接反映於外在，即
如果體內不太乾淨，就會顯而易見。

反射區

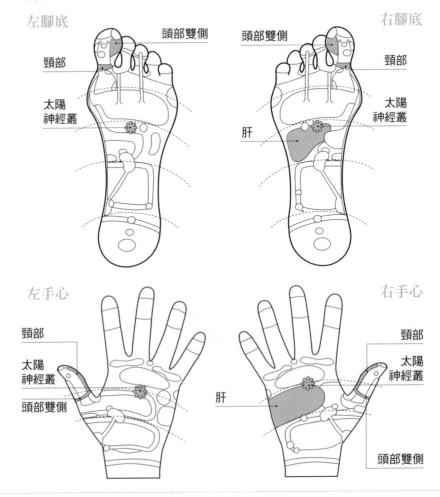

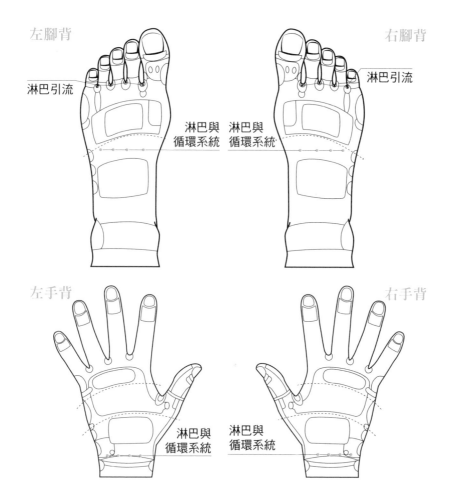

左腳背　　　　　　　　　　　　　　　　右腳背

淋巴引流

淋巴引流

淋巴與
循環系統　淋巴與
循環系統

左手背　　　　　　　　　　　　　　　　右手背

淋巴與
循環系統　淋巴與
循環系統

皮膚

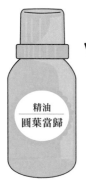

精油
圓葉當歸

適用的精油

另可參看：

〈青春痘〉，144 頁

〈濕疹〉，236 頁

〈乾癬〉，334 頁

〈美容保養〉，387 頁

精油芳療・手足按摩應用圖典
Ma bible De la réflexologie et de l'acupression
aux huiles essentielles

咽喉炎

當我們感覺喉嚨痛時，就是口咽部，即喉嚨深處或上　後方出狀況了，大多時候是被病毒感染了。如何分辨扁桃腺發炎、咽喉炎和喉炎呢？必須仔細觀察症狀。喉嚨感覺刺刺的，那肯定是咽喉炎；如果喉嚨腫腫的，非常疼痛，有時甚至痛到無法吞嚥，那就是扁桃腺發炎；如果發聲受到影響，如失聲、吵啞，那可能是喉炎。

反射區

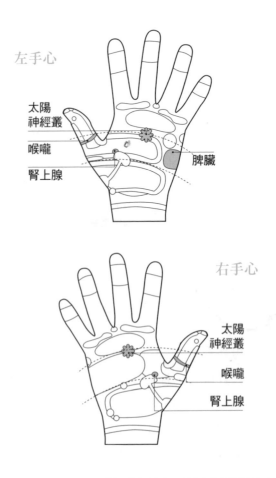

左手心

太陽神經叢
喉嚨
腎上腺
脾臟

右手心

太陽神經叢
喉嚨
腎上腺

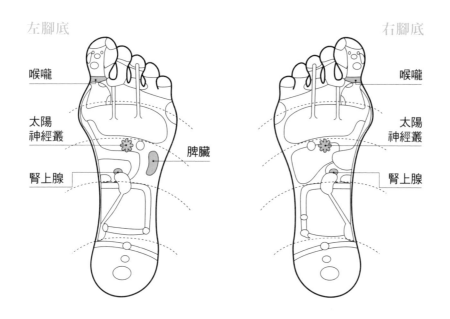

左腳底　　　　　　　　　　　　右腳底

喉嚨

太陽
神經叢

腎上腺

脾臟

喉嚨

太陽
神經叢

腎上腺

適用的精油

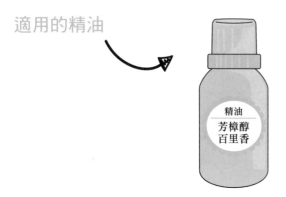

精油
芳樟醇
百里香

另可參看：

〈扁桃腺發炎、疼痛〉，152 頁

〈喉嚨〉，264 頁

〈喉炎〉，290 頁

攝護腺腫大

　　少有男人可以逃脫攝護腺腫大的問題，這也是荷爾蒙造成的問題。請按摩這幾個反射區防範於為然，特別是上了年紀的男性，如果有攝護腺腫大或其他攝護腺的症狀，更要加倍按摩才行。

反射區

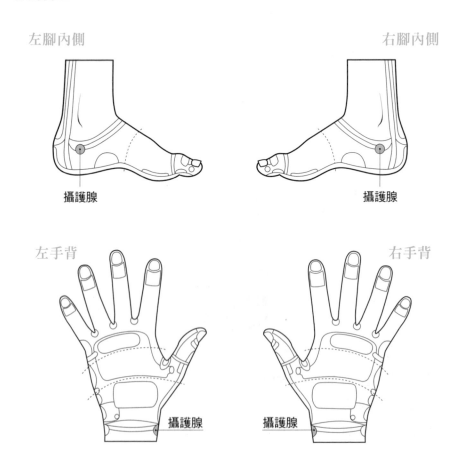

左腳內側　　　　　　　　　　　　　　右腳內側

攝護腺　　　　　　　　　　　　　攝護腺

左手背　　　　　　　　　　　　　　右手背

攝護腺　　　　攝護腺

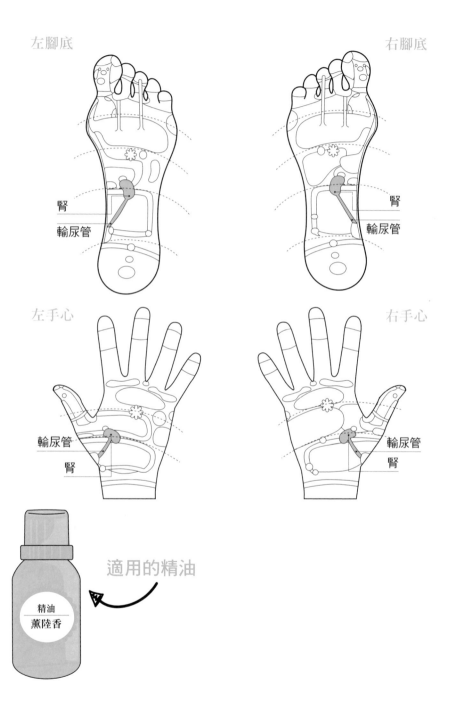

左腳底　　　　　　　　　　　　　　　　右腳底

攝護腺腫大

腎
輸尿管

腎
輸尿管

左手心　　　　　　　　　　　　　　　　右手心

輸尿管
腎

輸尿管
腎

適用的精油

精油
薰陸香

乾癬

　　乾癬可以說是皮膚細胞生長太快造成的，層層的皮膚細胞疊在一起，形成大量皮屑。因此，它不只是皮膚的疾病，也涉及到體內的其他系統，包括壓力也是肇因之一。

反射區

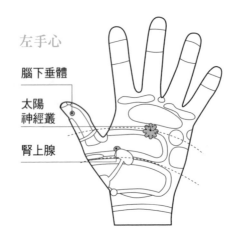

左手心

腦下垂體

太陽
神經叢

腎上腺

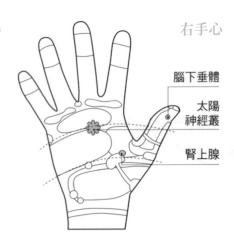

右手心

腦下垂體

太陽
神經叢

腎上腺

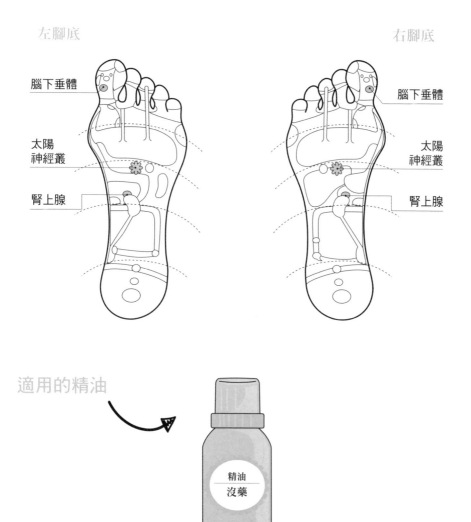

左腳底

右腳底

腦下垂體

腦下垂體

太陽
神經叢

太陽
神經叢

腎上腺

腎上腺

適用的精油

精油
沒藥

+ 根據個人情況，刺激其他相關的反射區：手肘、膝蓋、手臂、臉等。

120個精油穴道按摩提案

會陰復健

　　媽媽們都對會陰復健很熟悉，會陰是生產過程中最辛苦的部位，產後的婦女都需要把它重新縮緊。除了找肌理運動治療師協助外，也可以刺激骨盆肌增進效果。復健的目的在於預防漏尿、腹內器官下墜以及改善性生活。

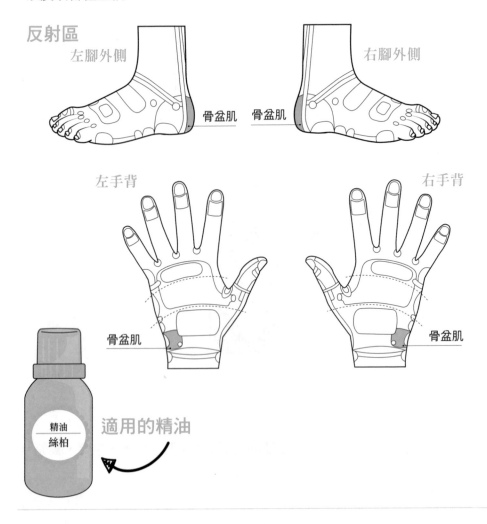

反射區
左腳外側　　　　　　　　　　　　　右腳外側

骨盆肌　骨盆肌

左手背　　　　　　　　　　　　　右手背

骨盆肌　　　　　　　　　　　　　骨盆肌

精油
絲柏

適用的精油

月經

　　月經不順、疼痛、經前症候、水腫、情緒低落等，每個女性都曾經歷過這些經期前後的症狀。反射區療法可以幫助你調節荷爾蒙、減少抽筋、疏通血液循環並緩和情緒低潮。

反射區

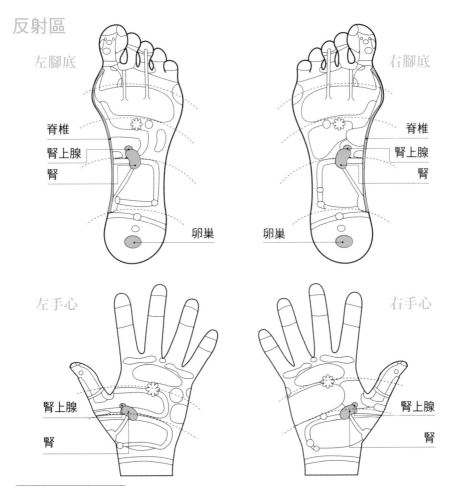

左腳底　　　　　　　　　　　　　　　　　　右腳底

脊椎　　　　　　　　　　　　　　　　　　脊椎
腎上腺　　　　　　　　　　　　　　　　　腎上腺
腎　　　　　　　　　　　　　　　　　　　腎

卵巢　　　　　　卵巢

左手心　　　　　　　　　　　　　　　　　右手心

腎上腺　　　　　　　　　　　　　　　腎上腺

腎　　　　　　　　　　　　　　　　　腎

---

* 腎臟疼痛時可按摩「脊椎」反射區。

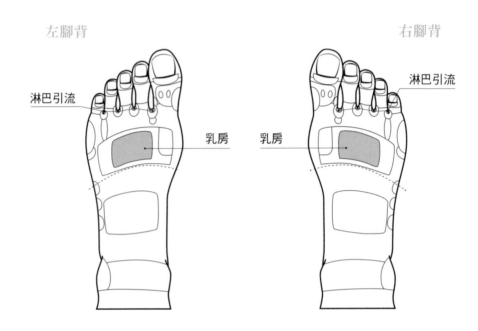

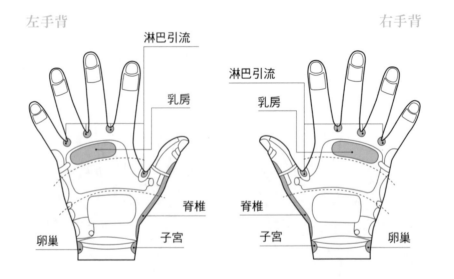

* 按摩「淋巴引流」反射區可消除水腫。
* 按摩「乳房」反射區可舒緩乳房脹痛。

穴位指壓

- 右圖穴道可以順經，也能緩解經痛。
- 下圖是針對與子宮有關的經期不適。

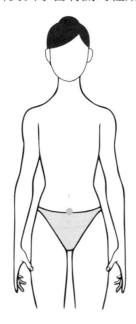

- 經前症候群可以按壓腳上此處穴道。

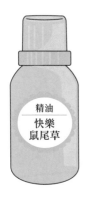

適用的精油

精油芳療・手足按摩應用圖典
Ma bible De la réflexologie et de l'acupression
aux huiles essentielles

腎

　　腎臟是維持身體健康至關重要的器官，然而在出問題前，沒有人會在意它。腎就像個濾網，可以濾掉體內大部分的廢棄物，扮演了重要的角色。腎功能不理想時，整個身體都會受到影響，所有的能量療法都建議經常刺激與腎相關的穴點。高血壓、糖尿病、外在汙染、或長期過量服用特定藥物，如阿斯匹靈、消炎藥、止痛藥、需要注射造影藥劑的檢查等，都會傷害腎臟。如果你是高危險群，或有腎臟問題的病史，最好多刺激「腎臟」反射區，可以緩解不適，以及預防腎臟疾病。

反射區

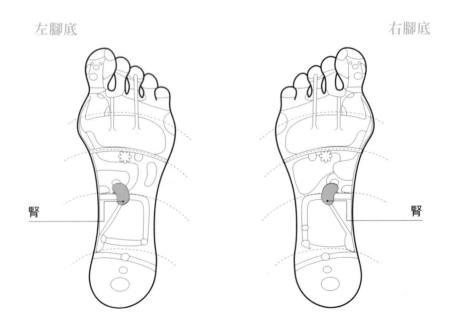

左腳底　　　　　　　　　　　　　　　　　　　右腳底

腎　　　　　　　　　　　　　　　　　　　　　腎

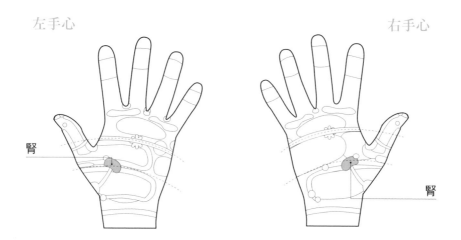

左手心　　　　　　　　　　　　　右手心

腎

腎　　　　　　　　　　　　　　　　　　腎

穴位指壓

　　下圖是腎的其中一個穴點。位於脊柱上，腰椎第二節和第三節之間，請按壓這個點。

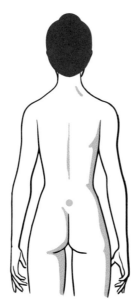

適用的精油

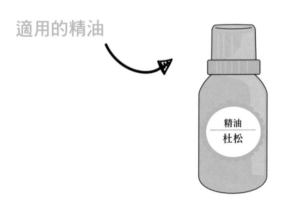

精油
杜松

健康加分

　　氣功和導引術基本上是在早晨練習，最
好是剛起床時，或者至少也要在展開一日的
行程之前養腎。作法如下：

　　用手背溫柔但確實地拍打腎的位置 1～
3 分鐘。聽起來有點蠢，但這麼做過的人的
確都感受到效果，也覺得精神比較好。就好
像這個練習喚醒了某種能量。除此之外，這
個練習同時也能刺激到穴位指壓的反射區，
功效明顯。

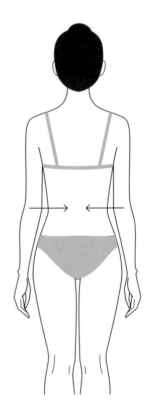

感冒與花粉過敏

　　感冒的症狀不只有流鼻水而已，一系列的小狀況會日夜干擾你的
生活。除了頭和鼻竇的反射區外，也要照顧與「腎上腺」和「淋巴腺」
的區域，它們分別有消除發炎和增強免疫力的效果。鼻塞或流鼻水時，
也都可以按一下這幾處。

反射區

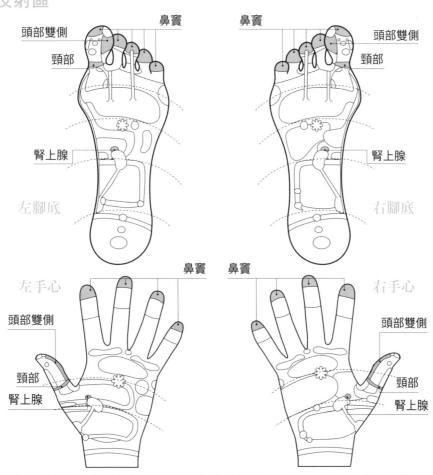

343

左腳背

右腳背

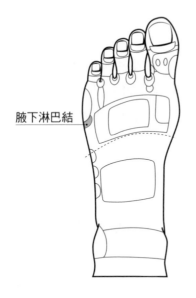
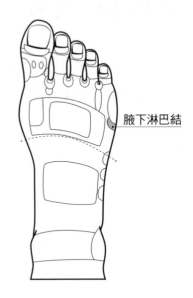

腋下淋巴結

腋下淋巴結

左手背

右手背

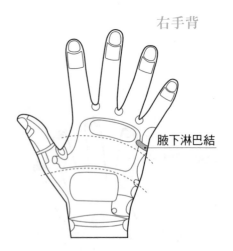

腋下淋巴結

腋下淋巴結

適用的精油

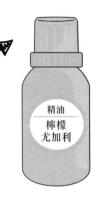

如果有呼吸困難的症狀，參考〈哮喘〉
（168頁）。

花粉過敏也可以參考〈過敏〉（148頁）。

另可參看：

〈嗅覺失靈〉，315頁

〈咳嗽〉，373頁

〈感染〉，281頁

〈免疫力低落〉，277頁

坐骨神經痛

　　坐骨神經痛時，如果直接碰觸，可能會反而更痛。在根本沒辦法使用任何傳統按摩舒緩的情況下，從遠端的腳底或手掌刺激反射區就可以安心地緩解坐骨神經痛了。

反射區

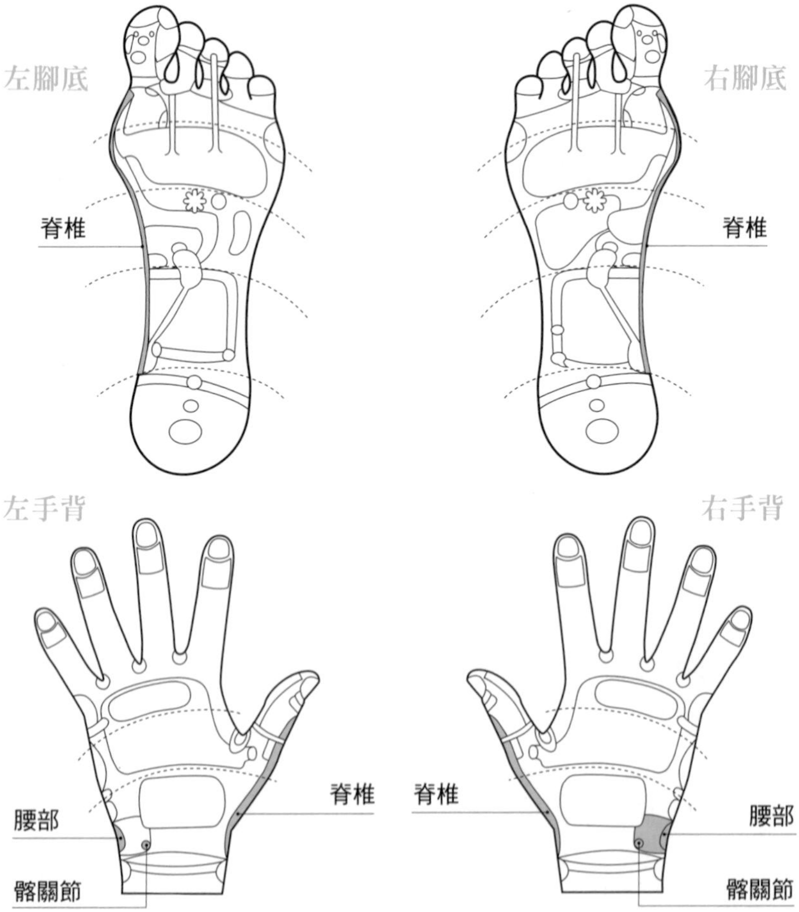

左腳底　　　　　　　　　　　　右腳底

脊椎　　　　　　　　　　　　　　　　脊椎

左手背　　　　　　　　　　　　右手背

腰部　　　　　　　　　脊椎　　脊椎　　　　　腰部

髖關節　　　　　　　　　　　　　　　髖關節

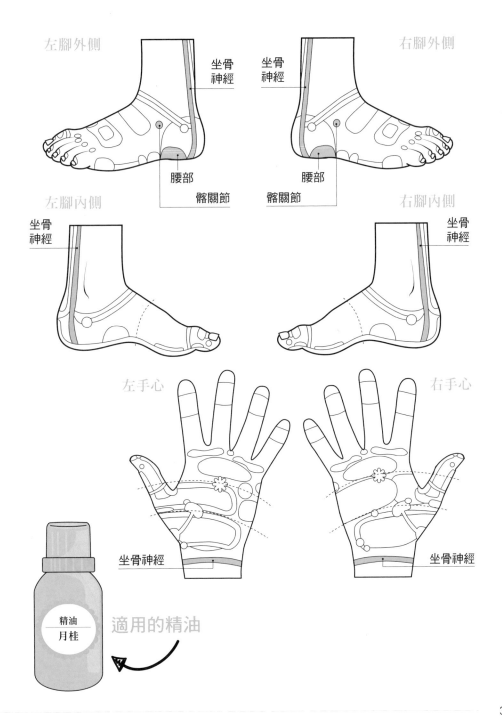

精油芳療・手足按摩應用圖典
Ma bible De la réflexologie et de l'acupression
aux huiles essentielles

乳房

　　乳房受到每個週期的荷爾蒙變化影響，會變得沉重、僵硬、腫脹、敏感，感到不適的時候，例如：囊腫、乳房纖維化、乳癌、乳房疼痛，可以按摩這些反射區緩解。不過如果是乳房疾病，特別是乳癌時，一定不能延誤就醫。

反射區

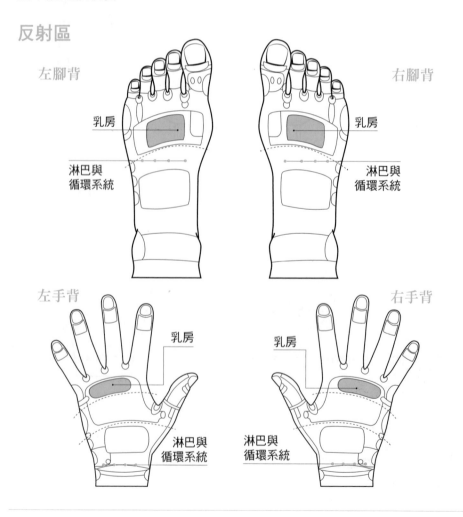

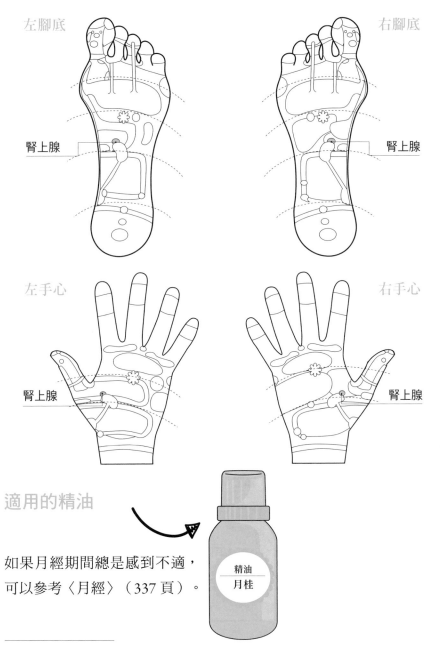

左腳底　　　　　右腳底

腎上腺　　　　　腎上腺

左手心　　　　　右手心

腎上腺　　　　　腎上腺

適用的精油

如果月經期間總是感到不適，可以參考〈月經〉（337 頁）。

精油
月桂

* 按摩「淋巴引流」反射區可消除水腫。
* 按摩「乳房」反射區可舒緩乳房脹痛。

急性與慢性鼻竇炎

慢性鼻竇炎會跟著你多年，卻因為找不到病源而難以擺脫；急性
鼻竇炎發作時，則是疼痛難耐。不論哪種，一定要小心感染與發炎的
狀況。請特別加強手指和腳趾，以及指頭相連處的按摩。

反射區

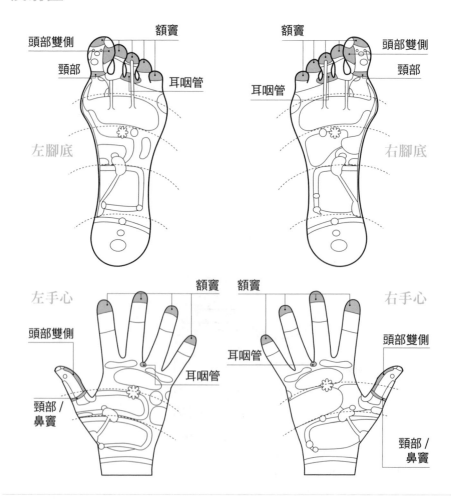

穴位指壓

· 可以刺激這三個穴位：

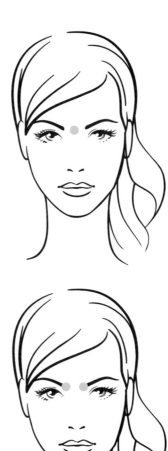

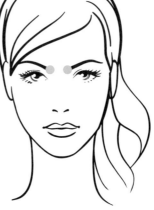

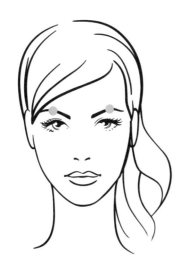

適用的精油

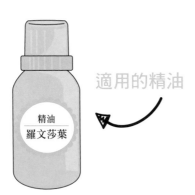

精油
羅文莎葉

精油芳療・手足按摩應用圖典
Ma bible De la réflexologie et de l'acupression
aux huiles essentielles

過度換氣症候群

　　這種症候的診斷和治療至今還存在許多爭議，患者發作時不一定可以找到平衡神經、鈣離子和鎂離子的方法。除了嚴格控制生活習慣與飲食外，反射區療法也可以提升患者的呼吸品質、降低焦慮，並平衡血液中的鎂和鈣質。

反射區

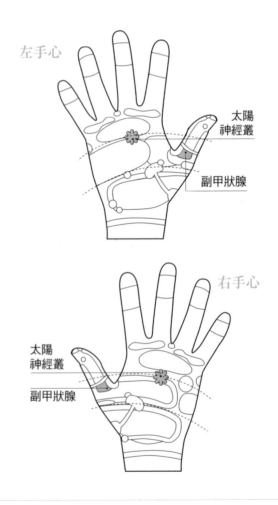

左手心

太陽
神經叢

副甲狀腺

右手心

太陽
神經叢

副甲狀腺

左腳底

右腳底

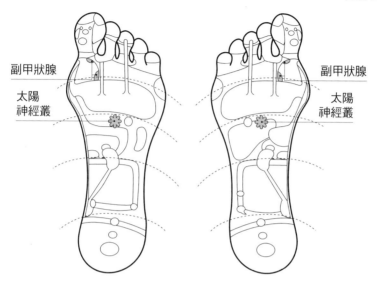

副甲狀腺

太陽
神經叢

副甲狀腺

太陽
神經叢

適用的精油

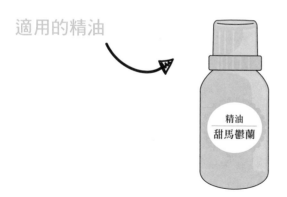

精油
甜馬鬱蘭

+ 根據症狀的不同，也可按摩「下顎」、「眼睛」、「橫隔膜」、「脊椎」等反射區。

運動前後肌肉伸展

運動之前，可以藉由喚醒相關的器官和系統，以便提供所需能量，例如心臟、血液循環系統、淋巴系統、肺部和消化系統。消化系統功能良好，意味著能更有效利用吸收的養分，進而提高肌肉的效能，降低疲倦感，也恢復得更快。此外，穴道按摩也可以維持運動員的專注力與動力，並緩和比賽時怯場或焦慮的情緒。還可以按摩太陽神經叢幫助深度放鬆，是暴風雨來臨前不可或缺的安定劑。

而在運動過後，穴道按摩可以舒緩痠痛、預防症狀加重、減輕發炎情形、加速排除代謝物。肌肉產生代謝物後，會造成關節、肌腱和肌肉本身疼痛，因此必須儘快排除。根據一項研究指出，按摩反射區後，大腿乳酸排除的速度比一般按摩快四倍。若搭配適合的精油，效率會更好。

簡單來說，專職的運動員，特別最頂尖的那些人，他們的消化和免疫系統都比較脆弱，原因在於大量的運動需要消耗大量的體力，對身體來說是很暴力的行為。而反射區療法就是刺激免疫系統的好方法。

腳部按摩

這是專屬於雙腳的時刻，讓我們用心呵護它。我們的雙腳在運動訓練時需要承受許多壓力，但無論是運動前或運動後，都完全被我們忽略了。腳部按摩正好是緩解疲憊、促進血液循環、觀察皮膚狀況（可檢查有無磨擦、水泡、外傷等）的好方法，也可以伸展從未自然放鬆過的深層肌肉，例如筋膜，可能演變成可怕的筋膜炎，運動員會因此好幾個月無法穿上運動鞋。

這些益處都不需要服用任何藥物就能擁有，對運動員來說是一大福音，因為不會有興奮劑殘留，而且所有人都很方便取得。再想想那些經常到各地比賽的職業運動員，可能會有水土不服或時差等狀況，這些干擾都可能影響他的表現，精油穴道按摩就是既簡單又安全的解決方案。

運動前反射區

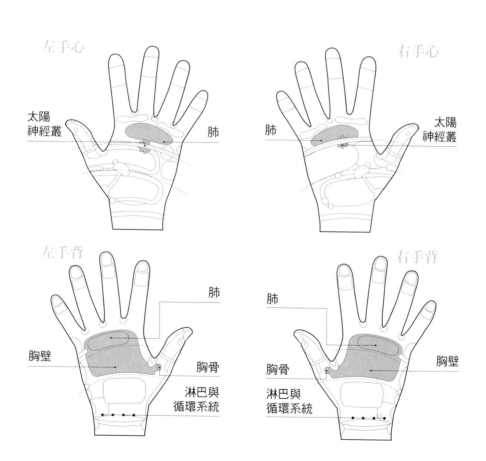

左手心　　　　　　　　　　　　右手心

太陽神經叢　　　　肺　　　　肺　　　　太陽神經叢

左手背　　　　　　　　　　　　右手背

肺　　　　肺

胸壁　　　　　　胸骨　　　胸骨　　　　胸壁

淋巴與循環系統　　淋巴與循環系統

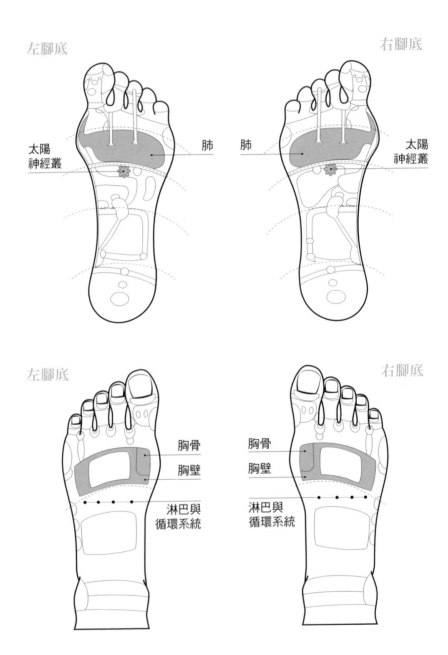

左腳底　　　　　　　　　　右腳底

太陽　　　　　　　　肺　　肺　　　　　　　太陽
神經叢　　　　　　　　　　　　　　　　神經叢

左腳底　　　　　　　　　　右腳底

胸骨　　胸骨
胸壁　　胸壁

淋巴與　　淋巴與
循環系統　循環系統

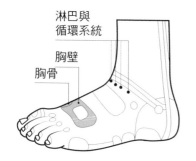

左腳外側

淋巴與
循環系統

胸壁

胸骨

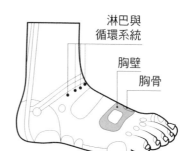

右腳外側

淋巴與
循環系統

胸壁

胸骨

運動後反射區

與運動前相同的反射區，可配合按摩感覺痠痛的部位，如肩膀、手臂、手肘、膝蓋、腰部等。

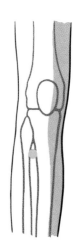

穴位指壓

此穴為運動員的黃金穴位。它能激勵身心，為運動員帶來精力與求勝的決心，同時也緩解雙腿的疼痛，特別是對膝蓋效果非常好，並調節消化系統不適。

適用的精油

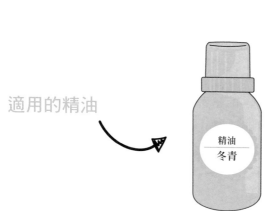

精油
冬青

延伸方法 1

　　呼應運動的主題，你也可以用一顆網球或高爾夫球來進行反射區療法，毫不費力。每天都把小球放在腳底前後滾動。不需要其他準備，坐在電腦前、長途飛機上時都行，或者也可以專注思考，投入一場全神貫注的療程。手掌也一樣，把高爾夫球或其他差不多的球放在手掌中滾動。總之，盡力而為，重點在於刺激整個足弓和掌心。緩緩地按摩每個區域，在與消化器官、泌尿器官和胰臟相關的區域滾動三分鐘，再加上三分鐘的太陽神經叢，以及三分鐘掌心上側靠近手指處刺激肺部等。

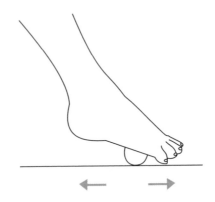

延伸方法 2

　　目前，都有特別的赤腳公園，可以赤腳在土地、樹木枝幹、水道之中行走。可是，沒有人會阻止你赤腳到軟木屑、沙地或鵝卵石等地上走走，總之，所有不會讓腳受傷的地面都可以試試。這麼做可以刺激感官、平衡感和其他與身體能量相關的穴位。

壓力

　　根據醫學觀察，長期壓力過大或是患有創傷後壓力症候群，例如目睹襲擊事件、遭遇人質挾持或火車脫軌後的人，都會有一些潛在且深層的變化，導致心率變異（HRV，指的是在不同情況與需求下，心跳速度的變化）降低。而低心率變異低的患者通常死亡率較高，其中又以心臟疾病的比例最高。因此，當我們處在高壓的情況下時，不只要試著放鬆，更要保護會受到這種情緒影響的器官，特別是心臟。

　　放鬆，深呼吸，定時專注且仔細地按摩這些反射區。保持冷靜，不要離群索居。

反射區

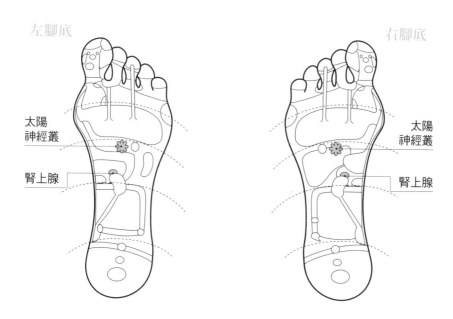

左腳底　　　　　　　　　　　　　　右腳底

太陽
神經叢　　　　　　　　　　　　　　太陽
　　　　　　　　　　　　　　　　　神經叢

腎上腺　　　　　　　　　　　　　　腎上腺

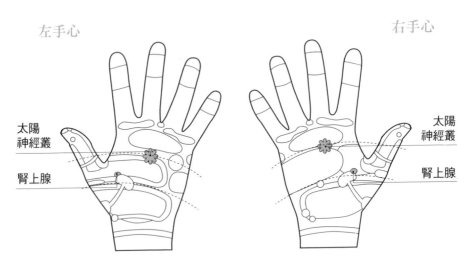

左手心　　　　　　　　　　　右手心

太陽
神經叢　　　　　　　　　　　　　　太陽
　　　　　　　　　　　　　　　　神經叢

腎上腺　　　　　　　　　　　　　　腎上腺

穴位指壓

如果想要輕鬆地來個「禪系」指壓，可以按壓下面三個穴位。

・此穴位於手背虎口處。

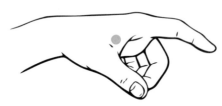

・此穴位於掌心凹陷處。

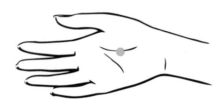

穴位指壓

- 此穴位於喉嚨深處，感覺喘不過氣、胸口沉悶時可以按壓。

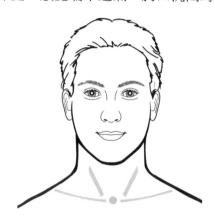

若要照顧心臟，提高心率變異，你可以：

- 刺激此穴位。

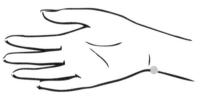

- 以及這個「第三隻眼」。

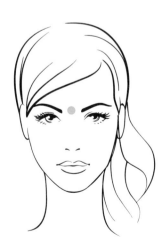

適用的精油

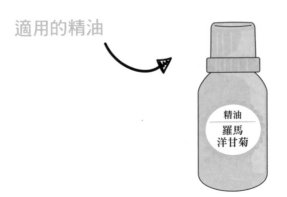

精油
羅馬
洋甘菊

延伸方法

　　請一個人手掌握拳推壓你的腳底，你可以用腳趾稍微包住拳頭，
會很舒壓。

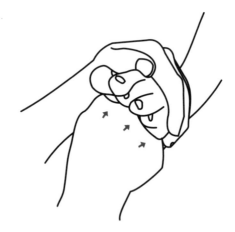

另可參看：

〈過度換氣症候群〉，352 頁

〈失眠〉，284 頁

〈沮喪與抑鬱〉，218 頁

突發性失聰

比如創傷後遺症等原因引發的突發性失聰，等待耳鼻喉科門診的
這段時間，務必每天刺激耳朵反射區多次，藉此疏通阻塞處。

反射區

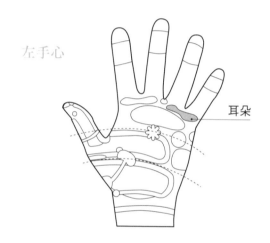

左手心

耳朵

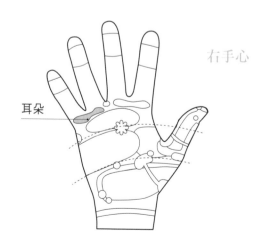

右手心

耳朵

精油芳療·手足按摩應用圖典
Ma bible De la réflexologie et de l'acupression
aux huiles essentielles

左腳底　　　　　　　　　　　　　　右腳底

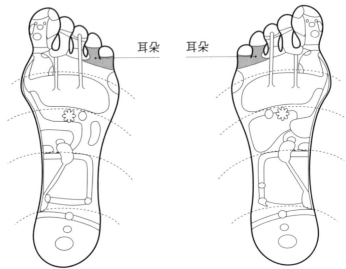

耳朵　　耳朵

適用的精油

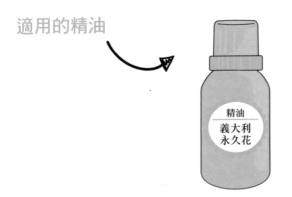

精油
義大利
永久花

體重過重

　　反射區療法絕對不能取代良好且平衡的生活習慣。不過，藉由緩解壓力，它可以平衡心理狀態，幫助你轉換心情，因此就不需要用食物來填補空虛，可以配合深呼吸並調整情緒和胃口。除此之外，也可以解決脹氣和其他腹部不適。根據你的需求，從下面列出的反射區中選擇需要按摩的部位。

反射區

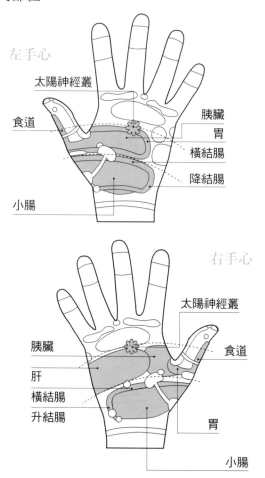

左手心

太陽神經叢

食道

小腸

胰臟
胃
橫結腸
降結腸

右手心

太陽神經叢

胰臟
肝
橫結腸
升結腸

食道

胃

小腸

精油芳療・手足按摩應用圖典
Ma bible De la réflexologie et de l'acupression
aux huiles essentielles

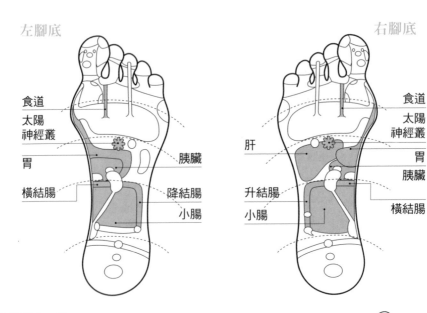

左腳底　　　　　　　　　　右腳底

食道
太陽神經叢
胃
橫結腸
胰臟
降結腸
小腸

食道
太陽神經叢
肝
胃
胰臟
升結腸
橫結腸
小腸

健康加分

　　從腳踝開始按摩，這個部位能夠刺激排除體內過多的水份，消除水腫。

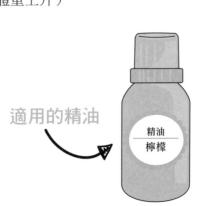

　　另可參看：

　　〈壓力〉，359 頁

　　〈失眠〉，284 頁（睡眠不足會讓體重上升）

　　〈月經〉，337 頁

　　〈甲狀腺亢進或低能〉，275 頁

適用的精油

精油
檸檬

戒菸

反射區療法可以幫助想戒菸的人達到目標，比方說，它能幫助你對抗想抽根菸的慾望或焦慮。

反射區

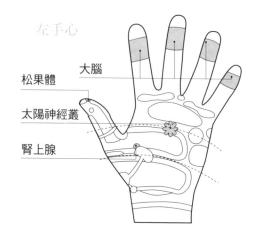

左手心

大腦

松果體

太陽神經叢

腎上腺

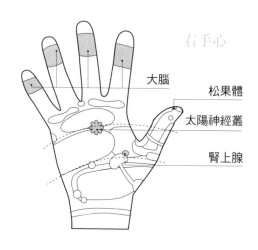

右手心

大腦

松果體

太陽神經叢

腎上腺

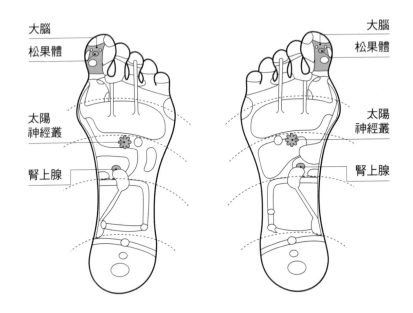

左腳底　　　　　　　　　　　　　　　　　右腳底

大腦
松果體

太陽
神經叢

腎上腺

大腦
松果體

太陽
神經叢

腎上腺

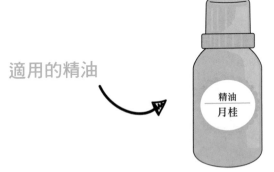

適用的精油

精油
月桂

另可參看：

〈食欲不佳或過盛〉，162 頁。（能控制食慾）

〈壓力〉，359 頁。（不可忽略的戒菸成功因素）

睪丸

　　如有精液、睪丸扭轉附、睪炎、各種睪丸疼痛，請儘快就醫。等待約診的時間，可以按摩以下反射區，緩和疼痛，或者恢復正常精液分泌。

反射區

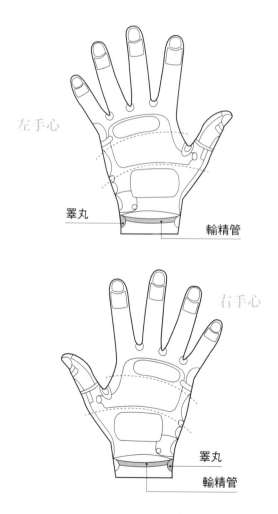

精油芳療・手足按摩應用圖典
Ma bible De la réflexologie et de l'acupression
aux huiles essentielles

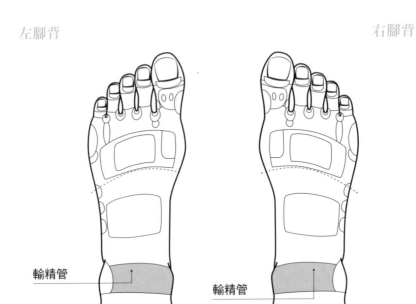

左腳背　　　　　　　　　　右腳背

輸精管

輸精管

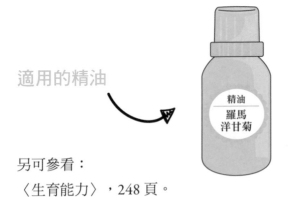

適用的精油

精油
羅馬
洋甘菊

另可參看：
〈生育能力〉，248 頁。

肩頸痠痛與僵硬

　　你的首要任務是在頸部圍上一條絲巾，肩頸痠痛的人不該讓它曝露在外，然後也別自作主張低頭按摩腳底，徒增痛苦。請個好心人幫你或找專業治療師也是更謹慎的作法。

反射區

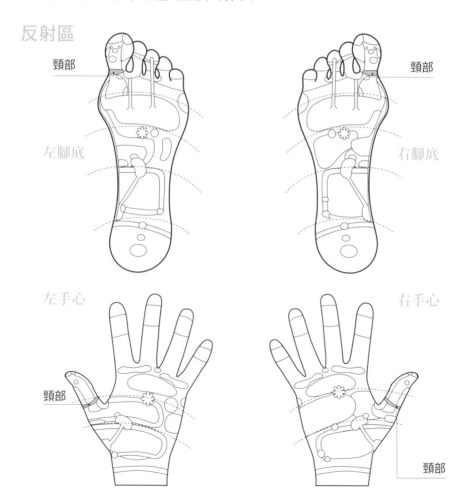

頸部　　　　頸部

左腳底　　　右腳底

左手心　　　右手心

頸部

頸部

穴位指壓

刺激頸部兩側的這兩個點。能請人幫忙更好。

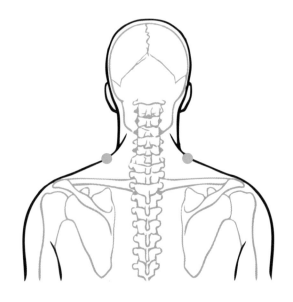

適用的精油

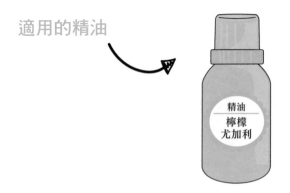

精油
檸檬
尤加利

咳嗽

　　如果是因為感染而引發的咳嗽，請確實按摩接下來介紹的反射區。如果是因過敏引起，「胸腺」反射區不會有幫助，但還是要刺激「腎上腺」和能夠消炎的反射區。

反射區

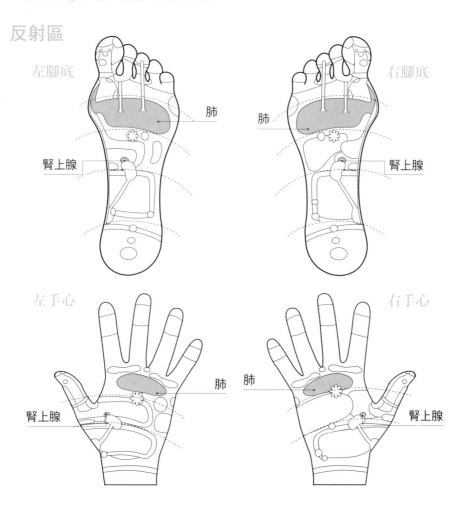

左腳底　　　　　　　　　　　　　　　　右腳底

肺　　　　　　　肺

腎上腺　　　　　　　　　　　　　　　　腎上腺

左手心　　　　　　　　　　　　　　　　右手心

肺　　　　　　　肺

腎上腺　　　　　　　　　　　　　　　　腎上腺

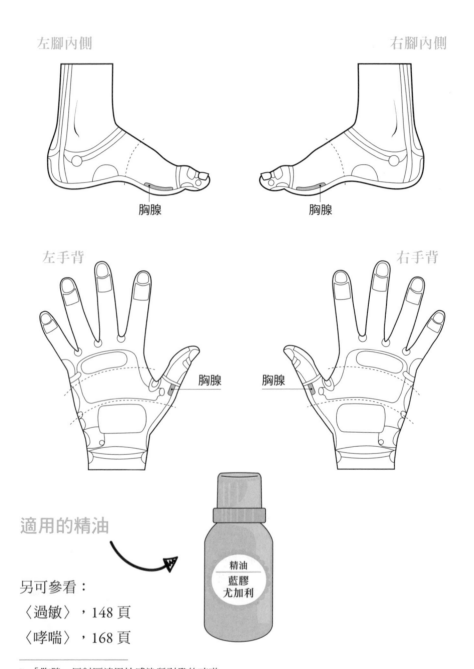

左腳內側　　　　　　　　　　　　　右腳內側

胸腺　　　　　　　胸腺

左手背　　　　　　　　　　　　　　右手背

胸腺　　　胸腺

適用的精油

另可參看：

〈過敏〉，148頁

〈哮喘〉，168頁

精油
藍膠
尤加利

* 「胸腺」反射區適用於感染所引發的咳嗽。

氣管炎

　　氣管炎通常有發熱、發炎、疼痛、乾咳、陣咳等症狀，特別是夜間或平躺時會覺得如同吞了刀片，實在不太舒服。氣管炎通常是因鼻咽炎併發，嚴重時可能演變成哮吼。也有可能因為吸入化學物質、曝露在過敏源（如花粉）中、東西堵塞或胃食道逆流等引發。

反射區

左手心

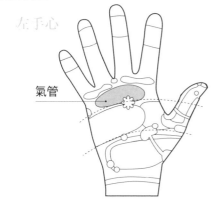

氣管

左腳底

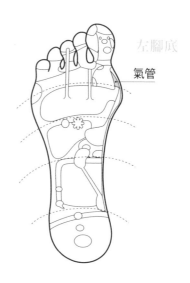

氣管

適用的精油

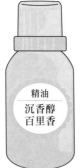

精油
沉香醇
百里香

受到感染或發燒時，請參考 281 頁和 252 頁的作法；
與胃食道逆流有關，請參考 142 頁和胃部有關的不適症；
因花粉等引起的過敏，請參考 148 頁〈過敏〉。

精油芳療・手足按摩應用圖典
Ma bible De la réflexologie et de l'acupression
aux huiles essentielles

多汗症

　　流汗基本上是件好事，汗水可以排除體內多餘的熱量，避免人體過熱，就像壓力鍋的原理，但流得太多就過頭了。壓力過大，或是其他因素都可能造成過度出汗，直接影響社交生活。由於目前的解決方式好壞參半，不如就試試精油穴道按摩吧。

反射區

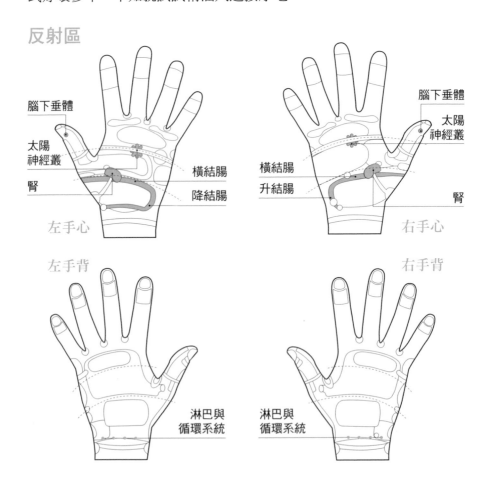

腦下垂體
太陽神經叢
腎
橫結腸
降結腸
左手心

腦下垂體
太陽神經叢
橫結腸
升結腸
腎
右手心

左手背
右手背

淋巴與循環系統
淋巴與循環系統

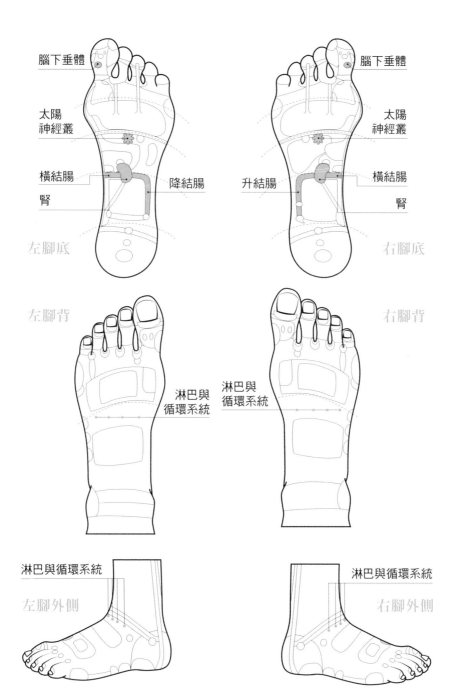

腦下垂體

太陽
神經叢

橫結腸

腎

降結腸

左腳底

腦下垂體

太陽
神經叢

橫結腸

升結腸

腎

右腳底

左腳背

右腳背

淋巴與
循環系統

淋巴與
循環系統

淋巴與循環系統

淋巴與循環系統

左腳外側

右腳外側

多汗症

穴位指壓

- 小腿後方離腳跟不遠的處，如右圖。
- 如果有水腫的傾向，可以按壓下圖穴道。

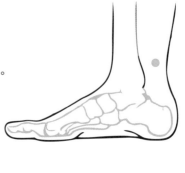

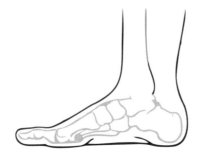

- 如果有浮腫的傾向，可按壓手臂上此穴道。

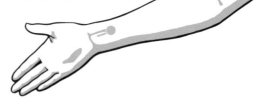

三個穴點都嘗試看看，但每個人的弱點不同，找出對你最有效的。

適用的精油

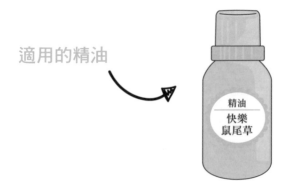

腸道菌群失調

　　腸道菌群可視為人體的一種器官，又稱「微生物菌群」，是身心健康的核心。首先，作為消化程序的最後一個關卡，它調控了人體的消化系統，當菌群與某些纖維、食品添加物或無法消化的分子相互作用，就會產生大量的氣體，導致脹氣；再者，它和免疫作用的關係也很密切，許多的免疫抗體都聚集在這裡；最後，人體的整體健康也都與它有關。科學家們發現，腸道菌群失調會引發體重過重、糖尿病、高膽固醇血症、代謝相關的疾病、抑鬱和其他各種疾病。

　　所謂「病從口入」並不是沒有道理。好的腸道菌群需要靠每日攝取天然食物來維持，低添加物，特別是會殺死好菌的防腐劑，以及高纖維、高益生菌（如乳酸發酵食品）、高多酚。無論是因微生態失調、小腸菌叢過度增生（SIBO），還是念珠菌感染等因素造成的腸道菌失調，都可以試著按壓這部分的反射區。

反射區

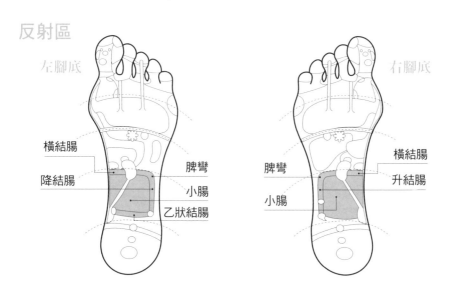

左腳底　　　　　　　　　　　　　　　　右腳底

橫結腸　　　　　　　　　　脾彎　　　　橫結腸
降結腸　　　　　　　脾彎　　　　　　　升結腸
　　　　　　　小腸　小腸
　　　　　　　乙狀結腸

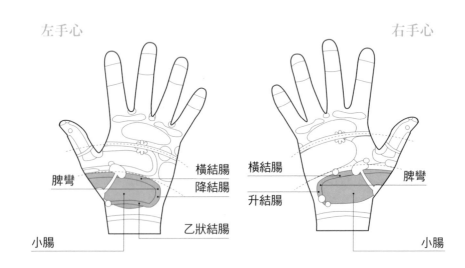

左手心　　　　　　　　　　　　　右手心

脾彎　　　　　　　　橫結腸　　　　橫結腸　　　　　脾彎
　　　　　　　　　　降結腸　　　　升結腸
　　　　　　　　　　乙狀結腸
小腸　　　　　　　　　　　　　　　　　　　　　　小腸

適用的精油

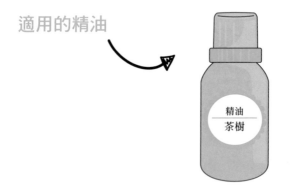

精油
茶樹

尿道炎

　　經由尿道口（Urethral Meatus）連結膀胱與尿液出口的尿道發炎時，症狀和膀胱炎很像。患者會頻尿，而且排尿時會感到劇痛。但尿道炎是一種性病，即是說可以用保險套預防。然而一旦受到感染，一定要接受抗生素治療殺死細菌，通常是被披衣菌（*Chlamydia trachomatis*）和奈瑟氏淋病菌（*Neisseria gonorrhoeae*）感染。

反射區

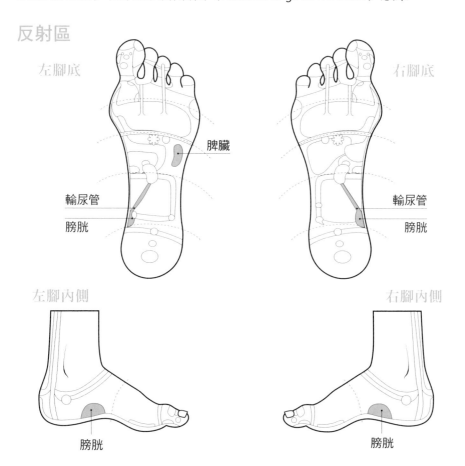

左腳底　　　　　　　　　　　　　　　　　右腳底

脾臟

輸尿管　　　　　　　　　　　　　　　　　輸尿管
膀胱　　　　　　　　　　　　　　　　　　膀胱

左腳內側　　　　　　　　　　　　　　　　右腳內側

膀胱　　　　　　　　　　　　　　　　　　膀胱

精油芳療・手足按摩應用圖典
Ma bible De la réflexologie et de l'acupression
aux huiles essentielles

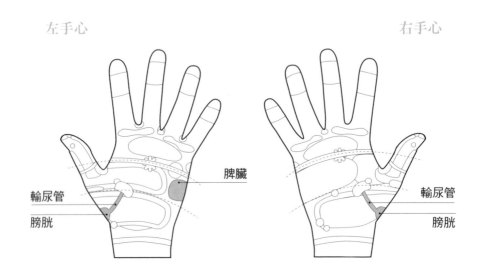

左手心　　　　　　　　　　　　右手心

脾臟

輸尿管

膀胱

輸尿管

膀胱

適用的精油

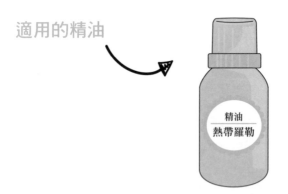

精油
熱帶羅勒

✛ 男性可同時刺激〈攝護腺腫大〉反射區（332頁）。

蕁麻疹

　　蕁麻疹是一種過敏反應，發作時皮膚會發癢，並出現紅腫斑塊。冷空氣、游泳池裡的氯、衣服摩擦等，都是造成蕁麻疹的原因，也有可能是藥物過敏和食物不耐症。

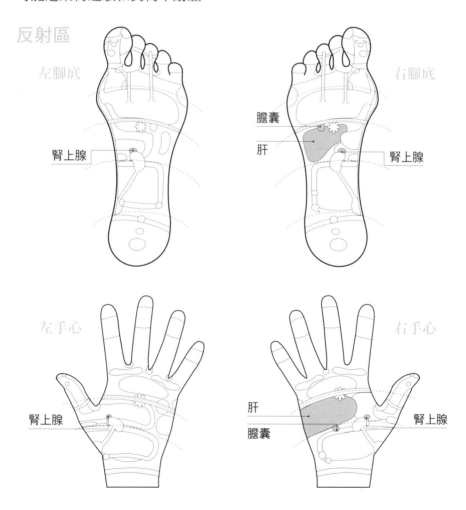

反射區

左腳底　　　　　　　　　　右腳底

膽囊
肝
腎上腺　　　　　　　　　　腎上腺

左手心　　　　　　　　　　右手心

腎上腺

肝
膽囊　　　　　　　　　　　腎上腺

383

穴位指壓

按壓此穴道可以緩解蕁麻疹的症狀。這個穴位也對濕疹、皮膚癢和大片皮膚疹等大部分的皮膚問題有效，但青春痘就不包括在內。

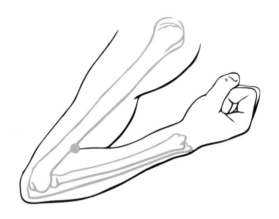

適用的精油

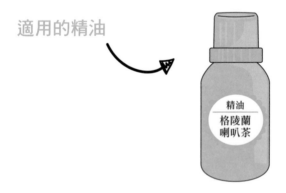

精油
格陵蘭
喇叭茶

暈眩

　　我們偶爾會因為不同的原因，比如低血壓、疲勞等，突然感到暈眩，這時可以刺激「耳朵」和「頭部雙側」反射區讓頭腦清醒。

反射區

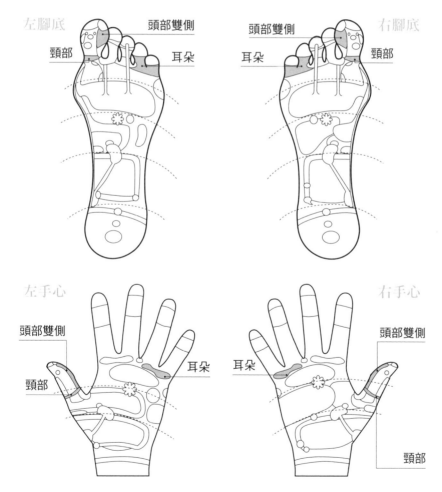

穴位指壓

緩解暈眩的穴位如下圖所示，位於頭部正上方。

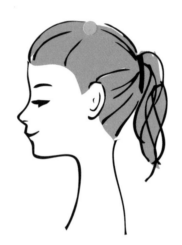

適用的精油

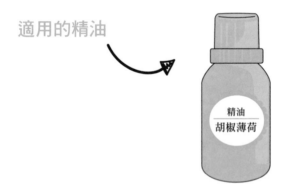

精油
胡椒薄荷

美容保養

　　臉部反射區按摩能帶來超乎想像的舒適感。它能讓臉部肌肉放鬆，達到舒壓的效果，也會刺激血液循環，讓肌膚更加光采動人。只要按順序施行「臉部指壓」（Dien Chan）即可，不只能立即改善臉部皮膚，還能因為刺激了其他體內器官的反射區，間接刺激了整個身體。如果再搭配指定的精油，就能透過聞嗅兼顧健康、能量和心理狀態。找一面鏡子給自己一個完整的療程，當然，如果能由專家出手那就更好了。

　　請注意！施行臉部精油指壓時，絕對不能任意改換精油。另外，雖然這裡建議的精質很溫和，但精質不能太靠近眼睛。

穴位指壓

十個穴位（每個穴位按壓兩次，每次 3 ～ 7 秒）：

1. 從眉心出發，往頭頂的方向畫出一條線，直到 1 號穴位時停止。按壓此穴道。
2. 太陽穴。
3. 眼角，距離眼睛約 1 公分處。
4. 眉心。
5. 雙眼之間，距離眼睛約 1 公分處。
6. 位於顴骨上、瞳孔正下方的位置。
7. 再往下約 2 指食指寬，按壓此穴。
8. 嘴角。
9. 鼻翼外緣。
10. 輕輕按壓顳顎關節上。

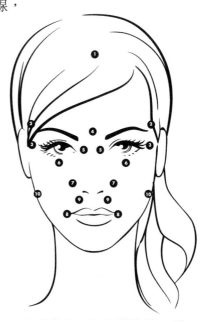

精油芳療・手足按摩應用圖典
Ma bible De la réflexologie et de l'acupression
aux huiles essentielles

消除皺紋與回春妙方

　　除了上面標出的穴點外，也要記得刺激周圍區域。按照箭頭方向，在皺紋較為明顯的地方輕輕按壓數次。

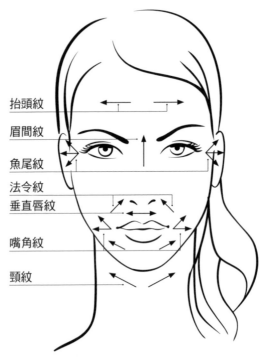

抬頭紋
眉間紋
魚尾紋
法令紋
垂直唇紋
嘴角紋
頸紋

適用的精油

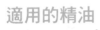

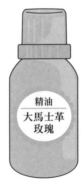

精油
大馬士革
玫瑰

+ 其他花朵萃取的精油橙花、茉莉花、依蘭依蘭、天竺葵等。

臉部病症

　　疼痛、麻痺、枕神經痛、叢發性頭痛等和臉部有關的病症，都可以刺激下圖中的反射區初步緩解。

反射區

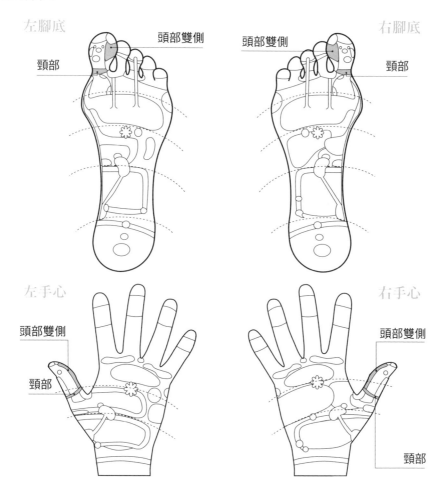

左腳底　　頭部雙側
頸部

頭部雙側　　右腳底
頸部

左手心

頭部雙側
頸部

右手心

頭部雙側

頸部

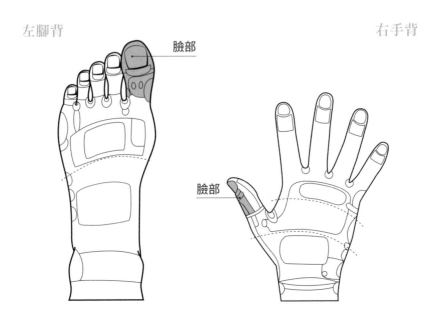

左腳背　　　　　臉部　　　　　　　右手背

臉部

穴位指壓

臉部容易浮腫（如過敏、
水腫等），可以按壓這個穴位。
每日按壓數次。

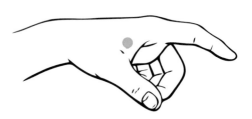

適用的精油

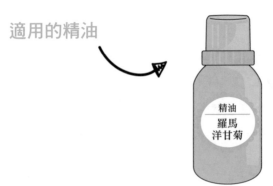

精油

羅馬
洋甘菊

眼睛

　　請好好保護你的眼睛，特別是當你已經了解它們很脆弱以後。除非眼睛有點問題，否則我們經常忽略它。除了戴眼鏡以外，我們還能為眼睛做的其實不多。刺激下圖中的反射區，預防眼睛病變與舒緩疲勞。面對不同的症狀，例如青光眼、白內障等與年齡相關的問題，不要只是按壓單一穴點，可以用手指在點與點之間畫出線條，順便按摩。如果希望眼睛可以健康久久，控制血壓是首要任務，也要避免抽菸和陽光帶來的傷害。

反射區

左腳底　　　　　　　　　　　　　　　右腳底

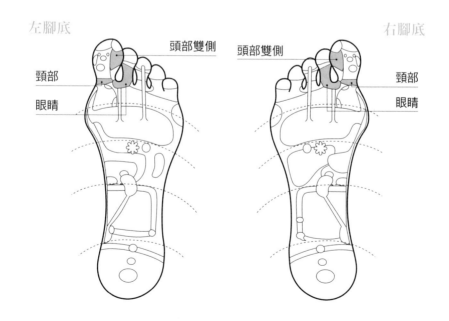

頭部雙側　　　　頭部雙側

頸部　　　　　　　　頸部

眼睛　　　　　　　　眼睛

精油芳療・手足按摩應用圖典
Ma bible De la réflexologie et de l'acupression
aux huiles essentielles

左手心

右手心

眼睛

頭部雙側

頸部

眼睛

頭部雙側

頸部

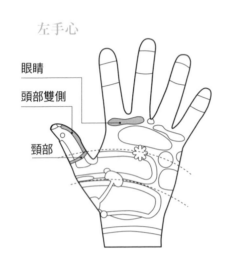
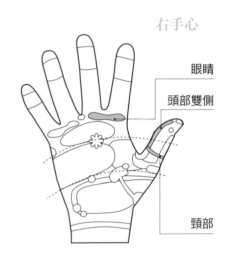

穴位指壓

此穴道可用來改善眼睛疲勞，特別是壓力造成的疲勞。

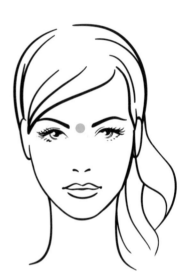

適用的精油

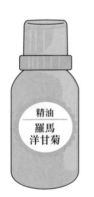

精油
羅馬
洋甘菊

一日生活計畫

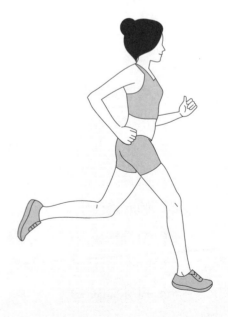

精油芳療・手足按摩應用圖典
Ma bible De la réflexologie et de l'acupression
aux huiles essentielles

25 個修復身心的全方位計畫

進行修補工程時，光有榔頭是不夠的。修復身體的不適也一樣，需要幾個不同的工具。飲食、呼吸、能量按摩、冷感、熱感、良好的生活作息等，這些都能用來改善健康。

這個章節裡共有 25 個身心修復計畫，幫助你對抗身體的日常小狀況。從早到晚，為你安排一日好習慣，全方位擊潰小問題。當然，這些計畫絕不能取代任何醫學治療、藥物或其他醫療行為。但是，想像你一邊服用止痛藥，一邊吃著易引發炎症的食物，似乎有點矛盾。或者，接受胰島素治療時，又嚥下高 GI（高升糖指數）食物，這樣的作法實在沒有意義。同樣的道理，吃降血壓的藥和刺激心臟相關的能量點，這兩件事如果不一起做的話，那是很可惜的事。做燃脂運動，卻不順便刺激可以幫助減重的器官，也很可惜。更不用說這些方法是每個人都可以執行、完全免費又絕對有效的了。

1. 身體排毒計畫
2. 燃脂瘦身計畫
3. 消除脹氣計畫
4. 優化血液循環
5. 調養關節計畫
6. 強心降血壓
7. 對抗糖尿病
8. 調節甲狀腺
9. 提升運動效果

10. 美容養生計畫
11. 抗壓舒眠計畫
12. 幫助止痛計畫
13. 順暢呼吸計畫
14. 消除疲勞計畫
15. 撩撥性慾計畫
16. 擺脫經痛計畫
17. 舒緩更年期
18. 幫助抗癌計畫

19. 協助戒菸計畫
20. 避免怯場計畫
21. 消除橘皮計畫
22. 保養肌膚計畫
23. 對抗時差計畫
24. 輕鬆消化計畫
25. 專注心神計畫

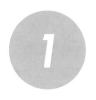

身體排毒計劃

身體排毒需要全面的觀照，同時也是一種心境的反應。幫助和排洩廢物有關的器官提高效能、實踐「綠色」生活飲食、吃得清爽、呼吸順暢、讓身體動起來，這些都能提升排洩器官的排毒功能。在這些努力之外，也順便給自己一個沒有電腦、手機的日子吧。

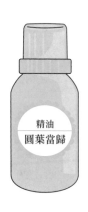

7 點：散步

戶外散步：15 分鐘。

穴位指壓

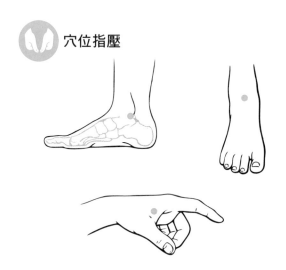

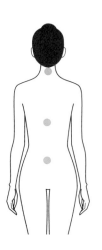

🕐 8 點：早餐

☕ 無糖茶、菊苣根茶、菊苣咖啡或花茶。

🍽 奇亞籽 + 椰奶 + 覆盆莓健康餐盒（Healthy bowl）。

把 40 克的奇亞籽浸泡在 1 盒植物奶優格和 75 毫升的椰奶中一整晚，讓奇亞籽充分吸取水份。建議前一晚就先準備，或至少利用晨間散步的 20 分鐘浸泡。

🕐 9 點：淋浴

淋浴結束前，以冷水沖腳，自腳板向上沖到膝蓋處。如果覺得還能忍受，就再往上沖一些。

🕐 10 點：散步

戶外散步：15 分鐘～ 1 小時，可順便採買午餐食材。

🕐 13 點：午餐

🍽 櫻桃蘿蔔沙拉，撒上胡椒調味。

🍽 縐葉苦苣。

🍽 一小盒沙丁魚罐頭，要濾掉油。

🍽 藜麥拌蘑菇。

🍽 一小顆芒果。

☕ 一杯花茶。

🕐 15 點：散步

戶外散步：情況允許就走一整個下午。

🕐 20 點：晚餐

🍽 萵苣縷草拌胡桃。

🍽 香炒蔬菜（青椒、蕃茄、櫛瓜）、一杯水、印度香米，拌在一起，放置 30 分鐘入味。

🍽 一片新鮮鳳梨拌羅勒。

反射區

左手心

右手心

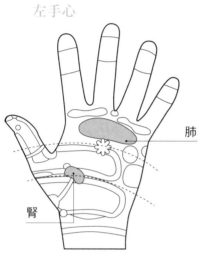

肺

腎

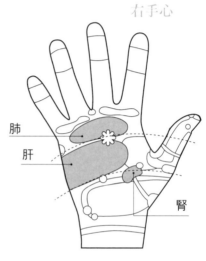

肺

肝

腎

淋巴引流

淋巴引流

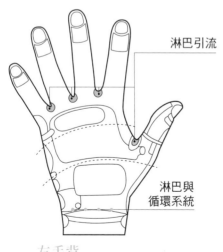

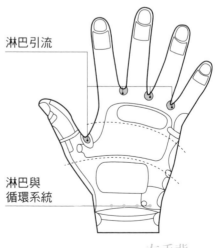

淋巴與
循環系統

淋巴與
循環系統

左手背

右手背

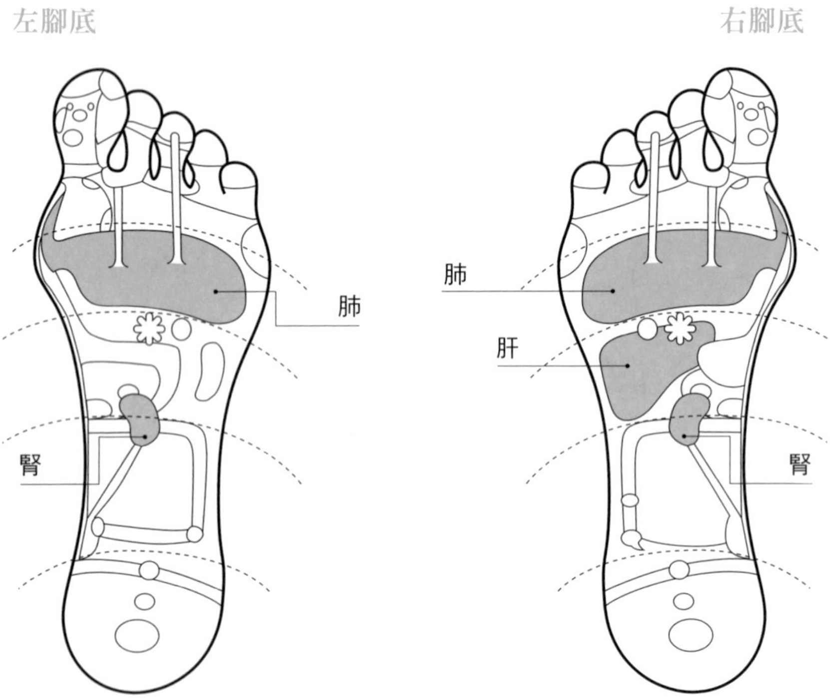

精油芳療・手足按摩應用圖典
Ma bible De la réflexologie et de l'acupression
aux huiles essentielles

左腳底

右腳底

肺

腎

肺

肝

腎

燃脂瘦身計畫

　　就從今天開始執行燃脂瘦身計畫，減掉多餘的體重，重塑身材輪廓。大家都明白要達到這個目標，必須施行整體的措施，包括飲食、運動、精油穴道按摩等。

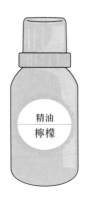

 穴位指壓

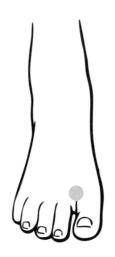

精油芳療・手足按摩應用圖典
Ma bible De la réflexologie et de l'acupression
aux huiles essentielles

🕗 **8 點：早餐**

☕ 無糖、無代糖的綠茶。

🍽 2 片六種穀物麵包，塗上奶油。

🍽 1 顆蛋、1 片火腿、一點乳酪，可從中擇一。

🍽 2 顆小紅橘。季節不同時，也可以用杏桃取代。

🕘 **9 點：散步**

平日深居簡出者：散步 1 小時。

平日習慣慢步者：快步走 1 小時。

平日習慣快步者：跑步 1 小時。

🕙 **10 點：燃脂律動**

15 分鐘緊腹瘦腰運動。先做深蹲，再做平板支撐與波比跳。

🕐 **13 點：午餐**

🍽 大紅豆或青椒沙拉。

🍽 鮭魚排搭配四季豆。

🍽 1 片雜糧麵包。

🍽 2 個奇異果。

🥛 水。

🕒 **15 點：動起來！**

散步 2～3 小時，散步地點沒有限制，可以在海邊、森林、購物中心等
地方；或可以進行其他體能訓練，什麼都好。

20 點：晚餐

📍 義大利雜菜湯。

📍 印度米配雞肉。

📍 無脂新鮮白乳酪，添加可可或肉桂。

🥛 水。

☕ 茶。

 反射區

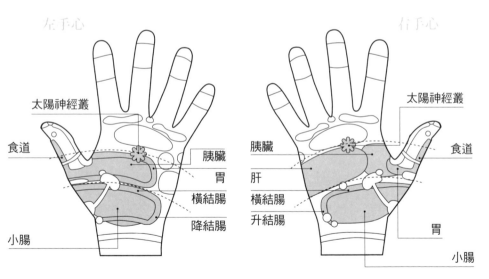

左手心　　　　　　　　　　　　　　右手心

太陽神經叢　　　　　　　　　　　　太陽神經叢

食道　　　　　　　　　　　　　　　胰臟
　　　　　　　　　　　　　胰臟　　　肝
　　　　　　　　　　　　　胃　　　　橫結腸
　　　　　　　　　　　　　橫結腸　　升結腸
　　　　　　　　　　　　　降結腸
小腸　　　　　　　　　　　　　　　　胃

食道

小腸

左腳底

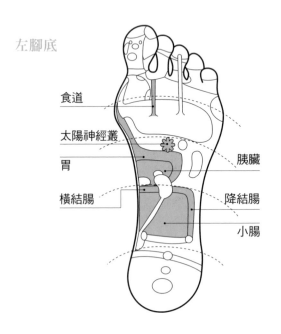

食道

太陽神經叢

胃

橫結腸

胰臟

降結腸

小腸

右腳底

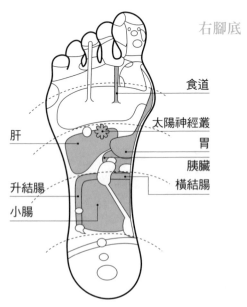

肝

升結腸

小腸

食道

太陽神經叢

胃

胰臟

橫結腸

消除脹氣計畫

平坦的小腹是所有人的夢想，要實現這個夢想，只能靠自己。下方的一日生活計畫中包含幫助消化指壓按摩，以及重啟消化功能的反射區按摩，還有一些能強化、緊緻並鞏固成效的練習。在飲食的建議中，舉出沒有發酵性碳水化合物（Fodmaps）的食物，其中也避免了難消化食物。

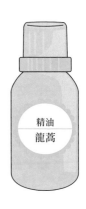

精油
龍蒿

7 點：瘦小腹有氧律動

平板支撐：3 分鐘。

 穴位指壓

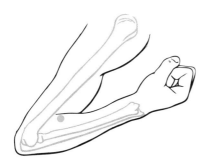
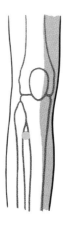

精油芳療・手足按摩應用圖典
Ma bible De la réflexologie et de l'acupression
aux huiles essentielles

🕐 8 點：早餐

☕ 無糖的茶、菊苣根茶、菊苣咖啡或花茶。

🍽 低乳糖牛奶或杏仁奶。

🍽 燕麥片。

🍽 1 顆烤蘋果。

🕙 10 點：動起來！

水中律動或快走 1 小時。

🕐 13 點：午餐

🍽 蘿蔔絲拌小茴香和胡桃。

🍽 羊腿搭配焗烤小米、茴香球莖。

🍽 1 盒植物奶優酪，淋上無糖紅色莓果醬。

🕒 15 點：動起來！

可以騎自行車、健行，或去海濱散步，散步時可以將腳泡在海水裡。新手 1 小時就可以了，運動好手可以 3 小時左右。

🕗 20 點：晚餐

🍽 綠色沙拉拌各式香草。

🍽 鴨肉柳條、蕎麥、細四季豆。

🍽 小紅橘拌薄荷。

反射區

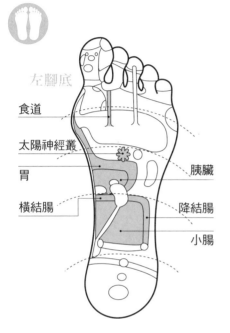

左腳底

食道
太陽神經叢
胃
橫結腸

胰臟
降結腸
小腸

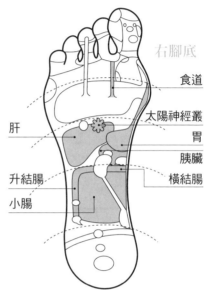

右腳底

肝
升結腸
小腸

食道
太陽神經叢
胃
胰臟
橫結腸

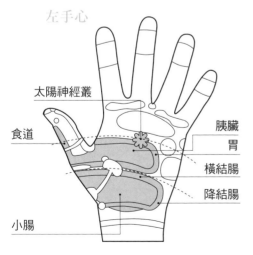

左手心

太陽神經叢
食道
小腸

胰臟
胃
橫結腸
降結腸

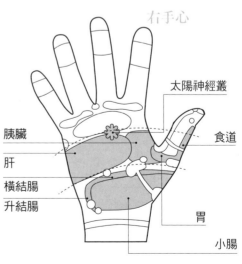

右手心

胰臟
肝
橫結腸
升結腸

太陽神經叢
食道
胃
小腸

精油芳療‧手足按摩應用圖典
Ma bible De la réflexologie et de l'acupression
aux huiles essentielles

優化血液循環

　　透過精油穴道按摩促進循環已經能達到一定的成
效，如果能再搭配能排除體內水份、對體內循環有益
的飲食，以及按摩和循環相關的反射區那就更好了。

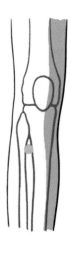

精油
絲柏

7 點：散步

　　早餐前：15 分鐘戶外散步，可以繞一繞附近街區。

 穴位指壓

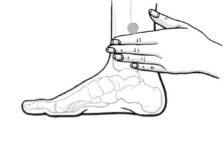

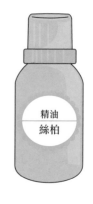

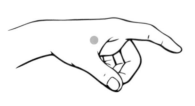

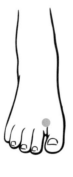

🕗 8 點：早餐

☕ 1 杯無糖的茶。

🍽️ 半籃草莓。

🍽️ 2 片雜糧麵包，塗上 1 湯匙杏仁抹醬。

🕙 10 點：散步

穿上合適的鞋子，比如平底的，出門悠閒散步 2 小時。情況允許的話，最好能赤腳在水位高至大腿的水裡走，比如在海水、游泳池散步走。這麼做的目的是刺激只有走路才能刺激到的腳底幫助循環，也順便刺激所有位於腳底的穴道。也可以在公園裡的健康步道走幾分鐘，刺激反射區。

🕐 13 點：午餐

🍽️ 沙拉：1 小盒海軍豆（Baked beans）、蕃茄、小黃瓜、紅椒、1 小盒無調味鮪魚、綠色沙拉、1 小顆新鮮小洋蔥、巴西里（Parsley）、橄欖油。

🍽️ 1 盒豆漿優格，添加 1 茶匙可可粉。

🕒 15 點：游泳池或海洋

在水中行走或游泳 1 ～ 2 小時，單純促進血液循環。

🕓 16 點：點心

肚子有點餓的話，可以安排點心時間。

🍽️ 1 顆蘋果。

🍽️ 3 小片黑巧克力。

🍽️ 無糖的紅葡萄葉花茶。

🕗 20 點：晚餐

🍽️ 甜菜根、橄欖油、巴西里。

🍽️ 1 片烤鮭魚排，加上萊姆汁、四季豆拌蒜頭和巴西里。

🍽️ 1 小籃覆盆莓。

精油芳療・手足按摩應用圖典
Ma bible De la réflexologie et de l'acupression
aux huiles essentielles

 反射區

左手背　　　　　　　　　　　　　右手背

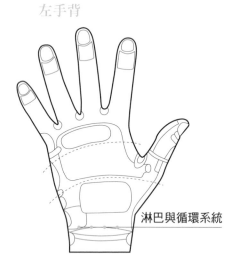

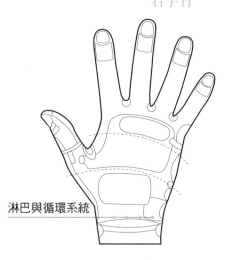

淋巴與循環系統　　淋巴與循環系統

淋巴與循環系統　　　　　　淋巴與循環系統

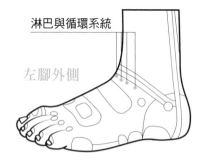

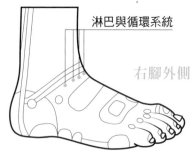

左腳外側　　　　　　　　　　　右腳外側

🕘 **21 點：抬腳**

坐下閱讀或看電視時，順便把腳抬高。在床上也一樣，在腳踝下放一個
小枕頭或加個墊子。

調養關節計畫

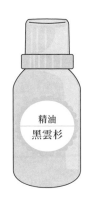

精油
黑雲杉

　　關節炎患者絕對不能亂動的時代早就過去，現在的趨勢是鼓勵患者多動。運動能幫助軟骨修復增生，也能增加潤滑液分泌，不僅有止痛效果，也能維持關節的靈活度。運用正確的穴道按摩，以及鎮痛效果極佳的精油，再加上消炎的食物，絕對能幫助你緩解關節症狀。

 穴位指壓

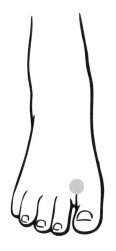

精油芳療・手足按摩應用圖典
Ma bible De la réflexologie et de l'acupression
aux huiles essentielles

🕐 8 點：早餐

☕ 1 杯無糖的茶。

🍽 1 盒豆漿優格，添加肉桂、2 湯匙燕麥片和 1 湯匙泡過水的亞麻籽。

🍽 1 顆蘋果。

🕐 10 點：散步

散步 1 小時。按照自己的節奏悠閒地散步，直到個人底線為止，不要勉強。

🕐 13 點：午餐

🍽 綜合沙拉盤，材料如下：

半個葡萄柚、150 克去殼粉紅蝦、半個酪梨、1 把豆芽菜、萵苣葉、菜籽油、檸檬汁。

🍽 1 個奇異果。

🕐 15 點：游泳池或海洋

水中行走和水中律動 1 小時，按照個人節奏和能力調整。

🕐 16 點：零食

🍽 1 杯無糖的花茶。

🍽 1 小把綜合堅果。

🍽 1 根香蕉。

🕐 20 點：晚餐

🍽 芝麻葉或萵苣纈草沙拉，拌入胡桃油。

🍽 有機生鮭魚排，搭配菠菜與橄欖油。

🍽 新鮮或冷凍的炒紅莓果，淋上蜂蜜或楓糖。

反射區

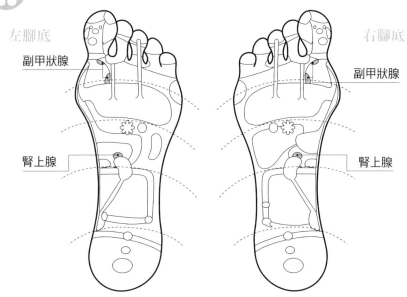

左腳底　　　　　　　　　　　　右腳底

副甲狀腺　　　　　　　　　　　副甲狀腺

腎上腺　　　　　　　　　　　　腎上腺

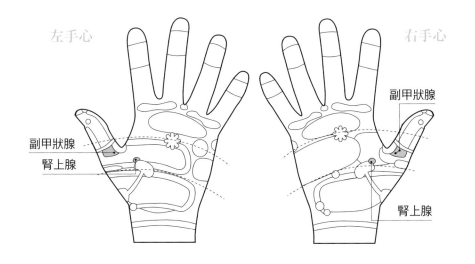

左手心　　　　　　　　　　　　右手心

副甲狀腺

副甲狀腺
腎上腺

腎上腺

精油芳療・手足按摩應用圖典
Ma bible De la réflexologie et de l'acupression
aux huiles essentielles

強心降血壓

你的每一口、每一步、每一次穴道按摩都時刻保護著你的心臟。你現在已經明白了，雖然每個小螺絲釘都有它的用處，但絕不能取代醫生的治療，例如降血壓。相對的，也沒有任何藥物可以取代良好的生活習慣、加了橄欖油的蔬菜、高品質的睡眠，以及緩解壓力的精油穴道按摩。

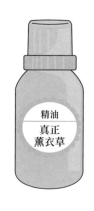

精油
真正
薰衣草

 穴位指壓

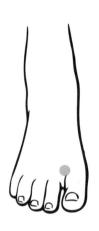

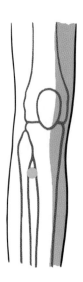

🕗 8 點：早餐

☕ 無糖、無奶，也不加其他單糖的綠茶。

🍽 魯邦種麵包塗上一點奶油。

🍽 1 顆半熟水煮蛋。

🍽 2 個小紅橘或杏桃。

🕙 10 點：散步

悠閒散步 1 小時。

🕐 13 點：午餐

🍽 半個撒了胡椒的酪梨。

🍽 蒜炒蝦仁與菠菜。

🍽 新鮮鳳梨。

☕ 1 份低咖啡因點心，比如 1 小片黑巧克力和 1 顆杏仁。

🕒 15 點：散步

悠閒地散步 1 小時。

🕗 20 點：晚餐

🍽 胡蘿蔔湯。

🍽 鮭魚排、糙米，再加上普羅旺斯風味烤蕃茄片。普羅旺斯風味烤蕃茄
片的做法是，蕃茄對切後，撒上巴西里、牛至等香草，再放進烤箱裡
烤。

🍽 2 個加蜂蜜的小瑞士（Petit suisse，一種類似白乳酪和優格的無鹽乳
酪）。

🍽 山楂茶搭配小點心，比如一小片黑巧克力。

反射區

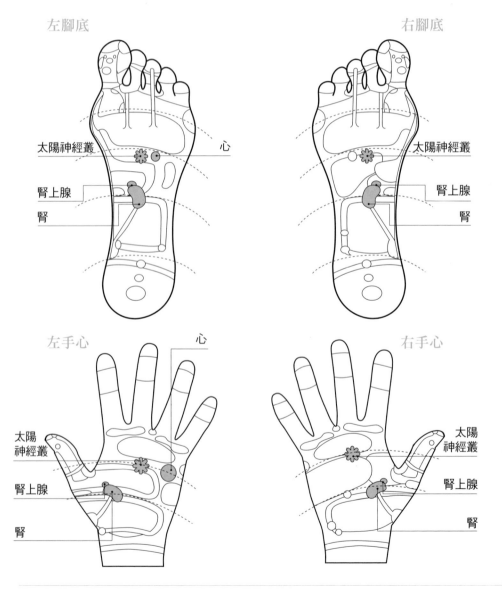

左腳底　　　　　　　　　　　　右腳底

太陽神經叢　　　　　　心　　　　　　　太陽神經叢

腎上腺　　　　　　　　　　　　　腎上腺

腎　　　　　　　　　　　　　　腎

左手心　　　　心　　　　右手心

太陽　　　　　　　　　　　　　　太陽
神經叢　　　　　　　　　　　　　神經叢

腎上腺　　　　　　　　　　　　　腎上腺

腎　　　　　　　　　　　　　　腎

對抗糖尿病

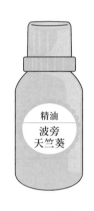

精油
波旁
天竺葵

糖尿病患者每天都在跟血糖值奮鬥。如果血糖太高，會對人體器官有害，包括腦部、心臟、腎臟、眼睛等；但也不能太低，低血糖會讓身體不適、感到疲憊。因此，醫生的介入當然是必要的，也就是需要有處方，但也可以利用低 GI 或中 GI 飲食（GI，Glycemic index 升糖指數，簡單來說是食物造成血糖上升快慢的數值）；可以運動來消耗血糖，也為降血糖的好方法；在壓力管理上也可以多加注意，防止因壓力增加皮質醇的分泌，間接提高血糖濃度。上述是控制血糖方法的原則性方法，尚有其他方法在此暫時不多加贅述。

 穴位指壓

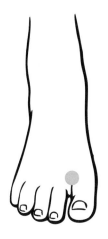

🕐 8 點：早餐

☕ 無糖的茶、菊苣根茶、菊苣咖啡或花茶。

🍽 奇亞籽 + 椰奶 + 覆盆莓健康餐盒。製作方法如下：
把 40 克的奇亞籽浸泡在 1 盒植物奶優格和 75 毫升的椰奶中一整晚，
讓奇亞籽充分吸取水份。建議前一晚就先準備，或至少利用晨間進行
穴位指壓的 20 分鐘浸泡。

🕐 10 點：散步

快走 1 小時，越快越好，最好是接近小跑步的速度。如果平常就很習慣
運動，可以改成跑步 1 小時，包含穿插間歇運動 10 分鐘：全速衝刺 30 秒，
休息 1 分鐘。

🕐 13 點：午餐

🍽 嫩菠菜葉沙拉，加上橄欖油、醋、鹽和胡椒。

🍽 雞胸肉佐藜麥拌新鮮蕃茄丁。

🍽 1 個小芒果。

🕐 16 點：散步

慢步走最少 2 小時。

🕐 20 點：晚餐

🍽 松子吉康菜沙拉。

🍽 紙包鱈魚（把魚包在烘焙紙或鋁箔中放進烤箱烤熟，有時會加一些香
草和香料）、煎薑黃櫛瓜。

🍽 1 片魯邦種麵包搭配 1 份新鮮乳酪。

🍽 烤肉桂蘋果。

反射區

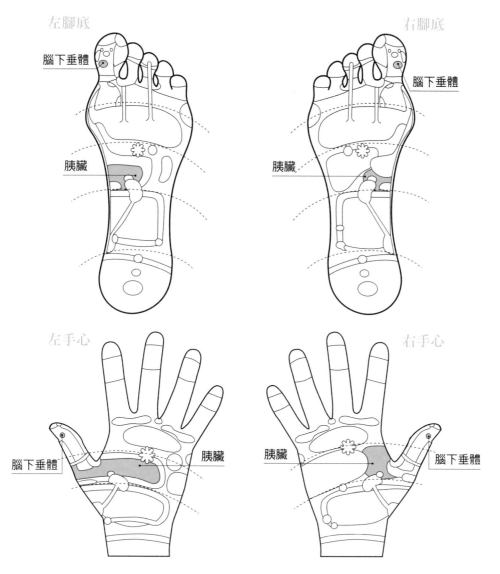

左腳底　　　　　　　　　　　　　　　　　右腳底

腦下垂體

胰臟

腦下垂體

胰臟

左手心　　　　　　　　　　　　　　　　　右手心

腦下垂體　　　　　　　　胰臟

胰臟　　　　　　　腦下垂體

417

精油芳療·手足按摩應用圖典
Ma bible De la réflexologie et de l'acupression
aux huiles essentielles

8

調節甲狀腺

甲狀腺的問題通常會演變成惡性循環，當甲狀腺低能就會越疲倦，越不想動。所以一定要避免犯這種錯誤，持續刺激新陳代謝。而要達到這個目標，唯一的方法就是要多活動。足夠的運動也能有效對抗憂鬱、便秘和其他與甲狀腺失調有關的症狀，比如皮膚、頭髮、身材、體重過重等問題。

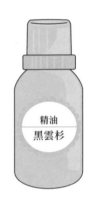

精油
黑雲杉

 穴位指壓

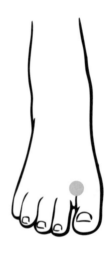

8 點：早餐

☕ 無糖、無奶，也不加其他單糖的茶或咖啡。

🍽 1 小盒新鮮白乳酪，添加肉桂和小麥胚芽。

🍽 魯邦種麵包，塗上奶油和蜂蜜。

🍽 半個葡萄柚。

10 點：散步

快走 1 小時。情況允許的話，也可以慢跑。

13 點：午餐

🍽 蘑菇沙拉加芝麻油，上配檸檬汁。

🍽 煎扇貝、普羅旺斯風味烤蕃茄。

🍽 1 片魯邦種麵包。

🍽 1 個小芒果。

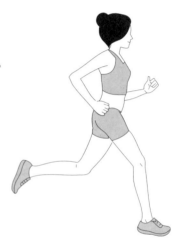

16 點：動起來！

散步或騎自行車 1 小時。

20 點：晚餐

🍽 蔬菜湯。

🍽 炒四季豆，搭配蕎麥、紅蔥頭與火雞肉。

🍽 牛奶加藜麥和葡萄乾。

反射區

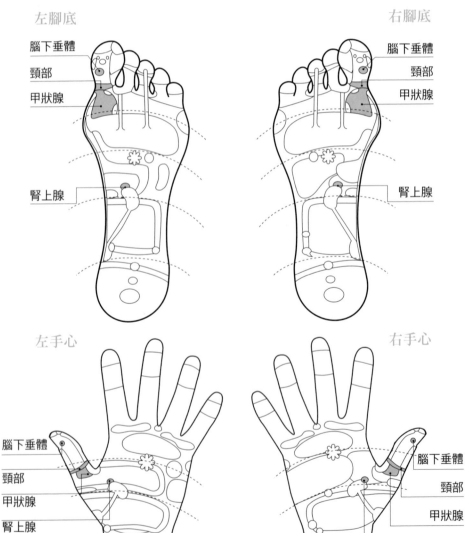

左腳底

腦下垂體
頸部
甲狀腺

腎上腺

右腳底

腦下垂體
頸部
甲狀腺

腎上腺

左手心

腦下垂體

頸部
甲狀腺
腎上腺

右手心

腦下垂體

頸部

甲狀腺

腎上腺

提升運動效果

　　穴道按摩可以幫助你跑得更遠騎得更久、增加速度、運動後更快恢復、保護脆弱的關節以及舒緩肌腱炎。而且，運動會作用在全身之外，更顯刺激所有反射區和主要穴位的重要性。

　　運動的確對身心健康都有益，但也可能引起肌腱炎、肌肉痠痛、扭傷或其他疼痛。在這一部分中，會給予的建議包含適合運動的飲食，即易消化，且提供持久的能量的食物；熱身和運動後伸展時適用的穴道按摩，幫助身體代謝掉運動時產生的廢物。當然了，這些建議都是一般的模版，你必須根據個人弱點和運動時用到的關節等因素來調整細節。但它們仍是很大眾化的，所有人都可以運用，只要在你特別需要的穴位和反射區上加強即可。

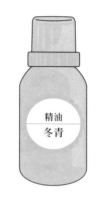

精油
冬青

 穴位指壓

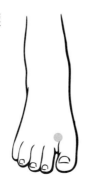

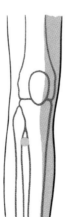

除以下穴位外，也要根據個人情況，針對感到痠痛的部位按摩：膝蓋、肩膀、背、大腿等。

🕗 8 點：早餐

☕ 無糖、無奶，也不加其他單糖的茶或咖啡。

🍽 1 碗麥片粥 + 植物奶 +1 湯匙杏仁抹醬，也可以將杏仁抹醬改成 1 把杏仁、腰果或榛果。

🕘 9 點 15 分：動起來！

跑步、騎自行車、打乒乓球、羽毛球等運動。

🕐 13 點：午餐

🍽 香菜豆芽菜沙拉。

🍽 紙包鮭魚搭配檸檬糙米。

🍽 1 個小芒果。

🕒 15 點：動起來！

跑步、騎自行車、乒乓球、羽毛球等運動。

🕗 20 點：晚餐

🍽 小扁豆奶油濃湯。

🍽 鴨肉柳條搭配白花椰菜泥佐肉豆 。

🍽 1/4 顆鳳梨。

🕘 21 點：運動專用香氛沐浴

在浴缸中放 37 ℃ 的水，另外把 6 滴檸檬尤加利，或真正薰衣草精油與沐浴基底油混合。浴缸的水準備好後，倒入混合物；泡澡 20 分鐘後，不必沖水，直接起身離開浴缸。

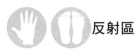 反射區

緩慢地，按自己的步調按摩所有的反射區。

適合在馬拉松、比賽等大場合前 2 天施行。

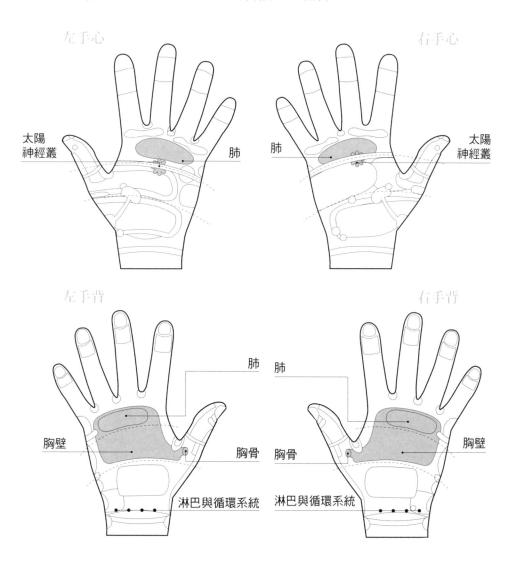

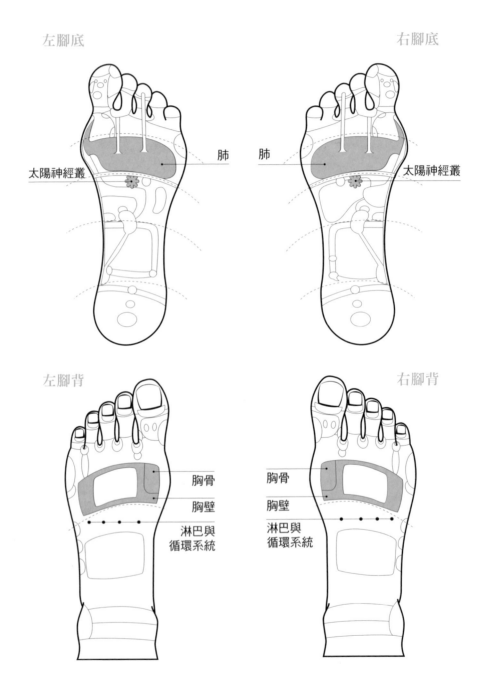

左腳底

右腳底

太陽神經叢

肺

肺

太陽神經叢

左腳背

右腳背

胸骨

胸壁

淋巴與
循環系統

胸骨

胸壁

淋巴與
循環系統

美容養生計畫

　　寵愛自己，實行一日繭居生活來放鬆身心。安排一日家居療程，順便趁著機會好好吃一頓，睡個好覺，補充能量。

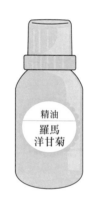

精油
羅馬
洋甘菊

 穴位指壓

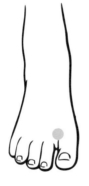

⏰ 9 點：早餐

☕ 無糖、無奶，也不加其他單糖的洋甘菊或馬鞭草花茶。

🍽 魯邦種麵包、杏仁抹醬。

🍽 1 盒植物奶優格加蜂蜜。

⏰ 10 點：療癒系淋浴與放鬆身心的泡澡藝術

泡澡對巴西人而言，是非常重要的儀式。當地炎熱潮溼，一天沖澡 3 ～ 4 次都是稀鬆平常。

法國的天氣略顯寒冷。我們可以把淋浴當作一種繭居生活的享受，讓熱

水沖擊你的頭部，刺激充滿穴位的敏感地帶。讓水像大雨般包覆全身，清潔、舒緩，洗去一身的壓力。感受水柱按摩著頭頂，刺激所有的穴道，從正中央往後移動（請參考 27 頁頭部穴道）。

流動的水中有滿滿的負離子，可以舒緩身心，和靜止不動的泡澡水不同。

長時間溫熱的淋浴，目的不在於清潔身體，而是讓身心放空，效果極佳。閉上雙眼，聆聽水落在淋浴間、澡盆裡和皮膚上的滴答聲。觸發另一個感官：聽覺。坊間許多放鬆心靈的 CD 只錄了流水的聲音，不是沒有原因的。接著，把蓮蓬頭放到肚子前做溫水按摩。順時針畫圓，刺激腸道蠕動。也別忘了照顧腎臟和下背。放空腦袋，緩慢地深呼吸。

最後用冷水或溫度較低的水，從腳開始，一路向上沖到膝蓋，反覆做幾次。這種沖洗方式比熱水來得激烈，但能為你帶來活力，而且其實很舒服。你也可以趁機為自己去角質或是在身上塗抹一些黑肥皂後再打開蓮蓬頭。除此之外不要塗其他產品。

🕐 11 點：散步

戶外散步 1 小時。願意加大強度者，可以直接進入快走模式，這種方式可以加速氧合，為你帶來好氣色。

🕐 13 點：午餐

🍽 黎巴嫩風味藜麥塔布勒沙拉，裡面有藜麥 + 巴西里。

🍽 韃靼生鮭魚搭配義式醃蔬菜。

🍽 1 小串葡萄。

🕐 14 點：放鬆

午睡、休息片刻以及閱讀紙本書籍，避免用平板與電腦。

🕐 15 點：三選一

1. 找一個溫和的運動，比如舞蹈、皮拉提斯、瑜珈、伸展。

2. 在大自然中長時間散步，可以在林道、海岸、鄉間小路漫步。

3. 手工藝，比如貼馬賽克、下廚、畫畫、雕刻、地景藝術。
最重要的是運用四肢，專注進行一項活動。

🕗 20 點：晚餐

🍴 紅蘿蔔湯。

🍴 法式焗蛋加蘑菇，配上萵苣縐草沙拉、1 片魯邦種麵包。

🍴 烤蘋果與胡桃。

穴位指壓

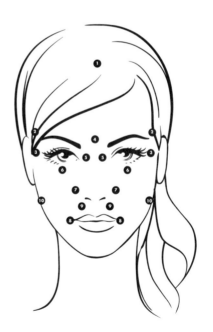

1. 從眉心出發，往頭頂的方向畫出一條線，找到並按壓 1 號穴位。

2. 按壓太陽穴。

3. 按壓眼角，約距離眼睛 1 公分處。

4. 按壓眉心。

5. 按壓雙眼之間，約距離眼睛 1 公分處。

6. 按壓位於顴骨上、瞳孔正下方的位置。

7. 以 6 的穴道為準，再往下約 2 食指寬。

8. 按壓嘴角。

9. 按壓鼻翼外緣。

10. 請輕輕按壓顳顎關節。

對著這些穴位揉捏、輕拍，這就是日式臉部按摩（Kobido），以前只有藝妓才會使用這種按摩手法。

11

抗壓舒眠計畫

壓力不只在白天搞砸我們的生活，入夜之後，它
會更加猖狂，讓你輾轉難眠。只要注意日常生活習慣
就能遠離壓力，並減少它對我們的負面影響。可以刺
激與壓力有關的穴位、使用安定情緒的精油、多做運
動、選擇對身體負擔較小的食物，飲食與運動是助眠
的關鍵；慢下腳步，因為過於匆忙與興奮會讓你更焦
慮；每天至少散步 1 小時，如果有時機，2 ～ 3 小時
更佳；泡進按摩浴缸或泳池；看戶外景以及關掉手機等。這都是一些
簡單的動作，但卻經常被忽略。以下的對應策略能為你帶來意想不到
紓壓助眠效果。

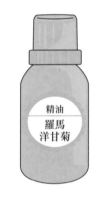

穴位指壓

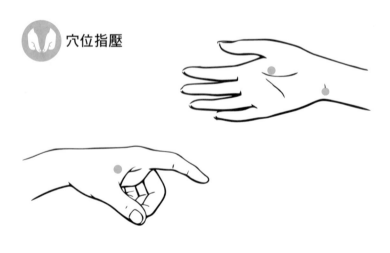

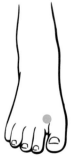

🕗 **8 點：早餐**

☕ 無糖、無奶，也不加其他單的糖茶、迷迭香花茶。

🍽 2 顆半熟水煮蛋，用長麵包條沾著吃。

🍽 1 顆奇異果。

🕙 **10 點：散步**

戶外悠閒散步 2 小時。

🕐 **13 點：午餐**

🍽 綠葉沙拉拌胡桃與腰果。

🍽 法式白火腿片（一種用香草煮過的火腿，又稱巴黎火腿），配上粉紅
　小扁豆。

🍽 1 片巧克力蛋糕。

🕒 **15 點：動起來！**

戶外悠閒散步 2 小時。也可以加上或換成 1 小時的游泳、自行車。

🕟 **16 點 30 分：點心**

🍽 1 杯南非博士茶。

🍽 1 把綜合堅果。

🕗 **20 點：晚餐**

🍽 蕃茄冷湯配酥脆麵包。

🍽 蝦子搭配豆芽菜。

🍽 1 顆烤熟蘋果。

🍽 1 杯馬鞭草茶配上一小片巧克力。

🕘 **21 點：閱讀時間**

遠離電視，甚至連閱讀器都不要，拿一本紙本書籍吧。

☕ 配上 1 杯蜂蜜飲，作法如下：

　1 滴山雞椒精油 +1 滴真正薰衣草精油 +1 茶匙薰衣草蜂蜜 + 一片有機
　檸檬 +150 毫升加熱到冒泡的水。

反射區

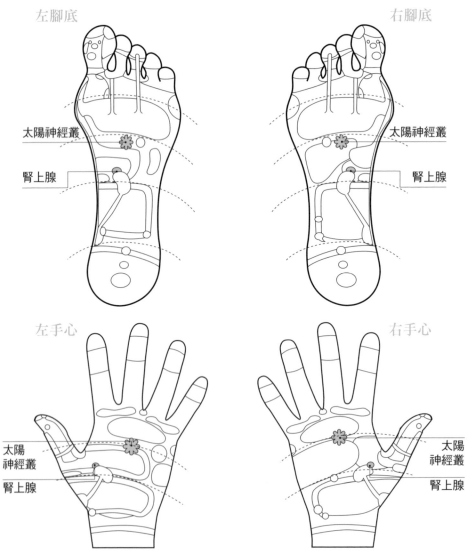

幫助止痛計畫

突如其來的疼痛代表了身體某個地方不對勁。你要做的不抑制疼痛，而是找到根源。慢性疼痛暗渡陳倉，不讓我們即時反應，但卻深深影響著日常生活。人體有幾個穴位對舒緩疼痛很有幫助，搭配合適的精油按壓，效果更加倍。還有日常中緩解疼痛的小動作，強烈建議執行。

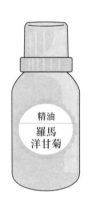

精油
羅馬
洋甘菊

 穴位指壓

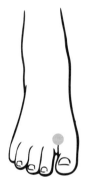

🕘 **9 點：早餐**

🍽 黃金牛奶（Golden milk），作法如下：

把 1 馬克杯的椰奶倒入鍋中，加入 1 湯匙的薑黃粉，用打蛋器拌勻。放到爐上加熱至開始冒泡；接下來添加 1 茶匙的椰子油和蜂蜜，或是龍舌蘭糖漿。也可以再加薑、肉桂。椰奶也可以換成杏仁牛奶、大麻籽牛奶（Hemp seed milk）或斯佩耳特小麥奶。

🍽 1 根香蕉。

🕙 10 點：散步

戶外悠閒散步 1 小時。

🕐 13 點：午餐

🍽 小黃瓜沙拉佐薄荷優格醬。

🍽 鮭魚排、米豆粥（Kichari）。

用一點橄欖油煎熟洋蔥，加入 3 湯匙的小扁豆、3 湯匙的印度香米和
薑黃粉或咖哩粉；倒入 2 杯水，浸煮 20 分鐘。時不時檢查一下熟度，
過程中有需要的話可以添一些水。

🍽 1/4 顆鳳梨。

🕒 15 點：動起來！

戶外悠閒散步 1 小時。也可以改成游泳或自行車。

🕗 20 點：晚餐

🍽 蕃茄冷湯。

🍽 薑味雞肉搭配燙花椰菜，作法如下：

先在炒鍋裡熱橄欖油，加入切碎的紅蔥頭和幾片薑，沒有生薑的話，
可以用薑粉；爆香紅蔥頭和薑。最後放入雞胸肉，雙面都煎熟後，淋
上一絲醬油。配著糙米吃。

🍽 迷迭香蜜汁西洋梨。

穴位指壓

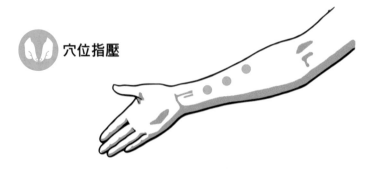

順暢呼吸計畫

　　壓力、汙染、姿勢不良等因素的夾殺下，我們竟然還能稍微呼吸，真是個奇蹟。健康的身體是呼吸系統正常運作的基礎，能把氧氣帶到全身各處和每個細胞之中，藉此保持身體健康。

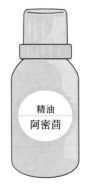

精油
阿密茴

 穴位指壓

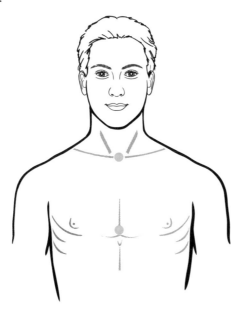

🕐 8 點：早餐

☕ 無奶、無其他單糖的茶或無糖咖啡。

🍽 全麥麵包塗杏仁抹醬。

🍽 1 盒原味優格。

🍽 1 個小紅橘或杏桃。

🕐 10 點：動起來！

戶外自行車、快走或跑步 2 小時。

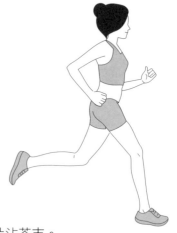

🕐 13 點：午餐

🍽 1/2 個酪梨沾蝦夷蔥醬。

🍽 尼斯風味紙包沙丁魚，或是壽司、生魚片沾芥末。

🍽 蘋果沙拉佐紅色莓果淋醬。

🕐 15 點：散步

戶外悠閒散步 2 小時。緩緩地深呼吸。

🕐 20 點：晚餐

🍽 蔬菜濃湯。

🍽 蘑菇西季豆歐姆蛋。

🍽 新鮮白乳酪加燕麥片。

反射區

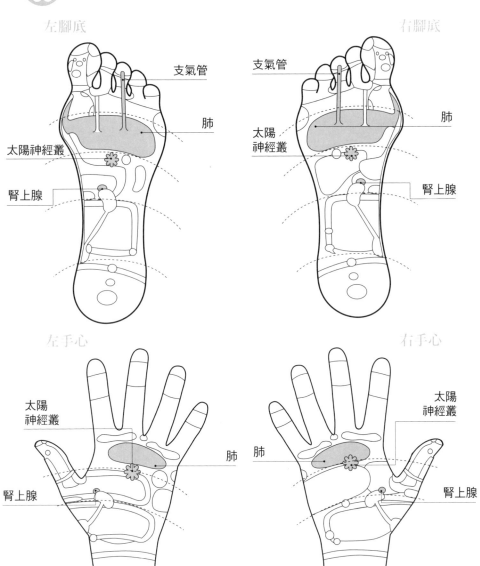

左腳底　　　　　　　　　　　　　　右腳底

支氣管　　　　　　　支氣管

肺　　　　　　　　　　肺

太陽神經叢　　　　　　太陽
　　　　　　　　　　　神經叢

腎上腺　　　　　　　　　　　　　腎上腺

左手心　　　　　　　　　　　　　右手心

太陽　　　　　　　　　　　　　　太陽
神經叢　　　　　　　　　　　　　神經叢

肺　　　　　　　肺

腎上腺　　　　　　　　　　　　腎上腺

精油芳療・手足按摩應用圖典
Ma bible De la réflexologie et de l'acupression
aux huiles essentielles

14

消除疲勞計畫

　　每個人都會感到疲倦。但疲倦並非必然，有好多種方法可以為身體充電、增強體力、避免過勞。解決之道一如既往，不外乎睡眠、飲食、運動，運動是唯一在消耗體力時，還可以為你帶來更多活力的方法。當然也不能忘記配合不同的精油來進行穴道按摩。

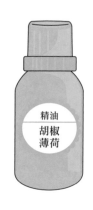

精油
胡椒
薄荷

 穴位指壓

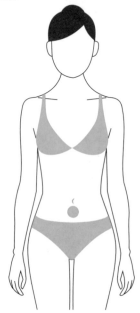

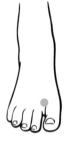

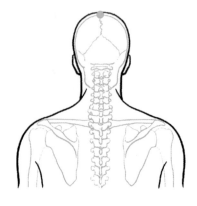

🕗 8 點：早餐

☕ 無糖、無奶，也不加其他單糖的茶或咖啡。

🍽 奇亞籽 + 椰奶 + 覆盆莓健康餐盒，作法如下：

把 40 克的奇亞籽浸泡在 1 盒植物奶優格和 75 毫升的椰奶中一整晚，讓奇亞籽充分吸取水份。建議前一晚就先準備，或至少利用晨間進行穴位指壓的 20 分鐘浸泡。

🍽 1 個奇異果或半籃覆盆莓。

🕙 10 點：動起來！

戶外自行車、快走或跑步 2 小時。

🕐 13 點：午餐

🍽 酪梨沙拉 +1 撮藍藻粉。

🍽 薑味雞肉串配印度香米拌杏仁。

🍽 薄荷草莓沙拉。

🕒 15 點：散步

戶外悠閒散步 2 小時。緩緩地深呼吸。

🕗 20 點：晚餐

🍽 萵苣纈草拌蝦夷蔥。

🍽 醃生魚波奇飯（Poke bowl），作法如下：

把鮪魚放到醬油裡醃 2 個小時，再和印度香米、切丁洋蔥、芒果、酪梨、壽司薑和海帶，喜歡脆脆口感的人可以加腰果。

🍽 肉桂蘋果烤麵屑（Crumble）。

反射區

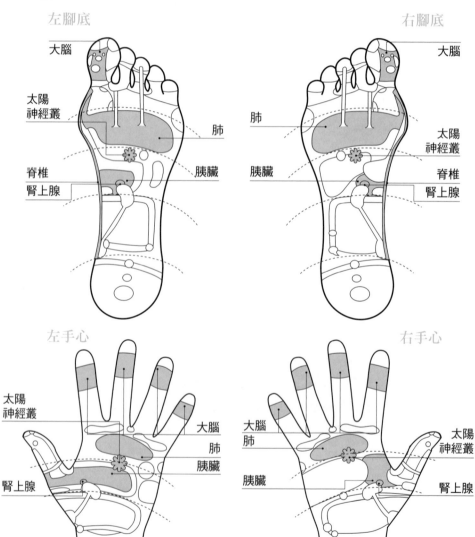

左腳底

大腦

太陽
神經叢

肺

脊椎
腎上腺

胰臟

右腳底

大腦

肺

太陽
神經叢

胰臟

脊椎
腎上腺

左手心

太陽
神經叢

腎上腺

大腦
肺
胰臟

右手心

大腦
肺

胰臟

太陽
神經叢

腎上腺

左手背

右手背

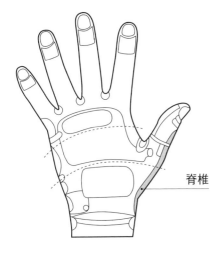

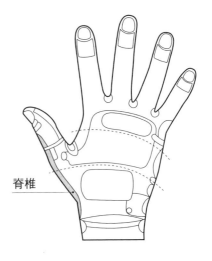

脊椎

脊椎

精油芳療・手足按摩應用圖典
Ma bible De la réflexologie et de l'acupression
aux huiles essentielles

撩撥性慾計畫

　　愛在空氣中瀰漫，但衝動卻不是天天
都有。你需要一點推力，再加上幾個精挑
細選的精油。

 穴位指壓

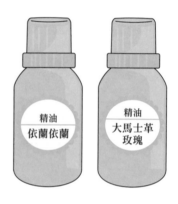

精油
依蘭依蘭

精油
大馬士革
玫瑰

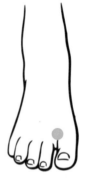

🕗 **8 點：早餐**

　　🍽 結束一場親密關係後，互相調製一杯無糖、無奶的咖啡或茶飲給對方
　　享用。要在親密關係展開前享用也可以。

　　🍽 常溫奶油甜麵包。

　　🍽 很多草莓。

🕙 **10 點：動起來！**

　　戶外自行車、快走、跑步 2 小時。

🕐 **13 點：午餐**

🍽 胡椒、辣椒搭配酪梨。

🍽 肉豆蔻義大利麵。

🍽 1 個小芒果。

🕐 **15 點：散步**

戶外悠閒散步 2 小時，緩緩地深呼吸。

🕐 **20 點：晚餐**

🍽 3 個生蠔。

🍽 咖哩大蝦。

🍽 熔岩巧克力蛋糕搭配薑汁雪酪。

反射區：女性

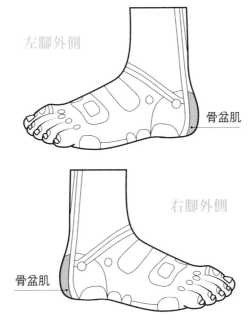

左腳外側

骨盆肌

右腳外側

骨盆肌

精油芳療・手足按摩應用圖典
Ma bible De la réflexologie et de l'acupression
aux huiles essentielles

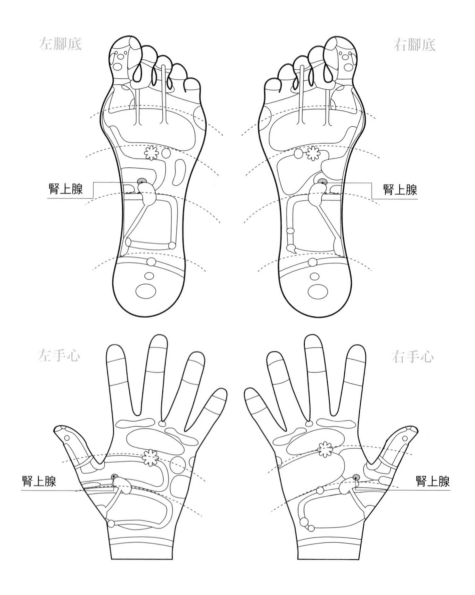

左腳底　　　　　　　　　　右腳底

腎上腺　　　　　　　　　　腎上腺

左手心　　　　　　　　　　右手心

腎上腺　　　　　　　　　　腎上腺

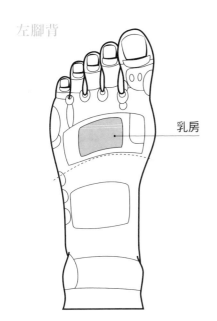

左腳背

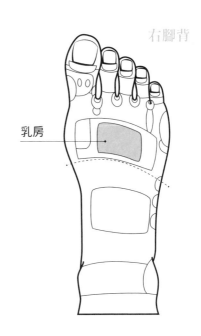

右腳背

乳房

乳房

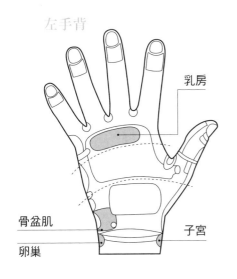

左手背

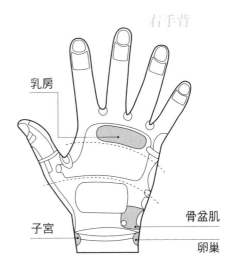

右手背

乳房

乳房

骨盆肌

子宮

卵巢

子宮

骨盆肌

卵巢

反射區：男性

左腳底　　　　　　　　　　　　　　　右腳底

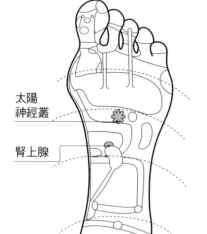

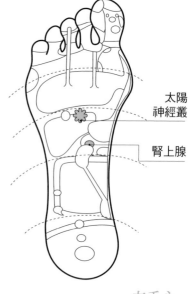

太陽
神經叢

腎上腺

太陽
神經叢

腎上腺

左手心　　　　　　　　　　　　　　　右手心

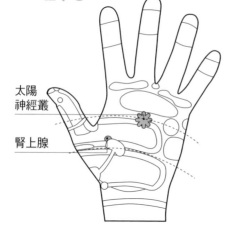

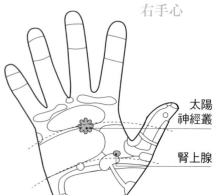

太陽
神經叢

腎上腺

太陽
神經叢

腎上腺

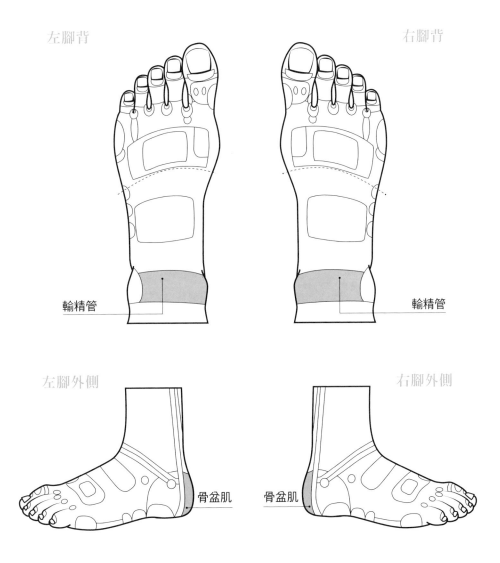

左腳背

右腳背

輸精管

輸精管

左腳外側

右腳外側

骨盆肌

骨盆肌

左手背

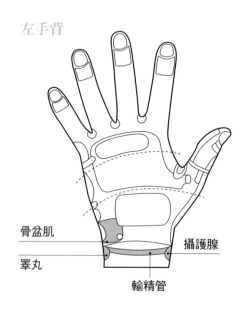

骨盆肌

睪丸

攝護腺

輸精管

右手背

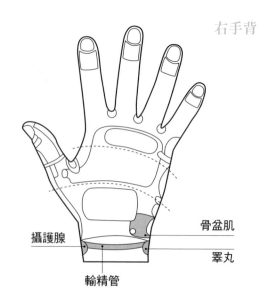

攝護腺

骨盆肌

睪丸

輸精管

擺脫經痛計畫

女性每個月都要面對月經。某些人可能一切順利，幾乎不會有什麼感覺。但也有一些人，每個月都要經歷一次世界末日。事實上只要改善體內的血液循環，就會覺得好多了。所以像是走路或輕微的運動，都能立即有效緩解經痛和消腫。同時也要改變一下心態，有時心態也會影響身體狀況，幫助自己回到正常的生活軌道上。此外，想辦法緩解發炎的症狀也是個好方法。當然也可以使用精油，從遠端的穴位刺激卵巢。

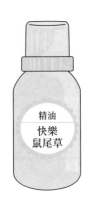

精油

快樂
鼠尾草

 穴位指壓

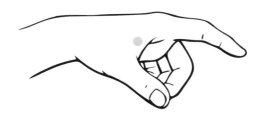

此穴道可以幫助你遠離月經造成的疼痛，如頭痛、腎臟疼痛等。

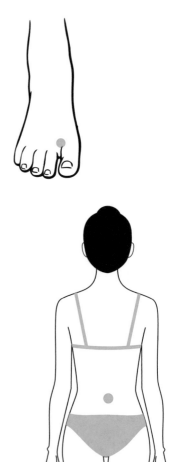

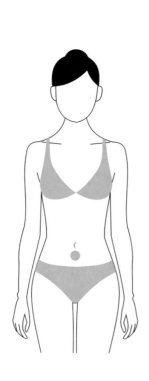

🕐 **8 點：早餐**

☕ 無糖、無奶，也不加其他單糖的茶或咖啡。

🍽 高纖美式鬆餅，搭配杏仁抹醬和蜂蜜。

🍽 烤肉桂蘋果。

🕙 **10 點：散步**

戶外悠閒散步 1 小時。

🕐 **13 點：午餐**

🍽 小黃瓜奶油濃湯。

🍽 塔吉檸檬小牛肉（Tajin，塔吉鍋，來自摩洛哥的傳統鍋具，不加水蒸煮，保留食材原味）。

🍽 可可西洋梨。

🍽 止痛靈藥，作法如下：

　　1 杯熱豆漿或杏仁奶，添加 1 茶匙的薑黃粉，慢慢喝完。

🕐 **15 點：動起來！**

戶外悠閒散步 1 小時，也可以改成 1 小時的游泳或自行車。

🕐 **20 點：晚餐**

🍽 蘑菇沙拉。

🍽 蕃茄淡菜。

🍽 2 個杏桃或小紅橘。

 反射區

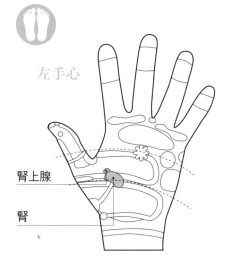
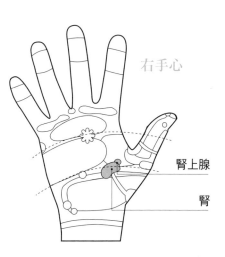

左手心　　　　　　　　　　　　　右手心

腎上腺　　　　　　　　　　　　　腎上腺

腎　　　　　　　　　　　　　　　腎

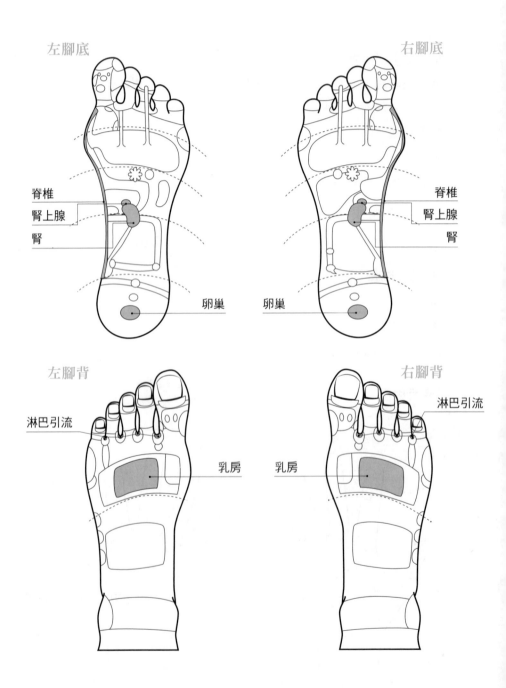

左腳底　　　　　　　　　　　右腳底

脊椎
腎上腺
腎

卵巢

脊椎
腎上腺
腎

卵巢

左腳背　　　　　　　　　　　右腳背

淋巴引流

乳房

淋巴引流

乳房

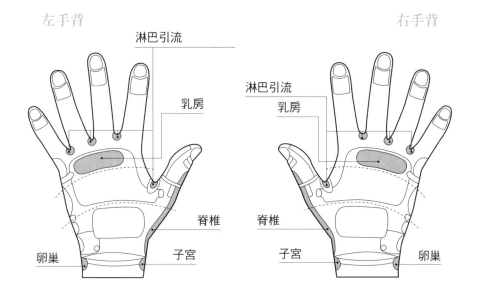

左手背　　　　　　　　　　　　　　　　右手背

淋巴引流

乳房

淋巴引流

乳房

脊椎

脊椎

卵巢　　　　子宮

子宮　　　　卵巢

17

舒緩更年症狀

更年期症狀不是病，它只是人生下半場開始的指標而已，可能有點難過，但我們可以用強大的心靈力量戰勝它。每個女人都會有這麼一天，每年世界上都有超過 40 萬個女性走入更年期。熱潮紅、心情低落、易怒、消化不良、難以接受身體的轉變，根據每個人的情況不同，至少都會有一、兩個需要面對的不適症。參考以下的一日計畫，養成健康的日常習慣。

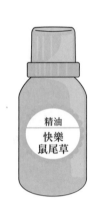

 穴位指壓

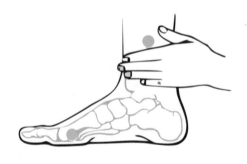

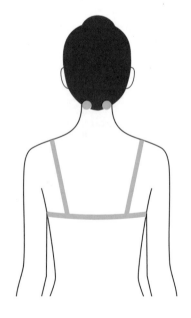

8 點：早餐

🥛 無糖、無奶，也不加其他單糖的茶、咖啡或天然花茶。

🍽 奇亞籽粥，不需煮熟。

🍽 1 個小紅橘或杏桃。

9 點：律動時間

平板支撐：3 分鐘。除了平板支撐外，所有的健腹運動都能保持肌肉的狀態，可依個人情況嘗試。

10 點：動起來！

快走 1 小時。做一些對關節傷害不大的運動，可以幫助骨頭再生，對人體非常重要。並非所有的運動都是為了消耗卡路里而已。快走是個好選擇，穿上一雙合適的鞋子，走得越快越好，請穿平底鞋，不必穿到鞋底很厚的慢跑鞋。至於平常就會做運動或常年都有慢跑習慣的人，持續跑下去就對了。

13 點：午餐

🍽 甜菜根冷湯。

🍽 鱈魚、糙米配上烤蕃茄片。

🍽 原味優格加梅乾果醬。

15 點：動起來！

騎自行車、健行以及海濱散步，散步時可以把腳泡在海水裡。新手 1 小時，運動好手 3 小時。這些運動的用意都是為了促進血液循環，對更年期的婦女來說也是很重要的事。

小提醒：水中律動有助於血液循環，但不能改善骨質疏鬆，所以如果想改善其他問題，請改變運動方式。

精油芳療・手足按摩應用圖典
Ma bible De la réflexologie et de l'acupression
aux huiles essentielles

20 點：晚餐

🍽 豌豆濃湯配酥脆麵包丁。

🍽 鮭魚、小黃瓜蒔蘿蕎麥沙拉。

🍽 不加糖的蘋果泥。

✋ 反射區

左腳底 右腳底

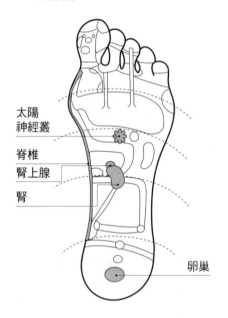

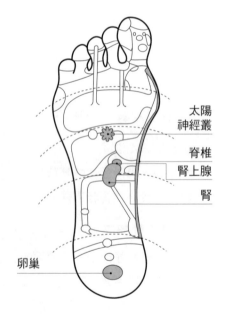

太陽神經叢

脊椎
腎上腺
腎

卵巢

太陽神經叢

脊椎
腎上腺
腎

卵巢

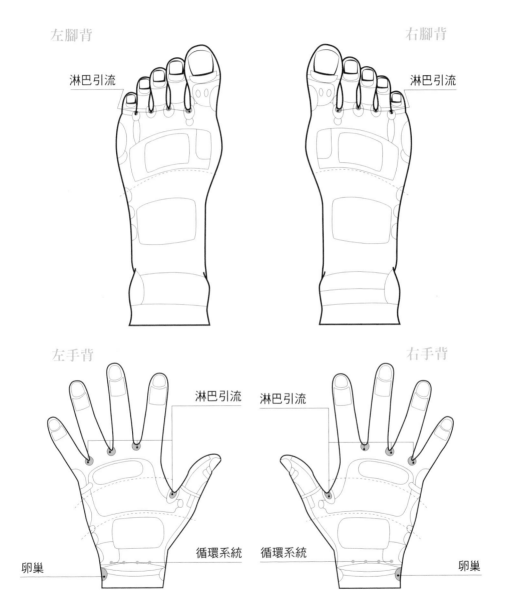

左腳背　右腳背

淋巴引流　淋巴引流

左手背　右手背

淋巴引流　淋巴引流

循環系統　循環系統

卵巢　卵巢

精油芳療・手足按摩應用圖典
Ma bible De la réflexologie et de l'acupression
aux huiles essentielles

左腳外側

循環系統

淋巴引流

卵巢

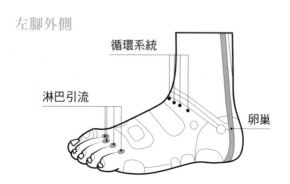

右腳外側

循環系統

淋巴引流

卵巢

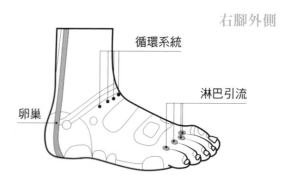

左手背

右手背

淋巴引流

淋巴引流

太陽神經叢

太陽神經叢

腎上腺

腎上腺

腎

腎

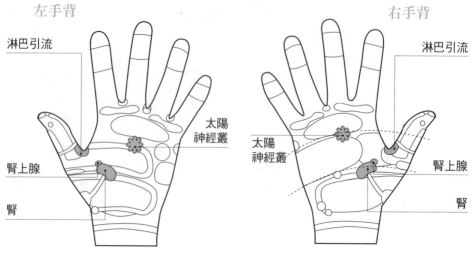

幫助抗癌計畫

越來越多醫生建議癌症患者在療程期間，衡量自己的能力維持正常生活。這麼做的目的在於維持充實的生活，而不是只圍繞著疾病和治療旋轉。當然了，運動也能增強體能，幫助身體渡過重重難關，更有效對抗療程的傷害，進而提高成功的機率。以下建議包含適當的運動、飲食原則和穴道按摩，還有幾個緩和病症與情緒的工具。

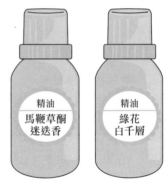

精油
馬鞭草酮
迷迭香

精油
綠花
白千層

 穴位指壓

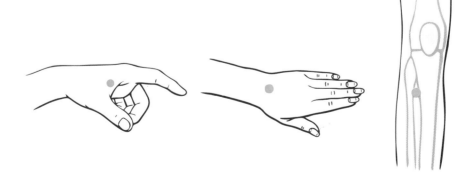

🕗 8 點：早餐

☕ 無糖、無奶，也不加其他單糖的茶、咖啡或天然花茶。

🍽 100% 蕎麥薄餅，塗上一層奶油或杏仁抹醬。

🍽 1 顆烤熟蘋果。

🕙 10 點：散步

戶外悠閒散步 1 小時。

🕐 13 點：午餐

🍽 吉康菜沙拉。

🍽 小牛肉排，搭配蒸馬鈴薯與新鮮菠菜。

🍽 2 個小紅橘或杏桃。

🕒 15 點：動起來！

游泳、跳舞、空手道、瑜珈、北歐式健走、劍術、划船等，這些健身運動都可以找回自我價值、保養身體、提昇睡眠品質、提振食慾，同時也能降低復發機率、焦慮、疼痛和疲倦感。

🕗 20 點：晚餐

🍽 豌豆奶油濃湯。

🍽 法式白火腿片（一種用香草煮過的火腿，又稱巴黎火腿）搭配四季豆。

🍽 肉桂葡萄乾米布丁。

反射區

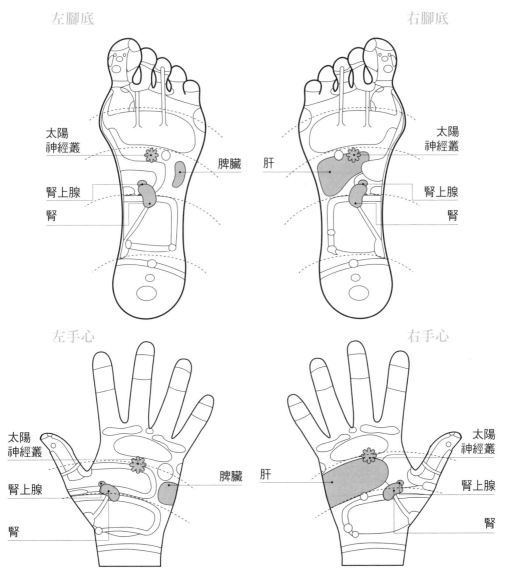

左腳底　　　　　　　　　　　　　　　　右腳底

太陽
神經叢　　　　　　　　　　　　脾臟　　　　肝　　　　　　　　　　　太陽
　　　　　　　　　　　　　　　　　　　　　　　　　　　　　　　　　神經叢

腎上腺　　　　　　　　　　　　　　　　　　　　　　　　　　　腎上腺
腎　　　　　　　　　　　　　　　　　　　　　　　　　　　　　　腎

左手心　　　　　　　　　　　　　　　　右手心

太陽
神經叢　　　　　　　　　　　　　　　　　　　　　　　　　　太陽
　　　　　　　　　　　　　　　　　　　　　　　　　　　　　神經叢

腎上腺　　　　　　　　　　　脾臟　　　　肝　　　　　　　　　　腎上腺

腎　　　　　　　　　　　　　　　　　　　　　　　　　　　　腎

協助戒菸計畫

你心裡很清楚，總有一天都得戒掉的，但還是害怕戒菸的過程，害怕變胖，害怕壓力過大，害怕承受不了。然而，只要抓住所有可能的解決之道，你就會發現，其實沒那麼難。

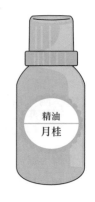

精油
月桂

🕖 **7 點：散步**

戶外散步：15 分鐘

 穴位指壓

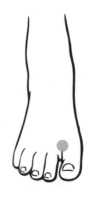

🕐 8 點：早餐

☕無糖茶或花茶。

🍽 1 碗什錦果麥粥（Bircher Muesli）作法如下：

把 2 湯匙的燕麥片、4 湯匙牛奶、1 湯匙煉奶，加上 1 茶匙的種子，
比如亞麻籽、葵花籽；再加上 1 湯匙藍莓果汁；加入 1/4 切條蘋果，
如果無法切成細條，就直接刨成絲；加入 1 湯匙的杏仁、榛果和胡桃；
放入幾塊新鮮水果，比如香蕉、西洋梨、木瓜，或幾個本來就很軟的
水果，如覆盆莓、桑椹，放進碗裡混合。確實拌好後，靜置半小時讓
食材膨脹，然後就可以享用了。

🕘 9 點：沖澡

淋浴結束前，以冷水沖腳，自腳板向上沖到膝蓋處。如果覺得還能忍受，
就再往上沖一些。

🕙 10 點：散步

戶外散步：15 分鐘～ 1 小時，可以順便採買午餐食材。

🕐 13 點：午餐

🍽 羅勒歐防風絲，或紅蘿蔔、根芹菜絲。

🍽 培根歐姆蛋，萵苣纈草沙拉。

🍽 1 小盒紅色莓果。

🕒 15 點：散步

戶外散步：情況允許就走一整個下午。

🕗 20 點：晚餐

🍽 橘皮屑南瓜濃湯。

🍽 去油法式白火腿片，搭配帶皮馬鈴薯、青醬。

🍽 2 顆小紅橘。

精油芳療・手足按摩應用圖典
Ma bible De la réflexologie et de l'acupression
aux huiles essentielles

  反射區

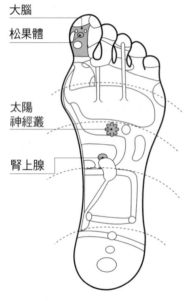

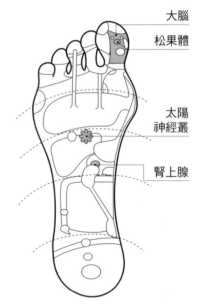

左腳底

大腦
松果體

太陽
神經叢

腎上腺

右腳底

大腦
松果體

太陽
神經叢

腎上腺

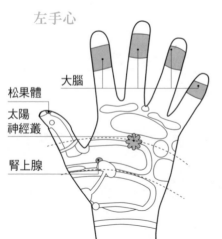

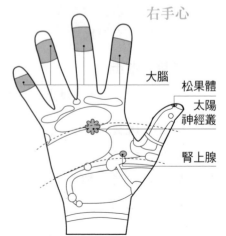

左手心

大腦

松果體
太陽
神經叢

腎上腺

右手心

大腦

松果體
太陽
神經叢

腎上腺

避免怯場計畫

　　重要時刻來臨感到很緊繃，比如口試、工作面試、出庭、考駕照，水深火熱的一天。現在，只要跟著這些技巧，你就可以提昇專注力，並且控制你的神經和體力，減少衝擊。務必維持 2 個時段的肢體活動，可以的話，請在我們建議的時間進行，如果不行，也可以調整。

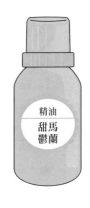

精油
甜馬
鬱蘭

🕐 7 點：散步

　　戶外散步：15 分鐘。

 穴位指壓

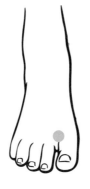

8 點：早餐

- 1 無糖的杯茶。
- 2 片全麥麵包，加杏仁抹醬、蜂蜜。
- 1/2 顆葡萄柚。

13 點：午餐

- 綜合沙拉：1 小盒小扁豆、1 顆蕃茄、半個紅椒、1 份去皮雞胸肉。
- 豆漿優格，添加 1 茶匙可可粉。

14 點：散步

悠閒散步 30 分鐘。

16 點：零食

- 1 杯無糖南非博士茶。
- 1 把櫻桃。
- 3 小片黑巧克力、5 顆杏仁。

19 點：散步

悠閒散步 1 小時或更長的時間，緩和一日的緊繃。

20 點：晚餐

- 生吃胡椒櫻桃蘿蔔。
- 烤小牛肉排，搭配煎櫛瓜、橄欖油、巴西里與蒜頭。
- 米布丁，加上 1 碗草莓拌檸檬汁和新鮮薄荷。

反射區

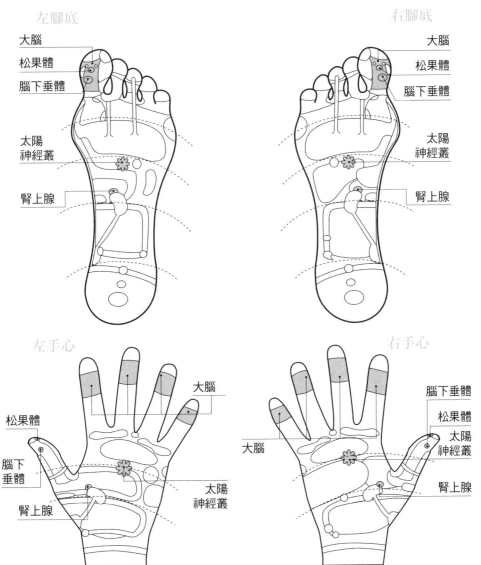

左腳底

大腦
松果體
腦下垂體

太陽
神經叢

腎上腺

右腳底

大腦
松果體
腦下垂體

太陽
神經叢

腎上腺

左手心

大腦

松果體

腦下
垂體

腎上腺

太陽
神經叢

右手心

腦下垂體

松果體

太陽
神經叢

大腦

腎上腺

21

消除橘皮計畫

橘皮是女人的夢魘，就連身材纖細的女人都避之
危恐不及。基於美觀，沒有人想要被橘皮組織纏身。
無論是消水腫、除橘皮、緊緻肌膚的功夫，一個都不
能少，才能擁有美觀且健康的肌膚。

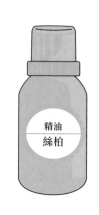

精油
絲柏

🕐 **7 點：冷水淋浴**

洗完澡後，從腳到腰都要淋到，而且水越冷越有效。

請注意：可以在淋浴時，針對有橘皮的部位使用橘皮消除器，吸盤的效
果會比較好，且不會不舒服。

 穴位指壓

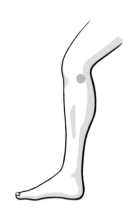
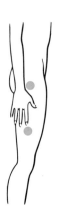
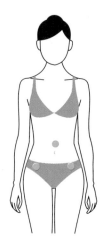

🕗 8 點：早餐

☕ 1 杯無糖的茶。

🍽 1 盒無糖豆漿優格，添加 3 湯匙燕麥片和肉桂。

🍽 半個葡萄柚。

🕙 10 點：動起來！

高強度下肢運動 1 小時：跑步、水中律動、水中跑步、水中飛輪。情況不允許的話，也可以在室內運動，比如使用機器，或是在家：用跳繩加上其他的下肢訓練。

都不行的話，至少也要到戶外快走，別忘了先做 2 分鐘的熱身運動，膝蓋和腰部熱起來後，用自己最快的速度快走 。

🕐 13 點：午餐

🍽 醋醃蘆筍。

🍽 烤火雞胸肉，搭配四季豆、巴西里與蒜頭。

🍽 1 小碗草莓。

🕒 15 點：呼吸運動、瑜珈

慢性壓力會提高身體儲存糖份和油脂的能力，因此，進行深呼吸與舒緩壓力的呼吸運動會有所幫助。以下兩種瑜珈姿勢可以伸展到大腿和臀部的肌肉，消除水腫：

1. 踝碰膝式
2. 快樂嬰兒式

🕓 16 點：點心

🍽 傳統布列塔尼可麗餅，作法如下：

　　700 毫升的水 +500 公克蕎麥麵粉 +15 克的鹽，攪拌過後靜至幾個小時。煎可麗餅前，再度拌勻粉漿，讓粉漿呈現濃稠均勻的質地，必要時可以加水。然後就可以煎了。

🕐 **20 點：晚餐**

🍽青椒、削片櫛瓜、蒜頭、橄欖油、檸檬、蝦夷蔥，把以上材料煎成歐
姆蛋。

🍽1 顆西洋梨。

請注意：一天至少喝 1.5 公升的水。

✋ **反射區**

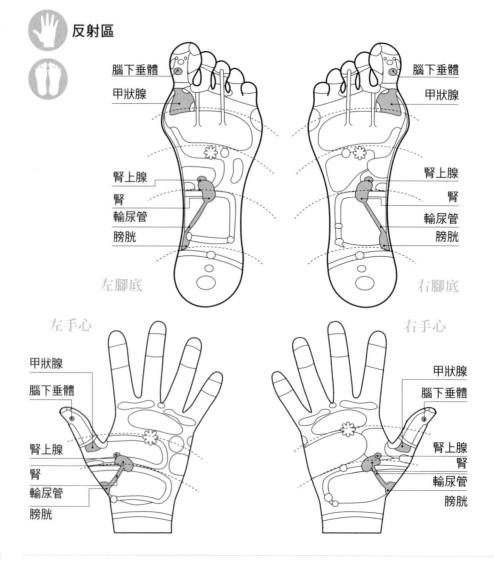

左腳背

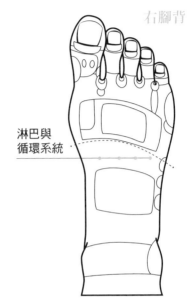

右腳背

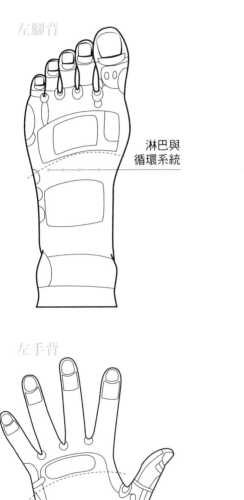

淋巴與
循環系統

淋巴與
循環系統

左手背

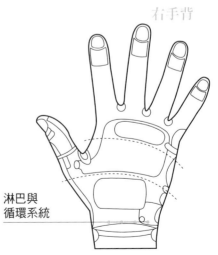

右手背

淋巴與
循環系統

淋巴與
循環系統

22

保養肌膚計畫

你是最美的，至少在執行了這個一日計畫後，絕對是名副其實。既然外表會直接反應內在，請注意每個小動作都會影響到你的氣色和皮膚狀況。

 7 點：散步

戶外散步：15 分鐘。

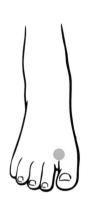 **穴位指壓**

🕗 8 點：早餐

☕ 1 杯無的糖茶。

🍽 蔬果凍飲，作法如下：

前一晚先把蔬菜或水果，也可以兩個一起，打成泥狀。倒入瓶子裡後加一湯匙的奇亞籽。蓋好蓋子放進冰箱冰一晚。隔天早上當作早餐品嚐，也可以外帶到辦公室，絕對會感受到羨慕的眼光。

🕙 10 點：動起來！

戶外自行車、快走或跑步 2 小時。

🕐 13 點：午餐

🍽 超大沙拉：酪梨、蝦子、葡萄柚、豆芽菜、蕃茄。

🍽 2 個奇異果。

🕒 15 點：散步

戶外悠閒散步 2 小時。緩緩地深呼吸。

🕓 16 點：點心

🍽 一根香蕉。

🍽 1 杯無糖的花茶：南非博士茶、馬鞭草茶等。

🕗 20 點：晚餐

🍽 綠色沙拉拌各式香草。

🍽 2 個煎蛋，配上馬鈴薯、綠葉沙拉。

🍽 烤肉桂蘋果。

反射區

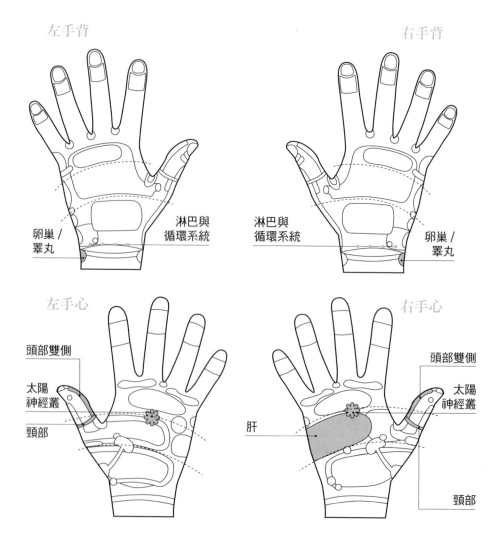

左手背

右手背

卵巢／
睪丸

淋巴與
循環系統

淋巴與
循環系統

卵巢／
睪丸

左手心

右手心

頭部雙側

太陽
神經叢

頸部

頭部雙側

太陽
神經叢

肝

頸部

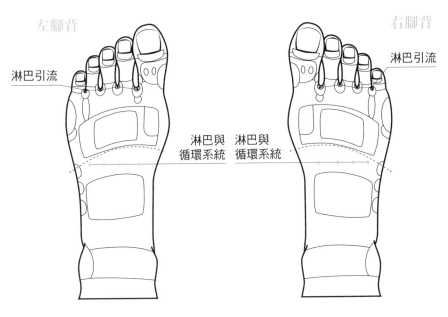

左腳背

右腳背

淋巴引流

淋巴引流

淋巴與
循環系統

淋巴與
循環系統

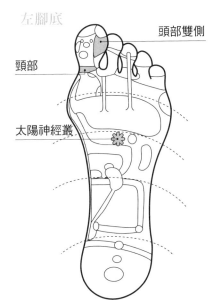

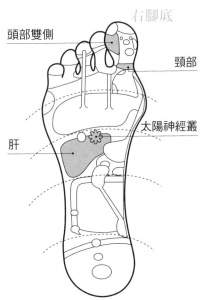

左腳底

右腳底

頭部雙側

頭部雙側

頸部

頸部

太陽神經叢

太陽神經叢

肝

精油芳療・手足按摩應用圖典
Ma bible De la réflexologie et de l'acupression
aux huiles essentielles

23

對抗時差計畫

去巴黎、邁阿密、香港、布宜諾斯艾利斯、大溪
地、紐約、聖地牙哥、卡薩布蘭卡等地旅遊，令人嚮
往但也非常累人。首先要克服的問題是時差，對某些
人來說，時差完全沒有影響，可是它卻能擊垮生理時
鐘很敏感的人。噁心想吐、疲憊、無法專注、睡眠時
間紊亂。時差當然無法完全消除，當你的身體認定是
21點，可是手錶上卻指著13點，必然會出問題。然而，

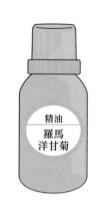

我們可以縮短這些不適症的時間，好好享受旅程，返回家裡時也不會
那麼難受。請參考下列自主精油穴道按摩，幫助你快速恢復正常生活。

飛行期間

- 飛行期間大量喝水。不喝咖啡、茶或含酒精的飲品，就連汽水（包
  含 light）、果汁也要避免。
- 盡量在早餐和午餐時攝取所需的熱量。其他時候，如果可以的話，
  盡量少吃，甚至可以不吃。也要避開機場和飛機上所有的零食或垃
  圾食物。
- 稍微禁食對調整時差有很大的幫助。
- 完美計畫：帶1、2顆蘋果和1包果乾，肚子有點餓的時候可以派
  上用場。

🕐 早餐

可以吃。

🕐 午餐

可以吃。

🕐 晚餐

需禁食。不過，一落地後請儘快根據當地時間用餐。

飛行日 +1

 穴位指壓

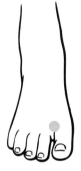

🕐 8 點：早餐

☕ 無糖豆漿優格。

🍽 1 個奇異果、2 ～ 3 片全麥麵包，塗上奶油和 1 湯匙蜂蜜。

🕐 13 點：午餐

🍽 自製三明治，作法如下：

2 片雜糧麵包，塗上酪梨、1 片常溫去皮雞胸肉、沙拉葉、小黃瓜、
番茄。

🍽 1 碗櫻桃。

🕐 16 點：點心

🍽 1 杯無糖南非博士茶。

🍽 3 個杏桃。

🍽 3 小片黑巧克力。

🕐 20 點：晚餐

🍽 醋味韭蔥。

🍽 青醬義大利麵搭配芝麻菜。

🍽 1 顆烤熟蘋果。

  反射區

左腳底

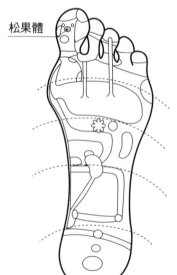

松果體

右腳底

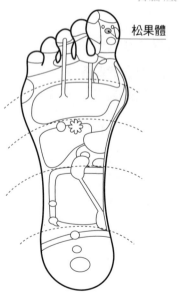

松果體

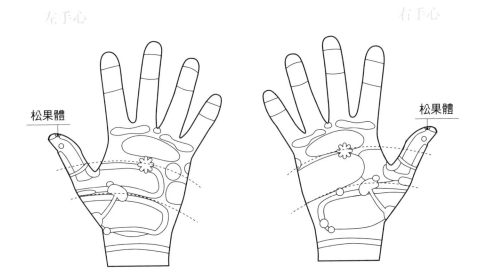

左手心　　　　　　　　　　　　　　　　右手心

松果體　　　　　　　　　　　　　　　　松果體

其他注意事項

- 盡量到室外活動，就算只是在機場門口等待接駁車也好，日照是調整節奏的關鍵。隔著玻璃窗的日光不算。

- 散步或運動（如跑步、游泳）的時間和平常在家的時候一樣。例如住在巴黎時，習慣早上八點跑步，到了邁阿密也要八點進行。平常習慣的塑身運動，特別是戶外活動，要有日照的地方，是幫助你調整時差的最佳方法。抵達目的地後，在街區附近繞繞也好，或是在渡假小村裡走走也行。10 分鐘就能改變一切。

- 搭乘長途飛機時，盡量選擇夜間起飛的班機，在飛機上過夜。不要看機上的電影。試著睡一下，或者戴上眼罩和耳塞休息至少5小時。總而言之，情況允許時就睡，睡覺絕對是對抗疲勞的關鍵。

精油芳療・手足按摩應用圖典
Ma bible De la réflexologie et de l'acupression
aux huiles essentielles

24

輕鬆消化計畫

什麼東西都無法下嚥，一下肚就天翻地覆。吃個沙拉、三明治、一盤小扁豆就會脹氣、胃痛。如有以上症狀請參考這些方法，為你的肚子找回平靜。

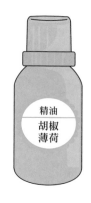

精油
胡椒
薄荷

 穴位指壓

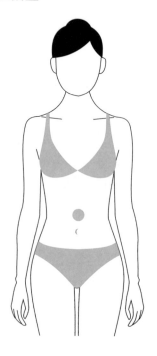

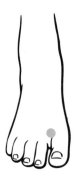

🕗 8 點：早餐

☕ 1 杯無糖的茶、咖啡或菊苣茶。

🍽 2 片樂派得（pain des fleurs），塗上杏仁 醬和蜂蜜。

🍽 半個葡萄柚或 1 個奇異果。

🕙 10 點：動起來！

戶外自行車、快走、散步或跑步 1 ～ 2 小時。

🕐 13 點：午餐

🍽 萵苣繡草沙拉。

🍽 雞胸肉、薑味印度香米、炒櫛瓜。

🍽 1 盒豆漿優格，添加 1 茶匙可可粉。

🥛 1 小杯超級果汁，作法如下：

　　100 克的薑削皮後切成丁。把薑放入果汁機中，加入 4 湯匙的常溫水。打好後的薑應該呈現泥狀，質地濃稠。接著，把 500 毫升的水煮沸，倒進一個沙拉盆裡，加入薑泥。蓋上一條布，靜置 1 小時。然後濾掉殘渣，再添加 3 湯匙的蜂蜜和半個檸檬擠出的汁。確實拌勻後，放置在冰箱裡一整晚。

🕒 15 點：動起來！

騎自行車、健行、海濱散步，將腳泡在海水裡：新手 1 小時，運動好手 3 小時。

🕗 20 點：晚餐

🍽 薑黃堅果。

　　把堅果放入平底鍋（如杏仁、胡桃、腰果、榛果、松子）灑入鹽、胡椒和薑黃，攪拌加熱 3 分鐘。攤在一個容器裡放涼。

🍽 烤小牛肉排，搭配煎櫛瓜、橄欖油、巴西里和蒜頭。

🍽 1 碗草莓、檸檬汁加新鮮薄荷。

🍽 小杯超級果汁。

反射區

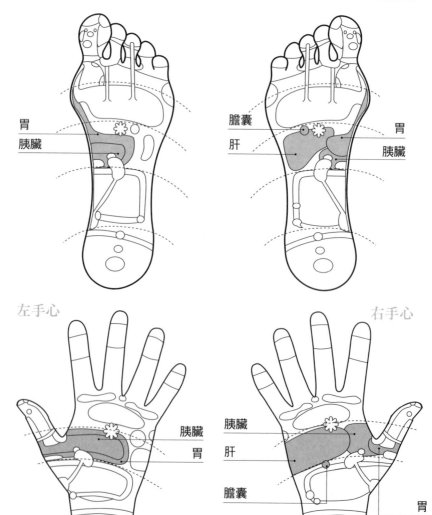

左腳底　　　　　　　　　　右腳底

胃
胰臟

膽囊
肝
胃
胰臟

左手心　　　　　　　　　　右手心

胰臟
胃

胰臟
肝
膽囊
胃

專注心神計畫

營養良好、水份充足、潤滑完備，你的神經元狀態極佳，反應力敏銳，處在最佳狀態。我們為你精心準備了一套一日生活計畫，包含參考「心智飲食」（對大腦最有益的飲食。又稱麥得飲食 MIND Diet）安排的餐點，和專為大腦打造的穴位。就連愛因斯坦也要自嘆不如了。另外，已有研究證實，肢體運動除了可以讓心情變好外，也能刺激心智活動、提昇大腦的基

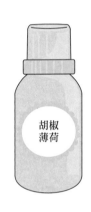
胡椒
薄荷

本功能和其他性能，並改善健康狀況，如預防延緩和阿茲海默症、老年痴呆。因此每日的肢體活動也是不可少的。就算只有星期天早上動一動，也比什麼都不做好。還有一件為健康加分的活動，幾個瑜珈可以提昇專注力。

7 點：大樹式

每天早上起床後，花幾分鐘的時間做大樹式，幫助提昇專注力。（梵語 Vrksâsana，源自 vrksa 樹）。這個姿勢沒有任何禁忌，任何人都可以做。除了專注力外，這個動作也能建立平衡感。

站立，腿伸直、膝蓋併攏。提起右膝，將腳掌貼在左大腿內側，用力頂住。踩在地上的腳穩定紮根如樹。右腳跟要盡量向上靠近內側鼠蹊部。雙手在胸前合十。維持這個姿勢，深呼吸，放鬆心靈。緩緩放下腳跟，回到直立的姿勢。做完後換腳。

精油芳療・手足按摩應用圖典
Ma bible De la réflexologie et de l'acupression
aux huiles essentielles

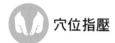 穴位指壓

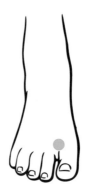

🕐 **8 點：早餐**

☕ 無糖的迷迭香花茶、綠茶或咖啡。

🍽 2 顆半熟水煮蛋，用長麵包條沾著吃。

🍽 1 顆蘋果。

🕐 **10 點：散步**

快走 30 分鐘～1 小時。

🕐 **11 點：精油擴香**

10 滴熱帶羅勒 +10 滴月桂，使用擴香儀擴香。沒有擴香儀的話，可以把精油滴在一個小碟子裡，放在溫度適中的熱源附近，比如暖氣。每次擴香不要超過 30 分鐘。

🕐 **13 點：午餐**

🍽 蘿蔔絲拌小茴香。

🍽 蕃茄雞肉、藜麥。

🍽 1 盒優格加紅莓果淋醬。

🕐 14 點：散步

悠閒散步 15 ～ 20 分鐘，或更多久。

🕐 16 點：精油擴香

10 滴熱帶羅勒 +10 滴月桂，使用擴香儀擴香。每次擴香不要超過30分鐘。

🕐 18 點：散步

快走或慢跑 30 分鐘。

🕐 20 點：晚餐

🍽 綠花椰菜濃湯。

🍽 鱈魚搭配地瓜泥。

🍽 1 小碟紅色莓果。

  反射區

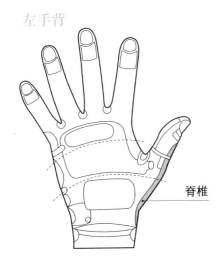 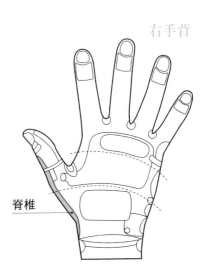

左手背　　　　　　　　　　　　　　　右手背

脊椎　　　脊椎

精油芳療·手足按摩應用圖典
Ma bible De la réflexologie et de l'acupression
aux huiles essentielles

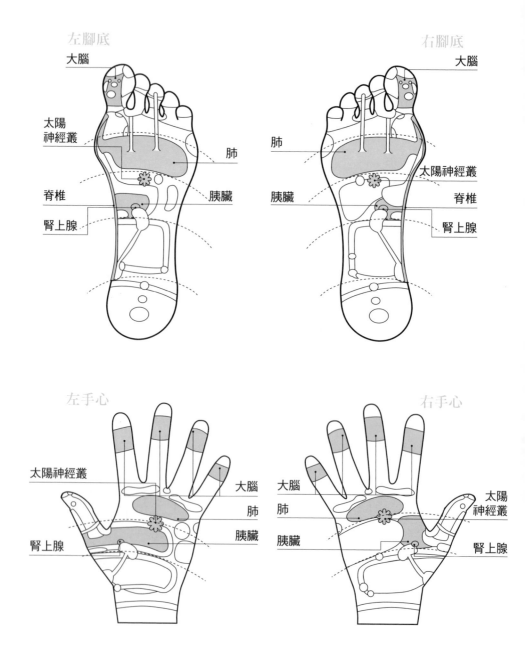

左腳底

大腦
太陽神經叢
脊椎
腎上腺
肺
胰臟

右腳底

大腦
肺
太陽神經叢
胰臟
脊椎
腎上腺

左手心

太陽神經叢
腎上腺
大腦
肺
胰臟

右手心

大腦
肺
胰臟
太陽神經叢
腎上腺

附錄

症狀索引

精油芳療・手足按摩應用圖典
Ma bible De la réflexologie et de l'acupression
aux huiles essentielles

精油索引

穴位指壓參考資料

- Acupressure on Self-Reported Sleep Quality During Pregnancy. Neri I, Bruno R, Dante G, Facchinetti F. J Acupunct Meridian Stud. 2016 Feb ;9(1):11-5.
- Acupression combined with manipulation for the treatment of abnormal cervical curvature in teenagers. Hu SJ, Ying YR, Zhu RT, Shi HD. Zhongguo Gu Shang. 2010 Apr ;23(4):314-5. Chinese.
- Acupuncture versus pharmacological approach to reduce Hyperemesis gravida-rum discomfort. Neri I, Allais G, Schiapparelli P, Blasi I, Benedetto C, Facchinetti F. Minerva Ginecol. 2005 Aug ;57(4):471-5.
- Chromassi : a therapy advice system based on chrono-massage and acupression using the method of ZiWuLiuZhu. Nguyen HP, Le DL, Tran QM, Nguyen VT, Nguyen NO. Medinfo. 1995 ;8 Pt 2 : 998.

區域反射療法參考資料

- Reflexology Health at Your Fingertips : Hands-on Treatment for Vitality and Well-being. Kunz B. 2003, p. 160.
- Traditional and Complementary Medicine Division. Ministry of Health Malaysia ; 2011. Practice Guideline on Reflexology for Reflexologist Practicing in Malaysia. http://tcm.moh.gov.my/v4/pdf/guideline/GPGOnReflexology2011.pdf Available from : Accessed 03.05.15.
- Foot reflexology. Blunt E. Holist Nurs Pract. 2006 ;20 :257–259.
- Evaluation of a hospice based reflexology service : a qualitative audit of patient per-ceptions. Gambles M., Crooke M., Wilkinson S. Eur J Oncol Nurs. 2002 ;6 :37–44.
- Reflexology. Cade M. Kans Nurse. 2002 ;77 :5–6.
- Understanding the science and art of reflexology. Kunz K., Kunz B. Altern

Com-plement Ther. 1995 ;1 :183–186.

- Using reflexology for pain management. A review. Stephenson N.L., Dalton J.A. J Holist Nurs. 2003 ;21 :179–191.

- Complete Illustrated Guide to Reflexology. Dougans I. 2nd ed. Element ; London : 2002.

- Foot Reflexology Course. Bisson D.A. Ontario College of Reflexology ; 2001. N101-

- Facts on reflexology (foot massage). xavier R. Nurs J India. 2007 ;98 :11–12.

- International Institute of Reflexology. 2014. The Only School Licensed to Teach the Original Ingham Method of Reflexology.http://www.reflexology-uk.net/site/ Accessed 06.12.14.

- Australian College of Chi-Reflexology. 2012. Where the Wisdom of the East Meets the Practicality of the West.http://www.chi-reflexology.com.au/index.php Accessed 06.12.14.

- Colorado School of Thai Massage. 2014. Sharing the Art and Practice of Tradi-Tional Thai Healing.http://www.mettawellnesscenter.com/#!thai-foot-reflexology/c19kx Accessed 06.12.14.

- Yoga Massage School of Thailand. 2013. Thai Traditional Medical Services Society Bangkok Branch & Foundation for Development of Foot Reflexologist (Thailand) Accessed 06.12.14.

- School PTM. 2009. Reflexology.http://www.thaimassage-bangkok.com/nuat1_egl.htm Accessed Dec, 2014.

- Reflexology in the management of low back pain: a pilot randomised controlled trial. Quinn F., Hughes C.M., Baxter G.D. Complement Ther Med. 2008 ;16 :3–8.

- A randomised controlled study of reflexology for the management of chronic low back pain. Poole H., Glenn S., Murphy P. Eur J Pain. 2007; 11 :878–887.

- Myofascial pain syndrome in chronic back pain patients. Chen C.K., Nizar A.J.Korean J Pain. 2011 ;24 :100–104.

- An Investigation into the Efficacy of Reflexology on Acute Pain in Healthy Human Subjects. Samuel C. University of Portsmouth; 2011.

- Immediate effects of a five-minute foot massage on patients in critical care. Hayes J.A., Cox C. Complement Ther Nurs Midwifery. 2000; 6:9–13.

- Reflexology treatment relieves symptoms of multiple sclerosis: a randomized controlled study. Siev-Ner I., Gamus D., Lerner-Geva L., Achiron A. Mult Scler. 2003; 9:356–361.

精油參考資料

- Effect of aromatherapy massage with lavender essential oil on pain in patients with osteoarthritis of the knee: A randomized controlled clinical trial. Nasiri A, Mahmodi MA, Nobakht Z. Complement Ther Clin Pract. 2016 Nov; 25:75-80.

- Effect of olive oil massage on weight gain in preterm infants: A randomized controlled clinical trial. Jabraeile M, Rasooly AS, Farshi MR, Malakouti J. Niger Med J. 2016 May-Jun; 57(3):160-3.

- Massage with or without aromatherapy for symptom relief in people with cancer. Shin ES, Seo KH, Lee SH, Jang JE, Jung YM, Kim MJ, Yeon JY. Cochrane Database Syst Rev. 2016 Jun 3; (6):CD009873.

- The Clinical Effects of Aromatherapy Massage on Reducing Pain for the Cancer Patients: Meta-Analysis of Randomized Controlled Trials. Chen TH, Tung TH, Chen PS, Wang SH, Chao CM, Hsiung NH, Chi CC. Evid Based Complement Alternat Med. 2016; 2016:9147974.

- The Effect of Aroma Hand Massage Therapy for People with Dementia. Yoshiyama K, Arita H, Suzuki J. J Altern Complement Med. 2015 Dec; 21 (12):759-65.

- Healing Environments : Integrative Medicine and Palliative Care in Acute

精油芳療・手足按摩應用圖典
Ma bible De la réflexologie et de l'acupression
aux huiles essentielles

Care Settings. Estores IM, Frye J. Crit Care Nurs Clin North Am. 2015 Sep; 27(3):369-82.

- Benefit to Family Members of Delivering Hand Massage With Essential Oils to Cri-tically Ill Patients. Prichard C, Newcomb P. Am J Crit Care. 2015 Sep; 24(5):446-9.

- Comparison of the Effect of Massage Therapy and Isometric Exercises on Pri-mary Dysmenorrhea: A Randomized Controlled Clinical Trial. Azima S, Bakhshayesh HR, Kaviani M, Abbasnia K, Sayadi M. J Pediatr Adolesc Gynecol. 2015 Dec; 28(6):486-91.

- Erythema multiforme like allergic contact dermatitis associated with laurel oil : a rare presentation. Uzuncakmak TK, Karadag AS, Izol B, Akdeniz N, Cobanoglu B, Taskin S. Dermatol Online J. 2015 Apr 16; 21(4).

- Broken Heart Syndrome : A Typical Case. Therkleson T, Stronach S. J Holist Nurs. 2015 Dec; 33(4):345-50.

- The effectiveness of Swedish massage with aromatic ginger oil in treating chro-nic low back pain in older adults : a randomized controlled trial. Sritoomma N,Moyle W, Cooke M, O' Dwyer S. Complement Ther Med. 2014 Feb; 22(1):26-33.

- Effectiveness of aromatherapy with light thai massage for cellular immunity improvement in colorectal cancer patients receiving chemotherapy. Khiewkhern S, Promthet S, Sukprasert A, Eunhpinitpong W, Bradshaw P. Asian Pac J Cancer Prev. 2013; 14(6):3903-7.

- A randomised controlled trial of the use of aromatherapy and hand massage to reduce disruptive behaviour in people with dementia. Fu CY, Moyle W, Cooke M. BMC Complement Altern Med. 2013 Jul 10; 13:165.

- The effect of aromatherapy abdominal massage on alleviating menstrual pain in nursing students : a prospective randomized cross-over study. Marzouk TM, El-Ne-mer AM, Baraka HN. Evid Based Complement Alternat Med. 2013; 2013:742421.

- The effect of aromatherapy massage on the psychological symptoms of postmeno-pausal Iranian women. Taavoni S, Darsareh F, Joolaee S, Haghani H. Complement Ther Med. 2013 Jun; 21(3):158-63.

- Shoulder back lumbar pain treated with application with argy wormwood fee-leaf volatile oil. Liu WN, Gan HR, Fang CZ. Zhongguo Zhen Jiu. 2013 Feb; 33(2):171-2.

- Effects of aromatherapy massage on face-down posture-related pain after vitrectomy: a randomized controlled trial. Adachi N, Munesada M, Yamada N, Suzuki H, Futohashi A, Shigeeda T, Kato S, Nishigaki M. Pain Manag Nurs. 2014 Jun; 15(2):482-9.

- Effects of aroma massage on home blood pressure, ambulatory blood pressure, and sleep quality in middle-aged women with hypertension. Ju MS, Lee S, Bae I, Hur MH, Seong K, Lee MS. Evid Based Complement Alternat Med. 2013; 2013:403251.

- Effect of aromatherapy massage on dysmenorrhea in Turkish students. Apay SE, Arslan S, Akpinar RB, Celebioglu A. Pain Manag Nurs. 2012 Dec; 13(4):236-40.

- A brief review of current scientific evidence involving aromatherapy use for nausea and vomiting. Lua PL, Zakaria NS. J Altern Complement Med. 2012 Jun; 18(6):534-40.

- Tea tree oil. Larson D, Jacob SE. Dermatitis. 2012 Jan-Feb; 23(1):48-9.

- Effect of aromatherapy massage on menopausal symptoms: a randomized placebo-controlled clinical trial. Darsareh F, Taavoni S, Joolaee S, Haghani H. Menopause. 2012 Sep; 19(9):995-9.

- The effectiveness of aromatherapy massage using lavender oil as a treatment for infantile colic. Çetinkaya B, Ba bakkal Z. Int J Nurs Pract. 2012 Apr; 18(2):164-9.

HealthTree 健康樹　健康樹系列 148

精油芳療‧手足按摩應用圖典：

3 大按摩法 × 38 種基礎精油，結合芳香療法與中醫穴道的治癒力量，改善 120 個身心症狀
Ma bible de la réflexologie et de l'acupression aux huiles essentielles

作　　　者	丹尼爾‧費絲緹（Danièle Festy）、安娜‧杜福（Anne Dufour）
譯　　　者	許雅雯
總 編 輯	何玉美
主　　　編	紀欣怡
責任編輯	盧欣平
封面設計	張天薪
版型設計	楊雅屏
內文排版	許貴華
插　　　畫	謝欣錦

出版發行	采實文化事業股份有限公司
行銷企畫	陳佩宜‧黃于庭‧馮羿勳‧蔡雨庭
業務發行	張世明‧林踏欣‧林坤蓉‧王貞玉‧張惠屏
國際版權	王俐雯‧林冠妤
印務採購	曾玉霞
會計行政	王雅蕙‧李韶婉‧簡佩鈺
法律顧問	第一國際法律事務所　余淑杏律師
電子信箱	acme@acmebook.com.tw
采實官網	www.acmebook.com.tw
采實臉書	www.facebook.com/acmebook01

I S B N	978-986-507-203-2
定　　　價	620 元
初版一刷	2020 年 11 月
劃撥帳號	50148859
劃撥戶名	采實文化事業股份有限公司
	10457 台北市中山區南京東路二段 95 號 9 樓
	電話：（02）2511-9798　　傳真：（02）2571-3298

國家圖書館出版品預行編目資料

精油芳療. 手足按摩應用圖典：3 大按摩法 x38 種基礎精油，
結合芳香療法與中醫穴道的治癒力量，改善 120 個身心症狀
/ 丹尼爾. 費絲緹 (Danièle Festy), 安娜. 杜福 (Anne Dufour)
著；許雅雯譯. -- 初版. -- 臺北市：采實文化, 2020.11
496 面；17 × 23 公分. -- (健康樹；148)
譯自：Ma bible de la réflexologie et de l'acupression aux
huiles essentielles
ISBN 978-986-507-203-2(平裝)
1. 芳香療法 2. 香精油 3. 經穴 4. 按摩

418.995　　　　　　　　　　　　　　　　109014170

Ma bible de la réflexologie et de l'acupression
aux huiles essentielles
©2017 Leduc.s Editions
Chinese complex translation copyright © ACME
Publishing Co., Ltd. 2020.
Published by arrangement with LEDUC.S through
LEE's Literary Agency.
All rights reserved.

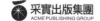